SCHWEISSARBEIT

Klaus Richter

Schweißarbeit

Eine Darstellung der Entwicklung, des Abrichtens und
Einsatzes der Jagdhunde für die Schweißarbeit unter
besonderer Beachtung der Schweißhunderassen
Hannoverscher Schweißhund und Bayerischer
Gebirgsschweißhund

MIT 39 FARB- UND 44 TEXTABBILDUNGEN

VEB DEUTSCHER
LANDWIRTSCHAFTSVERLAG
BERLIN

Die Zeichnungen fertigte HORST WENDE, Berlin
Reproduktionen (Sächsische Landesbibliothek Dresden,
Deutsche Fotothek)

1. Auflage
© 1988 VEB Deutscher Landwirtschaftsverlag
DDR- Reinhardtstraße 14, Berlin, 1040
Lizenznummer 101-175 /79/88
LSV 4565
Lektor: Waltraud Düber
Grafische Gestaltung: Sieghard Hawemann
Printed in the GDR
Gesamtherstellung:
Karl-Marx-Werk, Graphischer Großbetrieb, Pößneck V15/30
Bestellnummer: 5593241
ISBN 3-331-00317-4
01450

Vorwort

Für die Erfüllung der jagdlichen Aufgaben ist der Einsatz leistungsgeprüfter Jagdhunde eine unabdingbare Voraussetzung. Die Jagd ohne Hund ist nicht denkbar und „Aasjägerei". Das Einsatzgebiet der Jagdhunde ist sehr breit gefächert. Es gibt keine Jagdart, wo der Jagdhund nicht zum Einsatz kommen kann. Einige sind ohne ihn überhaupt nicht möglich, wie Wasserjagd, Feldjagd, Stöberjagd usw.

Nun möchte ich nicht so verstanden werden, daß jeder Jäger einen Hund benötigt, aber Jagd und Hund sind untrennbar verbunden. Eines der schönsten Erlebnisse für einen Jäger ist eine erfolgreiche Nachsuche. Das Nachhängen am langen Riemen, der Wille das kranke Stück zur Strecke zu bringen und die Freude über die erfolgreiche Arbeit seines vierbeinigen Jagdgefährten zeichnen den passionierten Jäger und Schweißhundeführer aus.

Der Schweißhundeführer ist bei der Nachsuche Vertrauter und Ratgeber des Jägers. Von ihm wird erwartet, daß er die Pirsch- und Schußzeichen richtig deutet, das kleinste Schnitthaar findet und das Verhalten des Wildes nach dem Schuß kennt. Er legt die Strategie der Nachsuche fest. Mit seiner Entscheidung übernimmt er eine große Verantwortung gegenüber dem kranken Wild. Es spielt dabei keine Rolle, ob ein Frischling, ein Kalb oder ein starker Hirsch nachgesucht wird, auch nicht, ob das Wild krankgeschossen oder anderweitig verletzt wurde. Solange er auf Grund seiner Erfahrungen und Kenntnisse, der Pirschzeichen und der Beobachtungen seines treuen Gefährten der Annahme ist, das Stück ist zur Strecke zu bringen, folgt er seinem Hund.

Der Schweißhund ist es, der mit seiner hervorragenden Nase und dem Finderwillen den Riemen straff hält und sicher durch Verleitfährten und Widergänge zum kranken Wild führt. Der Mensch kann helfen, aber ohne firmen Hund bringt er die Fährte nicht voran. Darum braucht der Schweißhundeführer Wissen über die Psyche seines Gefährten, Kenntnisse der fördernden und hemmenden Faktoren der Schweißarbeit. Diese Einsichten gehören genau so zur Nachsuche wie eine ordentliche Ausrüstung, die Schweißhalsung und der Schweißriemen.

Als passionierter Jäger, Hundeführer, Züchter, Leistungs- und Zuchtrichter möchte ich auf der Grundlage der Erfahrungen vieler Schweißhundeführer und aus eigenem Erleben in dem vorliegenden Buch allgemeingültige Auffassungen für die Schweißarbeit darstellen. Dabei besteht das Anliegen nicht allein darin, den jungen Schweißhundeführer eine Anleitung zum Handeln in die Hand zu geben, sondern es sollte allen Jägern Anregung sein. Oft wird die Ursache von Fehlsuchen beim Hund gesucht, aber meist liegt der Ursprung im falschen Verhalten des Schützen vor und nach dem Schuß.

Bei konsequenter Abrichtung und gerechter Führung bringen die Hunde gute Leistungen auf der Rotfährte. Das verlangt vom Hundeführer in der jagdarmen Zeit oder wenn nicht genügend Nachsuchen anfallen, den Hund durch die Arbeit auf der Gesundfährte, der Kunstfährte oder bei einfachen Totsuchen ständig in Form zu halten. Der untrainierte Hund wird selbst bei bestandener Schweißprüfung mit Höchstnoten bei schwierigen Arbeiten versagen. Die Leistungsfähigkeit der Jagdhunde hängt wesentlich vom Geschick des Führers ab. Durch die gelenkte Zucht gibt es bei allen Rassen viele Hunde, die von ihren Anlagen in der Lage sind, Schweißarbeit zu leisten.

Ein besonderes Kapitel beschäftigt sich mit den beiden Schweißhunderassen, dem Hannoverschen Schweißhund und dem Bayerischen Gebirgsschweißhund, die als Spezialisten auf der Wundfährte Hervorragendes leisten. Da sie jahrhundertelang nur für die Arbeit auf der Rotfährte gezüchtet wurden und ein eng umrissenes Einsatzgebiet haben, unterscheidet sich ihre Ausbildung und gerechte Führung in einigen Fragen von der anderer Jagdhunderassen. Für die Anregung und Unterstützung bei der Erarbeitung dieses Buches danke ich den Weidgenossen meiner Jagdgesellschaft, der Zentralstelle für Jagdhundewesen mit ihrem Leiter, Weidgenossen Dr. GISBERT RÖHLER, der Landwirtschafts- und Jagdschule Zollgrün, Prof. LOTHAR Schröter von der Karl-Marx-Universität Leipzig, Dr. HORST DUNKEL, Leiter der Staatlichen tierärztlichen Gemeinschaftspraxis Lobenstein, dem Staatlichen Forstwirtschaftsbetrieb Schleiz, den Zuchtleitungen Schweißhunde, Alpenländisch-Erzgebirgler-Dachsbracken und Deutschen Wachtelhunden sowie vielen Schweißhundeführern, für die stellvertretend der Weidgenosse NORBERT ENKE genannt werden soll.

Mein Dank gilt ebenfalls dem Deutschen Landwirtschaftsverlag für die Gestaltung und Ausstattung dieses Buches.

Saaldorf – Mühlberg   Weidmannsheil
März 1988   *Klaus Richter*

INHALTSVERZEICHNIS

1.

Entwicklung der Jagdhunde

Die Entwicklung der Jagdhunde ist auf den Wolf zurückzuführen. Nahm man ursprünglich an, daß die Domestikation des Hundes zum Ziel hatte, einen Jagdgefährten zu besitzen, gilt als erwiesen, daß die ersten Wölfe für die Fleischgewinnung der Menschen gehalten wurden. Der Hauswolf also auch als Schlachttier durch den Menschen gezüchtet wurde. Welchen Zeitraum diese Schlachttierhaltung des Hauswolfes umfaßt, kann nicht genau nachgewiesen werden. Durch die enge Beziehung Mensch–Wolf, entdeckte der Mensch Eigenschaften am Wolf, die er sich nutzbar machte. Der Wolf verfügte über ein ausgeprägtes Meuteverhalten. Er ist standorttreu und verteidigt sein Revier gegen Feinde, auch gegen wilde Artgenossen. Der Wolf wurde durch die Nutzung dieser Eigenschaften unentbehrlich für den Menschen bei der Bewachung des Viehs und seiner Wohnstätte. Von diesem Zeitpunkt an sprechen wir von der Herauszüchtung der Hunde aus dem Wolf.

Dieser lang andauernde Prozeß begann teilweise, als die Menschen schon seßhaft waren und Ackerbau und Viehzucht trieben. Die Domestikation der Ziegen, Schafe, Rinder, Schweine wird um 10 000 v. u. Z. angegeben; wenn man der Hypothese folgt, daß der Hund nicht früher domestiert wurde, aber die ältesten Knochenfunde von Hunden in der Türkei um 9 500 v. u. Z., der USA um 9 000 v. u. Z., in Schottland um 7 500 v. u. Z. und in der Schweiz um 7 000 v. u. Z. vorkamen, kann davon ausgegangen werden, daß die Domestikation in dieser Zeit erfolgte. Dabei ist bis auf den Torfhund, der im Schweizer See gefunden wurde, die Gestalt des Hundes der des Wolfes ähnlich.

Als Unterscheidungsmerkmale zwischen Wolf und Hund werden folgende Kriterien herangezogen:

– Länge des Gesichtsschädels,   – Stellung der Prämolaren und
– Größe des Hirnschädelraumes,   – Ansetzung des Profilbeines.

Im Museum für Deutsche Geschichte in Berlin wird in der Abteilung Ur- und Frühgeschichte ein Jäger mit Hund gezeigt, der dem Wolf sehr ähnelt und in die Zeit um 7000 v. u. Z. einzuordnen ist. Bei der Beantwortung der Frage nach dem Zeitpunkt der Domestikation des Hundes ist weiter in Rechnung zu stellen, daß das Alter der Knochenfunde unterschiedlich angegeben wird.

SENGLAUB (1978) führte dazu aus: „Auf das Kuriosum und die Problematik, daß nach einer Radiokarbondatierung der älteste Fund eines Haushundes 8420 Jahre v. u. Z. aus der nordamerikanischen Jaguar Cave bei Birch Creek Valley in Idaho stammt, wurde bereits hingewiesen.

Falls die in der Magdalenien-Schicht der Kniegrotte im Bezirk Gera (DDR) entdecken Knochenreste tatsächlich die eines domestizierten Tieres sind (MUSIL 1970) würden sie ein noch höheres Alter der Domestikation und die bereits altsteinzeitliche (Jungpaläolithikum) Haltung von Hunden in Europa belegen." Die genaue Angabe der Domestikation ist gegenwärtig nicht möglich. Für die Entwicklung der Jagdhunde ist diese Frage nicht die entscheidendste, sondern die Tatsache, daß sich der Hund vom Wolf entwickelt hat.

An den Knochenfundstellen kann ein weiterer Nachweis erfolgen, daß die Domestikation nicht auf einem territorialen Gebiet erfolgte, sondern überall dort, wo der Mensch auf den Wolf traf.

Der Wolf war in Europa, Asien, Nordamerika und Nordafrika verbreitet. Er kam in verschiedenen Größen vor. Der Wolf der offenen Landschaft war kleiner als der Waldwolf. Ebenso kam er in unterschiedlichen Farben vor, von weiß bis schwarz. In diesen Größen und Farbunterschieden und in seiner großen Anpassungsfähigkeit an die Umwelt ist bereits die Möglichkeit der Zucht der unterschiedlichsten Hunderassen gegeben, die im Aussehen nicht mehr an den Wolf erinnern, aber in ihrem Verhalten dem Wolf ähneln müssen. Das ist entscheidend für das Abrichten der Hunde. BRENTJES (1975) führte dazu aus: „Der Hund weist dementsprechend meistens wesentliche körperliche und psychische Veränderungen gegenüber der Stammform (Wolf) auf."

Aber es gibt eine ganze Reihe Eigenschaften und Merkmale, die ebenfalls bei der Stammform auftreten. Denn nur wenn der Hund als Meutetier behandelt wird, der seine Nahrung durch das Verfolgen einer Duftspur findet, kann der Hundeführer das Verhalten seines Hundes richtig einschätzen und durch die Abrichtung einen vierbeinigen Jagdgefährten erziehen, der entsprechend seines Einsatzgebietes große Leistungen vollbringt. Der Mensch übte bereits mit der Domestikation des Hundes entscheidenden Einfluß auf die Zucht nach dem Verwendungszweck des Hundes aus. Im Laufe der Zeit wurde der Hund Beschützer der Wohnbehausung und der Herden, Jagdgefährte, Kampfhund, Zughund, Tragehund, Zirkushund, Diensthund, Blindenhund und Schönheitshund. Bei dieser Entwicklung spielten die jeweiligen gesellschaftlichen Verhältnisse die entscheidende Rolle. ENGELS schrieb dazu: „Mit den Menschen treten wir ein in die Geschichte. Auch Tiere haben eine Geschichte, die ihrer Abstammung und allmählichen Entwicklung bis auf ihren heutigen Stand."

1.1. Spürhunde – Hetzhunde

Die erste Überlieferung einer Beschreibung der Jagdhunde liegt aus dem Jahr 400 v. u. Z. vom griechischen Geschichtsschreiber XENOPHON vor. Der Römer VARRO, der in der Zeit von 116 bis 27 v. u. Z. lebte, schrieb über den Einsatz der Jagdhunde bei der Hasen- und Hirschjagd als Hetzhunde. ÄLIAN schrieb im 3. Jahrhundert u. Z.: „Wenn Jäger ihren Hund ausführen, dann geht der Hund schweigend an der Leine. Erscheint, solange er kein Wild findet, ganz traurig, wittert er aber ein Wild, so bleibt er stehen, schmeichelt vor Freude seinem Herrn und küßt ihm die Füße."

Aus diesem Verhalten des Hundes ist zu entnehmen, daß er als Spürhund abgerichtet war und das Wild verwies („küßt ihm die Füße"). Im Gegensatz zu den Hetzhunden, die XENOPHON wie folgt beschreibt: „Soll der Hund zur Jagd brauchbar sein, so muß er mit gesenktem Kopf laufen, sich freuen, wenn er eine Spur hat und mit dem Schwanz wedeln. Ist der Hase gefunden, so muß ihm der gute Hund mit kräftigem Laut unablässig durch Dick und Dünn nachsetzen, ohne die Spur zu verlassen oder gar zum Jäger zurückzukehren". Es gibt aber auch Berichte aus der gleichen Zeit von Hunden, die das Wild aufspüren, hetzen und bringen oder stellen. OP-

PIAN schreibt: „Will ein Jäger einen Hund, den er aufgezogen hat, probieren, so nimmt er einen toten oder lebendigen Hasen, geht mit ihm ins Freie, anfangs geradeaus, dann links und rechts herum, schief, hin und her und ist uns weit weg, so legt er das Tier in eine tiefe Grube. Darauf geht er zurück, holt den Hund und bringt ihn auf die Spur. Der sucht uns gleich mit allem Eifer, beschnuppert Wege und Stege, Bäume und Steine, Höhen und Tiefen und läßt sich nicht abrufen. Er ruht nicht eher, bis er sein Ziel erreicht hat. Ist er später gut dressiert, so naht er dem Hasen ganz leise, duckt sich dabei, schleicht wie ein Wolf, der den Hirten beobachtet, tut aber, wenn er beim Lager des Hasen anlangt, plötzlich pfeilschnell einen ungeheuren Satz. Gelingt es ihm, so macht er den Hasen auf der Stelle tot, packt ihn und apportiert ihn dem Jäger."

Mit Beginn unserer Zeitrechnung wurden Hunde schon nach dem verschiedenen Verwendungszweck eingesetzt, ausgebildet und gezüchtet. Dabei erfolgte die Zucht nicht im Rahmen eines Zuchtziels der Rassen, wie das seit etwa 100 Jahren erfolgt, sondern der Hund mußte für die jeweilige Jagdart geeignet sein, also gab es auch keine einheitlichen Rasseziele. Der Verwendungszweck entschied einzig und allein, nicht die Größe oder das Aussehen des Hundes. Eine Vorstellung von den schon zu diesem Zeitpunkt großen Unterschieden der Jagdhunde zeigt das Gemälde *Melanger* und *Atlante,* wo zwei kleine Hunde (Brackengröße) neben einem Wildschwein abgebildet sind. Dargestellt wurde das von CAJUS PLINIUS SECUNDUS, der 23 bis 79 u. Z. lebte.

Auf Münzen des römischen Kaisers CONSTANTINUS II, 317 bis 340 sind drei Hunde abgebildet, die einen Hirsch hetzen, große starrknochige Tiere mit hängenden Ohren. Ebenfalls auf Münzen sizilianischer Städte, 5 bis 4 v. u. Z., sieht man große starrknochige Jagdhunde mit stehenden Ohren. Obwohl man schon damals den Hunden Rassebezeichnungen gab, waren die Hunde innerhalb der Rasse uneinheitlich und die Benennung bezog sich auf das Gebiet, wo die Hunde vorkamen.

Aus dieser Sicht ist es unwahrscheinlich, daß sich die jetzigen Hunderassen bis in diese Zeit zurückführen lassen. Es ist vielmehr anzunehmen, daß in dieser Entwicklungsperiode Rassen entstanden und wieder aufgesogen wurden.

Das trifft ebenfalls auf die Jagdhunde zu. Die Jagdhunde wurden aus der Gesamtpopulation Hunde ausgesucht, obwohl nicht auszuschließen ist, daß auch nach reinen jagdlichen Gesichtspunkten gezüchtet wurde. Diese Entwicklung hielt bis ins 19. Jahrhundert an. Markgraf MORITZ verordnete, daß jeder Fleischer und Schäfer seine starken Hunde für die Sauhatz zur Verfügung zu stellen hat. Sie also als Jagdhunde eingesetzt wurden, obwohl anzunehmen ist, daß die Fleischer sie als Zughunde hielten. Neben den Jagdhunden der Römer und Griechen hat die Jagdhundehaltung der Kelten großen Einfluß ausgeübt.

Die Kelten lebten in der letzten Phase der Urgesellschaft und verbreiteten sich im 5. und 4. Jahrhundert v. u. Z. aus dem südwestlichen Teil Mitteleuropas rasch über ganz Europa bis Kleinasen, ausgenommen war Nordosteuropa. Sie füllten damit das Territorium zwischen dem Römischen Reich und den Germanen bzw. drängten auch in deren Siedlungsräume vor. Die Kelten waren vorwiegend Ackerbauern und Viehzüchter. Das läßt sich nach Ausgrabungen von Tierknochen belegen, die von Tierarten stammten, die verzehrt wurden. SCHLETTE (1979): „Nur 0,2 % stammten von Wildtieren, unter denen Rothirsch, Reh, Feldhase, Wildschwein, Seeadler, Kolkrabe, Biber und Rotfuchs dominierten." An anderer Stelle führt der Autor aus: „Das Ziel der Jäger war in erster Linie das Wildschwein, der Hirsch und der Hase, aber auch heute ausgestorbene oder in andere Regionen verdrängte Tiere, wie Ur und Elch."

Die Hunde der Kelten hatten verschiedene Größen. Nach den Ausgrabungen sind Widerristhöhen von 30 bis 65 cm nachweisbar. Die Kelten hielten die Hunde zur Jagd und als Wachhunde bei den Herden und in Haus und Hof.

Die Jagdhunde der Kelten wurden nach einem gallischen Keltenstamm als „Segusier" bezeichnet. Segusier wurde später zum Sammelbegriff für alle feinnasigen Jagdhunde. Die Kelten setzen diese Hunde als Spürhunde ein und für das Hetzen die Meute. Dieser Segusierhund erfüllte die Arbeit, die später vom Leithund erwartet wurde. Für die Aufgabe des Findens wurden feinnasige, bedächtige und meist starke Hunde ausgewählt und alle anderen Hunde wurden als Hetzhunde eingesetzt. Der Finder- oder Spürhund hatte die Aufgabe, die Jäger zum Wild zu führen und es auch anzuhetzen, erst dann wurden die Packer- oder Hetzhunde eingesetzt, die das Wild zu Stande hetzten. Als Jagdmethoden wurde das Treiben des Wildes in Schluchten und Gruben o. ä. betrieben, das Erlegen mit der blanken Waffe und die Jagd mit Pfeil und Bogen.

Ähnlich war die Jagdart der Römer und Griechen. Es wurden Hunde zum Finden und Hetzen eingesetzt. Zu den Hunden, die zum Wilde leiten, schrieb PLINIUS SECUNDUS (23 bis 79 u. Z.): „Noch sehr viele Eigenschaften hat das Leben täglich an ihnen entdeckt, besonders ausgezeichnet ist aber ihre Klugheit und ihr Spürsinn auf der Jagd. Der Hund sucht und verfolgt die Fährte und zieht den ihn begleitenden Jäger an der Leine zum Wild, wenn er es sieht wie still und verborgen und doch wie deutlich ist das Zeichen, das er zuerst mit dem Schwanze, dann mit der Schnauze gibt."

Im Gegensatz zu den Spürhunden der Griechen jagten die Segusier laut. Eine Eigenschaft, die sich bei den Bracken bis in die heutige Zeit erhalten hat.

Die Segusierhunde, die später als Bracken bezeichnet wurden, hielten die Kelten in Meuten. Aus der *Historia naturalis* geht hervor, daß diese Meuten jeweils ihren eigenen Leit- und Führhund hatten, um den sie sich auf der Jagd scharten, dem sie gehorchten. Die Kelten-Bracken sollen struppig und häßlich ausgesehen haben. ARRIANUS (95 bis 175 u. Z.) schreibt in *Kynegetikus* wie folgt über sie: „Man müßte dann nur über ihr Aussehen etwas bemerken wollen, was meines Bedünken nicht der Mühe wert ist, wenn man nicht eben das allein sagen will, daß sie struppig und häßlich anzusehen sind und gerade die reinsten sind die häßlichsten, so daß bei den Kelten am meisten Beifall findet, wer sie mit Straßenbettlern vergleicht."

Das häßliche Aussehen bezog sich vor allem auf das faltige Gesicht und die aufgeschlitzte Nase. Der Vergleich mit dem Bloodhound und den Gesichtsfalten des Hannoverschen Schweißhundes liegt nahe.

1.2. Leithunde – Stammväter der Schweißhunde

Ob die Kelten, die Römer oder die Griechen zuerst den Leithund züchteten, ist gegenwärtig nicht nachweisbar. Aber ARRIANUS (95 bis 175 u. Z.) spricht auch von Blendlingen und Mischlingen der Spür- und Hetzhunde der Kelten. Demzufolge sind sie zu damaliger Zeit schon nach dem Verwendungszweck, also der Vorsuche und Hetze gezüchtet worden. Das führte zweifellos zur Herauszüchtung des Leithundes.

BARTH (1969) vertritt die Auffassung: „Der Leithund dieser Zeit stellte wie bereits erwähnt wahrscheinlich nur eine besondere Dressurform der Segusier dar. Man wählte vermutlich einen zur Riemenarbeit geeigneten Hund – sicherlich meist den schwersten und ruhigsten – aus der Meute aus." Dieser Gedanke, daß jeder Hund Leithund werden konnte, wird unterstützt durch die *Tristan* und *Isolde Sage* aus dem 12. Jahrhundert, wo GOTTFRIED STRASSBURG schreibt: „An ein leite Seil er nam einen brakken der ihm rehte kam." Auch eine Sage in der Schweiz berichtet, daß der Leithund wird, dessen Mutter neunmal hintereinander neun Junge wirft und beim neunten Wurf ist der neunte Welpe ein Leithund.

Nach den Wanderungen der Kelten v. u. Z. beeinflußte die Völkerwanderung, die 400 u. Z. ihren Höhepunkt erreicht hatte, stark die Entwicklung der Jagdhunde, da die einzelnen „Rassen" über einen großen Raum verteilt waren und sich mit einheimischen wieder verpaarten. Da die Völkerwanderung von den Hunnen ausgelöst wurde, ging die Wanderbewegung vor allem von nordöstlicher Richtung aus und richtete sich gegen Süden. Inwieweit slawische Hunde auf die Entwicklung in dieser Zeit Einfluß nahmen, ist nicht geklärt, aber der Einfluß ist auf jeden Fall vorhanden. Bei den Germanen war in der frühen Feudalgesellschaft der Leithund ebenfalls bekannt, gejagt wurde das Ur, der Wisent, der Hirsch, das Reh und das Wildschwein. Zum bejagten Wild gehörten weiter Bär, Biber, Fischotter, Dachs, Rotfuchs, Wolf, Hamster und Hase. Das Hochwild wurde mit Speeren und Lanzen (nach TEICHERT und MÜLLER 1983) und dem Einsatz von Hunden gejagt. Im Volksrecht der Alemannen und der Bayern wird an erster Stelle der Leithund genannt, dann der Treibhund (Hetzhund), der Spürhund, der Biberhund, der Habichtshund und der Hund der Schwarzwild hetzt.

Das *Lex Salica* unterscheidet den Leit- und den Hetzhund. Bemerkenswert ist, daß bereits zwischen Leithund und Spürhund unterschieden wird. Im *Lese Burgundiorum* werden drei Jagdhunderassen unterschieden, der Wind-, Leit- oder Laufhund.

Das germanische Recht im 6. Jahrhundert forderte von dem, der einen Leithund stiehlt, daß er ihm (dem Hund) in der Versammlung vor dem ganzen Volk den Hintern küsse oder dem Bestohlenen fünf Schillinge und zur Buße zwei Schillinge zahlen soll. Zum Vergleich wird in der Bußordnung der Salfranken um 510 bei Schweinen und Schafen ein Bußgeld von 62,5 Schilling und bei

Ziegen von 15 Schilling erhoben. Dieser Unterschied zum Leithund war berechtigt, da bereits in der Zeit der Völkerwanderung die Ernährungsgrundlage der Germanen durch den Ackerbau und die Viehzucht gesichert wurde. Ausgrabungen germanischer Siedlungen ergaben, daß der Anteil an Wildtierknochen und Fischgräten unter 10% lag und oft nur 1 bis 2% ausmachte. Durch die Herausbildung des Feudalismus ging das Jagdrecht an die feudalen Ausbeuter über und das Volk war von der Jagd ausgeschlossen. Zur Zeit KARL des GROSSEN behielt sich der König in eingerichteten Bannforsten das Recht der Jagd vor. Die Fürsten besaßen auf ihrem Territorium das Jagdrecht und damit auch die Macht, Jagdberechtigung an den niederen Adel und die Kirche zu verteilen. Da der Adel in der Jagd seine Vormachtstellung beweisen und seiner Prunksucht Rechnung tragen wollte, waren Hetzjagden die vorwiegende Form der Jagdausübung. Dazu wurden große Hundemeuten benötigt, die das Wild zu Stande hetzten, da die Waffentechnik zu dieser Zeit noch nicht weit entwickelt war und der Jagdspieß, Schwert, Pfeil und Bogen und Armbrust die wichtigsten Jagdwaffen waren, (Abb. 1).

KARL der GROSSE (768 bis 814) war ein großer Freund der Jagd. EPPERLEIN (1973) stellte dazu fest: „Besonders die Jagd betrieb KARL der GROSSE gern und häufig, vor allem in den Ardennen." Auch in dieser Zeit finden wir einen Hinweis auf die Ardennen, wo bereits durch die Gallier Leithunde gezüchtet wurden. Der Jägerstand war am genannten Hofe hoch angesehen, es gab eine starke Spezialisierung der Jagd und damit der Arbeit der Jagdhunde. Die Jagd diente der Unterhaltung der Herrschenden und so wurden die Jagdmethoden immer mehr verfeinert. Der Leithundarbeit fiel die Aufgabe zu, das Wild zu suchen und zu finden. Der Erfolg der hohen Jagd wurde durch den „Suchenmann" mit entschieden. Im *Nibelungenlied,* dessen Ursprung auf das 4. und 5. Jahrhundert zurückgeht, sagt SIEGFRIED: „Hunde brauch ich nicht außer einem Brakken, der so abgerichtet ist, daß er die Wildfährte im Wald erkennen kann." Dieser Spürhund wurde von einem Jäger geführt. Daß bei dieser Arbeit der Hund das Wild auch anhetzte, geht auch aus dem *Nibelungenlied* hervor: „Als das Tier (Eber) gefällt war, fing man den Spürhund ein." In der Zeit vor KARL dem GROSSEN gab es noch keine einheitliche Führungsmethode des Leithundes, Anjagen des Wildes war üblich. Der Leithund wurde auf Hochwild geführt,

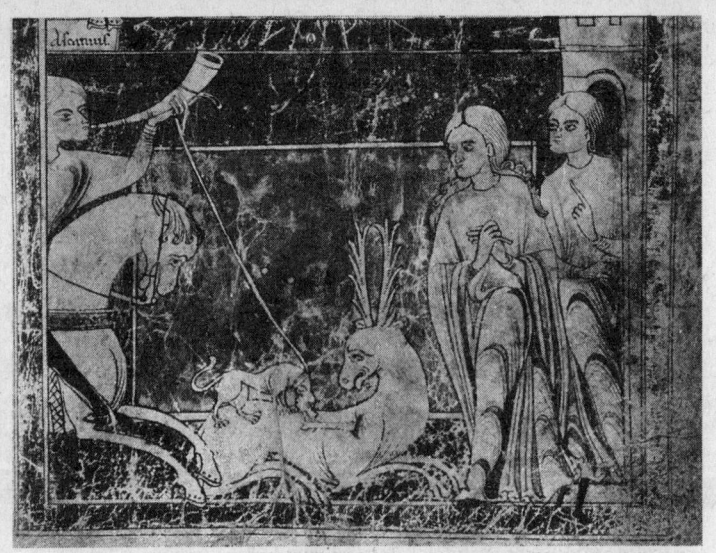

Abb. 1 Hirschjagd mit Pfeil und Bogen
(unbekannter Künstler)

ebenfalls auf den Bär. Die Bannforsten des Kaisers wurden zu Hochburgen der Leithundarbeit. Ebenso bemühten sich die anderen Landesherren, die Grafen und die Klöster um gute Leithunde. Aus einer zeitgenössischen Schrift ist zu entnehmen, daß sich die Äbte zu sehr um die Jagd und zu wenig um die kirchlichen Belange kümmerten.

Die Zeit um das 8. Jahrhundert kann als die Zeit der Herausbildung der stärkeren Entwicklung der Leithunde und ihrer Führungsmethodik angesehen werden. Bis ins 12. Jahrhundert wurde der Leithund aus den Bracken herausgezüchtet und am Hängeseil durch den Suchenmann, später Jägermeister, geführt (Abb. 2). Der Leithund hatte das Aussehen einer starken Bracke mit kräftigem Körperbau und weiten Nasenlöchern. In der Farbe war er sehr variiert, er kam von schwarz über grau, rot und weiß vor. Beim Haarkleid ging die Entwicklung wahrscheinlich von „struppig" zum kurzen Haar. Abbildungen aus dieser Zeit lassen deutlich den Brackentyp erkennen. Neben der „Zucht" der Leithunde sind aus der Gesamtpopulation Bracken immer wieder Hunde als Leithunde

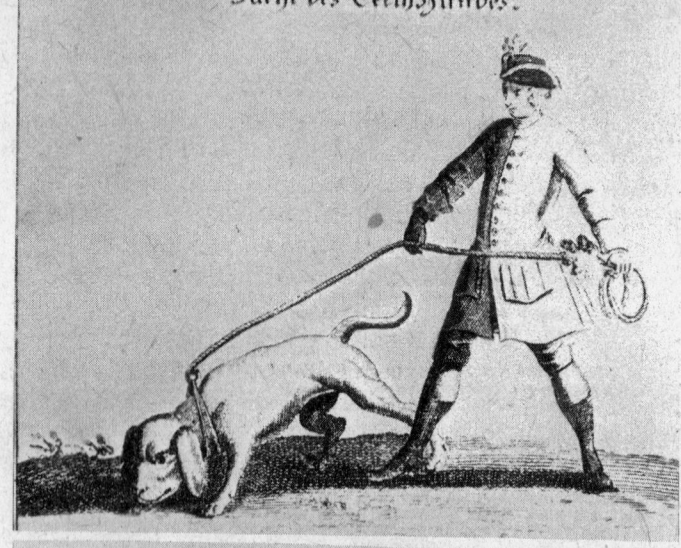

Zücht des Leithundes.

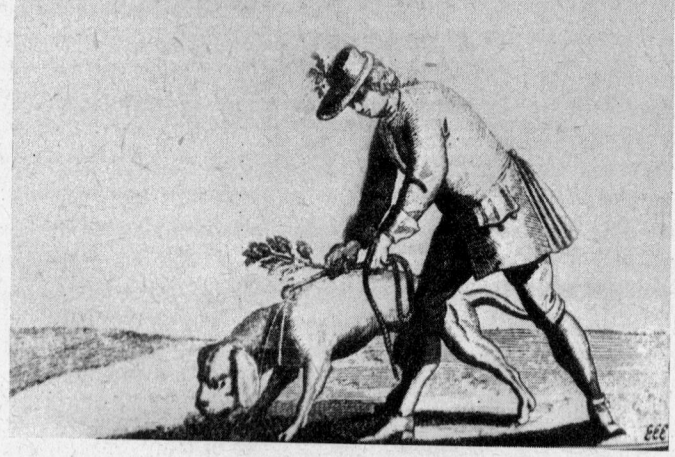

Arbeit des Leithundes.

Abb. 2 Leithund bei der Vorsuche (oben);
verweisen der gerechten Fährte (unten)
(aus FLEMMING „Der Vollkommene Teutsche Jäger")

ausgewählt worden, mit denen auch weitergezüchtet wurde. Eine weitere Eigenschaft der Leithunde war ihre, ruhige langsame Art, ihre Hetzunlust und ihre stumme Jagd.

TRISTAN bringt seinem Hund Hüdan nach *Tristan und Isolde* bei, „Hirsch und Reh, der Fährte jedes Wildes durch Wald und durch Gefilde wie ein guter Jagdhund ohne Kläffen zu folgen".

KARL IX. (von Frankreich), auch der Jägerkönig genannt, erhielt jedes Jahr sechs Leithunde aus dem Kloster St. Hubertus in den Ardennen und tadelte sie wegen ihrer Langsamkeit, da sie groß und schwer waren. Diese Hubertushunde wurden in allen großen Adelshäusern Frankreichs gehalten (nach RÄBER, 1980). Die Leithundezucht des Klosters St. Hubertus läßt sich bis in die Zeit der Kelten zurückverfolgen. Aus der keltischen Bracke wurde ein dunkler, schwarzroter, massiger Leithund gezüchtet. Die dunkle Farbe beim Hannoverschen Schweißhund wird auf den Einfluß der St. Hubertushunde zurückgeführt. Ebenso stammt der englische Bloodhound von den Hubertushunden ab, die Normannen führten ihn im 11. bis 12. Jahrhundert mit nach England. Gegenwärtig wird der Bloodhound als Schweißhund geführt. In der DDR ist er als Jagdhund nicht vertreten, die Jäger der ČSSR führen ihn jagdlich, dort wird er von dem Schweißhundeverband mitbetreut.

Mit der Herausbildung der Parforcejagd erreicht die Arbeit des Leithundes eine neue Blüte. Die Parforcejagd kam im 11. Jahrhundert in Frankreich auf und erreichte im 15. bis 17. Jahrhundert auch in Deutschland ihren Höhepunkt. Die Parforcejagd kam den Ansprüchen des Adels nach, prunkvolle und aufwendige Jagden zur Zerstreuung abzuhalten (Abb. 3). Das Wild wurde mit großen Hundemeuten gehetzt, zu Pferd von der Jagdgesellschaft verfolgt und mit der blanken Waffe getötet. Der Aufwand war enorm. Eine Hundemeute bestand aus 50 bis 100 Hetzhunden. Es war ein großer Jagdtroß nötig, der das Leben bei solchen Hofjagden für den Adel angenehm machte. In Deutschland war das bevorzugte Wild der Parforcejagd der Rothirsch, aber auch alles andere Wild vom Bär, Wildschwein bis zum Hasen wurde gejagt (Abb. 4). Die Leidtragenden dieser Jagden waren die Bauern. Das Jagen war ihnen nicht erlaubt, nicht einmal das Vertreiben des Wildes von ihren Feldern vor den Hofjagden. Sie wurden jedoch zu Jagddiensten herangezogen, z. B. zum „Hundelegen".

Neben den fürstlichen Häusern und Klöstern wurden auch die

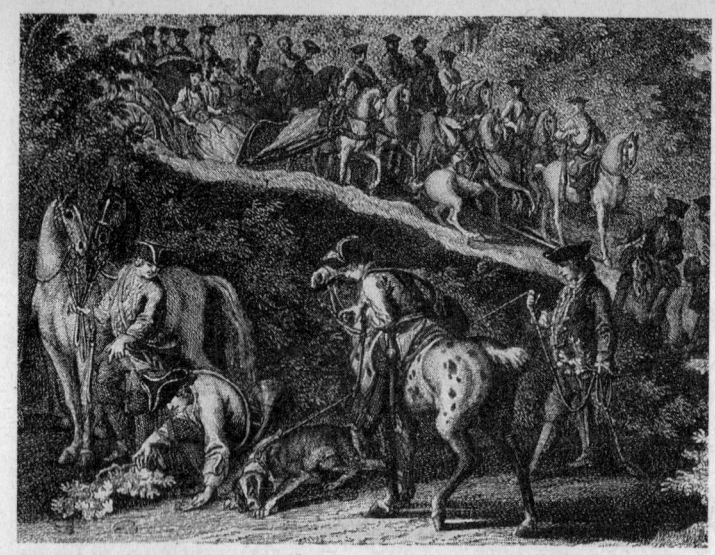

Abb. 3 Darstellung einer Parforcejagd von J. E. RIDINGER
(im Vordergrund links der Leithund,
rechts die Parforcemeute)

armen Bauern mit der Haltung von Jagdhunden beauftragt, die sie
dann zu den Jagden für die Meuten bereithalten mußten. So ließ
AUGUST II. 140 Hunde für die Hirschjagd und 50 Hunde für die
Hasenjagd halten. Vom Herzog von BRAUNSCHWEIG wird berichtet,
daß er mit 600 Rüden zur Sauhatz auszog. Für die Vorbereitung
dieser Jagden waren zahlreiche Jagdbedienstete erforderlich. Die
Berufsjägerei wuchs stark an, besonders nach der Zerschlagung des
Bauernkrieges. Nach dem Bauernkrieg (1524–1526) entwickelten
sich zahlreiche Kleinstaaten in Deutschland. Die territorialen
Herrscher befriedigten mit ihren Machtbefugnissen auch das Jagd-
vergnügen. Dazu benötigten sie aber Jäger, die ihnen den jagdlichen Erfolg garantierten. Einer dieser Jäger war der Besuchsknecht
oder Besuchsjäger, der mit dem Leithund den Hirsch bestätigte.
Zum Zeichen der Bestätigung überreichte der Besuchsjäger dem
Jagdherrn Losung des jagdbaren Hirschs im Hifthorn. Zahlreiche
jagdliche Bräuche gehen auf die Berufsjäger des Mittelalters zurück. Der hirschgerechte Jäger mußte die Fährtenkunde beherrschen, die 72 Zeichen kennen, in der Hundehaltung Bescheid wis-

22

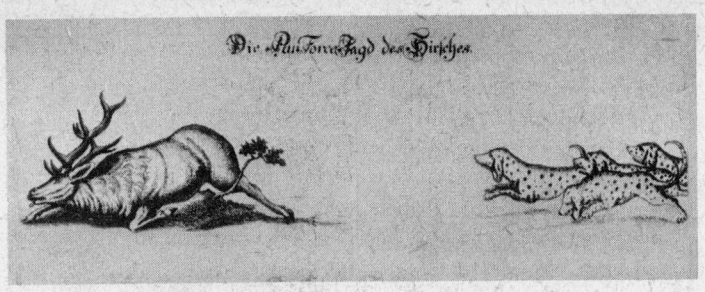

sen, das Horn blasen und über weitere jagdliche Kenntnisse verfügen. Flemning, Döbel und Pärson haben eine umfangreiche Schilderung des Jagdwesens dieser Zeit gegeben. Auch zur Führung des Leithundes liegen durch sie exakt beschriebene Führungsmethoden vor, die jeder Schweißhundeführer wissen sollte. Geführt wurde der Leithund vorwiegend auf Rotwild, weitere Wildarten waren Schwarzwild, Bär, Wolf, Damwild und Gams. Die Zeit, wo er geführt wurde, hieß „Behängens Zeit". Das ist die Zeit, nach dem Haarwechsel der Hirsche im Mai bis August, bevor die Hirsche feist werden. Daraus leitet sich das Alter des Hundes ab, der Hund steht also im 1., 2. oder 3. Behang. Die Ausbildung der Leithunde dauerte drei Behänge, also war der Leithund ehe er firm war, vier Jahre. Flemming (1749) schreibt über die Behängens Zeit: „Dieses ist eigentlich das Fundament und der Anfang eines jungen Jägers, die hochlöbliche Jägerei gründlich zu begreifen, auch sowohl die Gefährde eines Hirsches als den Leithund recht arbeiten und zu sprechen lernen." Die Einarbeitung und Führung des Leithundes war die angesehenste Leistung des Berufsjägers. Bereits in der dreijährigen Ausbildung wurden dem „Jägerlehrling" die Geheimnisse der Leithundeführung beigebracht. Daß die Leithundearbeit in hoher Gunst stand, zeigt auch, daß viele Adlige den Leithund führten. Hirschgerechter Jäger war nur der, der den Leithund zu führen verstand.

Flemming (1749) beschreibt die Arbeit des Leithundes: „... und wenn der Jäger einem großen Herrn richtig anzeigt, wo man den Hirsch bestätigt, so kann der Herr sich entscheiden entweder den Hirsch zu pirschen, oder im Zeug zu stellen oder parforce zu jagen und der Herr kann alle Tage seine Freude und Vergnügen damit haben wie es ihm gefällt ...

Ein solcher Leithund, wenn er recht gut werden soll kann nicht gar wohl, obgleich große Arbeit und viele Mühe damit zu haben, vor dem dritten Jahr zur Perfektion gebracht werden, daß der Jäger sich recht sicher darauf verlassen kann, um den Hirsch mit einem solchen Hunde zu bestätigen. Es geschieht solche Arbeit jährlich, meistens des Frühjahrs um den Halbenmai Monat, wenn das Wildpret sich von den Winterhaaren abgefärbt ... Die Leithundarbeit bis in den August und währet also 14 Wochen. Wenn die Hirschbrunft im September anrückt, so hört man damit auf und ist der Hirsch schon auf eine andere Art zu finden, dazu man den Leithund eben nicht nötig hat." (Abb. 5)

Ebenso wird die Aufzucht und Fütterung des Leithundes beschrieben. Der Welpe sollte ein „paar Monate" bei der Hündin bleiben und nicht zu frühzeitig abgesetzt werden, gehalten wurde er im Winter im Zwinger oder Stall und im Sommer an der Kette. Das Hundefutter bestand aus Roggenbrot in Wasser eingeweicht. Der Welpe erhielt es in Milch. Fleisch bekamen die Leithunde nicht, außer Brühe und Hirschschweiß.

FLEMMING forderte auch: „Bei Fütterung muß der Jäger selbst sein ..., daß sich der Hund an den Jäger gewöhne und ihm sein Zuspruch oder Stimme bekannt werde." Zur Fütterung sind die Leithunde mit dem Zuspruch „he, he, he" angehalten worden zu Boden zu greifen, um sie mit diesem Kommando später zum Suchen der Fährte zu bewegen. Der Leithund hatte feststehende Namen wie „Gesell", „Söllmann", „Waldmann", „Hirschmann" usw. (nach LEMKE 1977). Über seinen Habitus liegen auch Angaben vor. Der Mönch ALBERTUS MAGNUS beschrieb den Leithund 1250 als einen Hund, der einen kräftigen Körperbau hatte, großen Kopf mit breitem und stumpfem Fang, eine große Nase, lange Behänge und Lefzen, bei einer ruhigen Wesensart und ausgeglichener Bedächtigkeit. FLEMMING (1749): „Er soll von mittelmäßiger Größe sein, gelblicher Farbe, einen zierlichen förmlichen, doch dicken Kopf, weite Nasenlöcher, große Lappen um das Maul, spannenlang hängende Ohren, stark von Brust und Kreuz, einen langen Hals, starke Läufe deren die vorderen kürzer als die hinteren, einen abhängigen Schwanz oder Rute und meistens gebildet wie ein niedriger Mitteljagdhund aussieht. Ihre Arbeit ist, nicht zu bellen, anzuschlagen

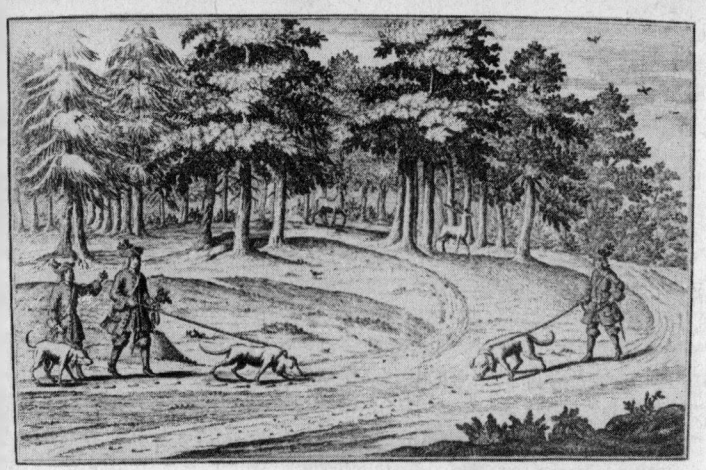

*Abb. 5 Besuchsjäger mit Leithunden beim Nachhängen
auf Gesundfährten*
(aus FLEMMING „Der Vollkommene Teutsche Jäger")

oder laut zu sein, womit sie das Wild verstören würden, sondern sie werden von Jugend auf bei den Menschen angebunden zu sein gewöhnt, das Wild in der Stille zu spüren und ihren Weidmann auf der Gefährd des Wildes anzuführen."

DÖBEL (1746) unterscheidet drei Leithundarten, die er Rassen nennt. „1. Die breite Brüste haben, wohl untersetzt sind, nicht hoch von Füßen, starke aber nicht allzu kurze Köpfe haben, recht wohl behangen und fein dichthaarig sind, der Schwanz aber am Leibe stark und hinterher gespitzt ist. 2. eine Rasse, die etwas hochbeiniger ist als jene, die einen etwas länglichen, jedoch mittelmäßig starken Kopf hat und recht wohl behangen, auch etwas harthärig und rauhbärtig ist. Diese sind insgemein dauerhafte Hunde und sowohl als jene, an der Couleur wolfgrau, schwarz und rot. 3. gibt es noch eine Rasse, die dünne spitze Köpfe hat und schlecht behangen ist, wie ein deutscher Jagdhund, sonst aber dünne und subtile Füße hat."

Ihr Aussehen war den heutigen Schweißhunden schon sehr ähnlich. Die weiße und graue Farbe ist wahrscheinlich schon Ende des 17. Jahrhunderts aus den Leithunden herausgezüchtet worden, trotzdem gab es mehr Farbvarianten als bei unseren heutigen

Schweißhunden, da kein einheitliches Zuchtziel bekannt war, sondern einzig und allein die Leithundpraxis entschied. Es wird von einer „guten Art" der falben oder roten Hunde berichtet, die bereits einen dunklen Kopf oder Rücken hatten (Maske, gestromt). Die ausgefeilte Führungstechnik des Leithundes des 17. Jahrhunderts ist uns für die Führung des Schweißhundes heute noch Anregung.

Absolute Fährtenreinheit und genaue Kenntnis der hirschgerechten Zeichen waren die Voraussetzung einen jagdbaren Hirsch zu finden und zu bestätigen. Der Leithund wurde am Hängeseil geführt. In der Einarbeitungszeit war sein Kontakt zum Leithundeführer vorherrschend. Ebenso wurde er immer angehalten, mit tiefer Nase zu arbeiten und das Stöbern nicht zu lernen. Es gab Jäger, die banden ihm ein Tuch vor die Augen, damit er sich nur auf seine Nase verlassen mußte.

Seine Hauptarbeit war die Vorsuche und das Nachhängen einer gerechten Fährte. Zeigte der Leithund bei der morgendlichen Vorsuche, die zwei bis drei Stunden nachdem das Wild zu Holze zog, erfolgte, einen Hirsch oder ein Tier an, wurde die Fährte verbrochen. War bei den verbrochenen Fährten ein jagdbarer Hirsch dabei, wurde die „Tocke" gelöst, das Hängeseil in die rechte Hand und ein Bruch in die linke Hand genommen und auf der Fährte nachgehangen. Das Hängeseil schleifte am Boden hinterher. Alle 20 bis 30 Schritte sollte man dem Hund freundlich zusprechen. Der Fährte wurde bis zum Einstand des Hirsches nachgehangen, dort wurde er abgetragen. Das Anzeigen der gerechten Fährte durch den Leithund erfolgte durch einen Widergang, den er auf der Fährte machte bei einer Linksdrehung des Hundes, den sogenannten „Widersprung". Nach dem Widersprung blieb der Hund aufrecht in der Fährte stehen. Mit dem Bruch strich man ihm um die Augen und liebelte ihn so ab (Abb. 6). War der Leithund zu hitzig, ließ man ihn nur ältere Fährten arbeiten, hielt ihn am Riemen kurz und ließ ihn kein lebendes Wild sehen.

Kaltsinnige Leithunde wurden „genossen" gemacht. In die Schalen eines erlegten Hirsches klemmte man das Kurzwildbret oder andere Wildbretteile, die in Schweiß getaucht waren und legte mit einem Lauf, der ebenfalls in Schweiß getaucht war, eine 100 m-lange Schweißfährte. Diese Fährte wurde am Hängeseil gearbeitet und ihm gestattet, daß er das Wildbret aus den Schalen „genießt". Ein weiteres Betätigungsfeld des Leithundes war das Lancieren. In

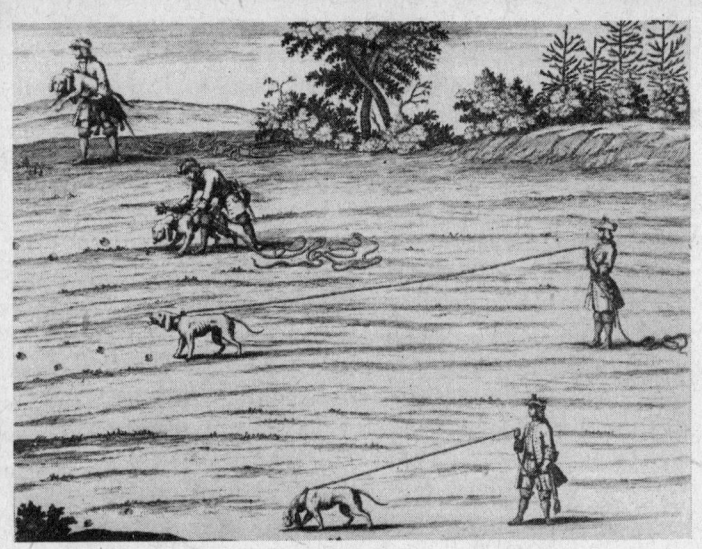

Abb. 6 Gerechte Führung des Leithundes
(aus FLEMMING „Der Vollkommene Teutsche Jäger") Von unten:
Vorsuche: der Leithund steht aufrecht in der Fährte und verweist sie;
nach dem Verweisen wird ihm mit dem Bruch über die Augen gestrichen;
Abtragen des Leithundes

der Regel wurde dazu nicht der eigentliche Leithund, sondern ein
extra Lancierhund genommen. Beim Lancieren wird die warme
Fährte des Hirsches ausgearbeitet bis er auf einem bekannten
Wechsel gestreckt werden oder weiter Parforce gejagd werden kann.

1.3. Wandlung der Jagdhundeführung

Mit der Erfindung der Feuerwaffen im 16. Jahrhundert und ihrem
verbreiteten Einsatz im 17. und 18. Jahrhundert wurden Hunde benötigt, die das krankgeschossene Wild nachsuchten.

FLEMMING (1749) schreibt von den Schweißhunden: „Dieser
Hund ist nächst dem Leithund fast der Nötigste und Nützlichste.
Maassen ohne denselben das sonsten ohne dies sehr übel von
einem unachtsamen Weidmann zu Holtz geschossene Wild wohl
schwerlich gefunden wurde, vielmehr aber von Füchsen, Krähen
und anderen Tieren verzehrt werden, denen Menschen nicht zu
Nutzen kommen, sondern zumal in der warmen Sommerzeit leicht

in wenig Stunden anlaufen und verderben müssen, daß nicht als Knochen übrig bleiben und mit der Zeit ohngefehr gefunden werden wurden. Zu solchem End wird der Schweißhund sobald ein wildes Tier angeschossen, daß solches in der Angst vor Schmerzen zu einer Furie weit fortläuft, auf der Fährte oder ausgelassenen Schweiß angeführt. Und weil dasselbe, indem es insgeheim weidwund oder durch den Wanst, Mastdarm oder Gescheide getroffen wurde, hiervon je länger je kranker und matter wird, und wenn man ihm Ruhe läßt, im nächsten Behältnis sich niedertut und verbirgt, so geht man ihm mit dem Schweißhund nach und sucht so lange, wenn es auch schon wieder zu Walde gegangen wäre, bis man es mit allen Ein- und Ausgängen beschlossen und gleichsam bestätigt hat. Hierauf kann man dem Hund, der ebenfalls wie der Leithund geführt wird, an einem reinen Ort anbinden und ruhen lassen." Als Schweißhunde fanden „verdorbene" Leithunde, die nur auf der warmen Fährte arbeiten, Verwendung, aber auch Kreuzungen zwischen Jagdhunden.

Ende des 17. Jahrhunderts fordert HARTIG: „Der Leithund darf niemals hinter Wild jagen, ob er gleich große Lust dazu bezeigt. Er läßt sich daher leicht zu einem guten Schweißhund machen, nachher aber nicht mehr gut als Leithund gebrauchen, weil ihm dann das bloße Bezeichnen der Fährte nicht mehr genügt." AUGUST III. hielt für jede Jagdart Hunde, so Leit-, Lancier-, Schweiß-, Hetz-, Hirsch-, Hasen-, Hühner-, Biber-, Otter-, Dachs- und Pirschhunde sowie Bärenbeißer und Hunde für die Sauenjagd. Auerhahn und Fasanenbeller, wie auch Schießhunde und Windspiele gehörten zum fürstlichen Jagdhundebestand (nach v. ENDE, 1982).

Die Schweiß-, Pirsch- und Schießhunde wurden für die Schweißarbeit eingesetzt. Schweißhunde am Riemen, Schießhunde ohne Riemen, aber auf der Krankfährte. Mit der weiteren gesellschaftlichen Entwicklung, besonders den bürgerlichen Revolutionen des 19. Jahrhunderts, änderten sich die Besitzverhältnisse und damit auch die Jagdarten. Die weitere Vervollkommnung der Jagdwaffen war ebenfalls von Einfluß. Aufwendige Bestätigungsjagden erfolgten nicht mehr so oft, damit trat die reine Leithundearbeit in den Hintergrund.

Es wurden Jagdhunde benötigt, die das Wild vor die Schützen brachten und das krankgeschossene Wild suchten, brachten oder stellten.

2.

Schweißarbeit, die Voraussetzung für weidgerechtes Jagen

2.1. Bedeutung der Schweißarbeit bei der Jagdausübung

Der Einsatz der Jagdhunde in der grünen Praxis erfolgt vor dem Schuß und nach dem Schuß. Vor dem Schuß haben die Hunde die Aufgabe, dem Jäger das Wild zu verweisen bzw. es durch Stöbern, Buschieren und Vorstehen vor die Flinte zu bringen. Nach dem Schuß sollen die Hunde das Wild finden und Niederwild apportieren. Nachsuchen sind auf alles beschossene Wild und Raubzeug durchzuführen.

Jedes weidgerechte Jagen von Wild ist damit verbunden, schnell in den Besitz des zu bejagenden Wildes zu kommen und es sicher und rasch zu töten. Der Abschuß von Wild steht bei den einzelnen Jagdarten an erster Stelle. Auf Grund des gewachsenen Bestandes an Schalenwild sind die Strecken jedes Jahr größer geworden (Tab. 1). Deutlich wird, daß die Notwendigkeit des Schalenwildabschusses ständig zugenommen hat und besonders das Schwarzwild einen großen Anteil an der Strecke hat.

In anderen europäischen Ländern gibt es eine ähnliche Entwicklung. Aus der Gesamtstrecke (t) 1985 beträgt der Anteil an Schalenwild 98,4 % und an Niederwild 1,6 %.

Bei einem Ansatz Schalenwild gleich 100 % entfallen auf

Schwarzwild	48,7 %	Damwild	6,0 %
Rotwild	19,6 %	Muffelwild	0,3 %
Rehwild	25,4 %		

Angaben über den Anteil an Niederwild, das erst nach der Suche

Tabelle 1   Entwicklung der Jagdstrecken von 1970–1985

Wildart	Jahr/Stück		
	1970	1985	%
Rotwild	9355	22245	237,8
Damwild	2516	12831	510,0
Muffelwild	163	2558	1569,3
Schwarzwild	33241	126821	381,5
Rehwild	108775	169857	156,2
Hase	119206	16656	14,0
Wildenten/Wildgänse	38441	35393	92,1

eines Jagdhundes in Besitz des Jägers kommt, liegen leider nicht vor. Aber wer sich z. B. die Wasserjagden auf Enten vergegenwärtigt, weiß, daß der größte Teil der beschossenen Enten erst durch den Jagdhund gefunden und apportiert wird.

Bei den Nachsuchen auf Schalenwild liegen statistisch gesicherte Ergebnisse vor. Im Kreis Lobenstein kamen in den Jahren 1979 bis 1983 12,3 % des geschossenen Schalenwildes erst nach einer Nachsuche zur Strecke. Geht man davon aus, daß die Hauptjagdart die Ansitzjagd oder Pirsch auf Schalenwild ist, hat ein Jagdhund sein Hauptbetätigungsfeld bei der Schweißarbeit.

Die meiste Arbeit, die vierbeinige Helfer also zu leisten haben, ist die Schweißarbeit auf Schalenwild, ohne andere Jagdarten und Einsatzgebiete zu negieren. Für den Erfolg der Jagd trägt der Schütze die größte Verantwortung. Weidgerechtigkeit bedeutet, nach den Regeln der Jagdausübung und Hege zu handeln. Das betrifft:

– Wild erst dann zu beschießen, wenn es genau angesprochen ist;
– nur sichere Schüsse anzubringen, die ins Leben gehen;
– die günstigste Schußentfernung einzuhalten;
– nur mit einer Waffe Wild zu beschießen, bei der man die Treffpunktlage kennt;
– die entsprechende Munition für die jeweilige Wildart einzusetzen;
– immer das schwächste Stück zu strecken;
– das Zeichen des Wildes genau zu beobachten, durchs Feuer sehen;
– nach jedem Schuß auf Wild die Nachsuche durchführen.

Neben der moralischen Verantwortung für weidgerechtes Jagen gibt es auch ökonomische Gründe, denn Wildbret und andere jagdliche Rohstoffe wie Abwurfstangen, Bälge usw. sind der Verwertung zuzuführen.

Das beschossene Wild versorgungswirksam zu machen und in den Besitz der Trophäe zu kommen, ist aber nur möglich, wenn Jagdhunde zur Verfügung stehen, die auf Schweiß geprüft und auch einsetzbar sind und die Besitzer in der Lage und bereit sind, Nachsuchen durchzuführen. Der Jagdausübende wird für die Nachsuche verantwortlich gemacht. Er muß wissen, wer eventuell die Nachsuche durchführt. Es versteht sich von selbst, daß der Schütze ebenfalls an der Nachsuche teilnimmt. Das oftmals angeführte Argument der nicht vorhandenen Zeit kann nicht gelten. Erstens gehört die Nachsuche zur unmittelbaren Jagdausübung und zweitens verlangt einfach die jagdliche Verantwortung, das getroffene Tier so schnell wie möglich von seinen Qualen zu erlösen. Auf die Untersuchung des Anteils des nachgesuchten Schalenwildes an der Gesamtstrecke wurde bereits eingegangen. Dieses Ergebnis von 12,3 % in ein Verhältnis zur Gesamtstrecke der DDR gesetzt, ergibt in einem Jahr 924,8 t Wildbret, das erst nach einer Nachsuche zur Strecke kam. Mit dieser Wildbretmenge könnten 10 253 Bürger ein ganzes Jahr mit Fleisch versorgt werden.

Aus der Sicht des weidgerechten Jagens, der jagdethischen Verantwortung ergibt sich die Einsicht, Wild nur zu beschießen, wenn ein dazu benötigter Jagdhund selbst geführt werden kann oder einsetzbar zur Verfügung steht. Der Einsatz der Jagdhunde ist gesetzlich geregelt. Im Jagdgesetz § 22 Abs. 2 heißt es: „Der Jagdausübende ist für die ordnungsgemäße Nachsuche und Versorgung des von ihm beschossenen Wildes verantwortlich." In der vierten Durchführungsbestimmung zum Jagdgesetz ist im § 20 festgelegt: – Haltung und Einsatz von Jagdhunden – (1) Zur Sicherung der Wildbewirtschaftungsaufgaben sind durch die Jagdgesellschaften und ihre Mitglieder in ausreichendem Umfang und in erforderlicher Qualität Jagdhunde für die Ausübung der Jagd zu halten und einzusetzen.

(2) Durch die Staatlichen Forstwirtschaftsbetriebe sind die Haltung und Ausbildung sowie der Einsatz von Jagdhunden materiell zu unterstützen.

Welche Aufgaben sich daraus für die staatlichen Organe, Jagdgesellschaften, Jäger und Hundeführer ableiten, wird in der Verfügung über die Aufgaben im Jagdhundewesen der DDR geregelt. Unter Punkt 3.5. sind Richtwerte für die Haltung eines Mindestbestandes an leistungsgeprüften Jagdhunden festgelegt:

- In der Jagdgesellschaft, in der Schalenwild bejagt wird, sind mindestens 2 auf Schweiß leistungsgeprüfte Jagdhunde zu halten und auf jeweils 50 bis 60 Stück Schalenwild im Abschußplan ein weiterer auf Schweiß leistungsgeprüfter Jagdhund.
- In der Jagdgesellschaft, in der Rot-, Dam-, Schwarz- oder Muffelwild bejagt wird, müssen mindestens 2 Jagdhunde, die die Erschwerte Schweißprüfung abgelegt haben, gehalten werden.
- In jeder Jagdgesellschaft, in der Niederwild bejagt wird, sind mindestens 2 entsprechend leistungsgeprüfte Jagdhunde zu halten und auf jeweils 30 bis 50 Stück Niederwild im Abschußplan ein weiterer entsprechend leistungsgeprüfter Jagdhund. Beträgt der Abschußplan über 600 Stück Niederwild, ist für die über 600 Stück gehende Strecke für jeweils weitere 200 Stück ein entsprechend leistungsgeprüfter Jagdhund zu halten.
- In jeder Jagdgesellschaft sind darüber hinaus für bestimmte Jagdarten zu haltende Jagdhunde je nach den Erfordernissen durch die Kreisjagdbehörde festzulegen.

2.2. Einsatz der Jagdhunde für die Schweißarbeit

Folgende Hunde nachstehend aufgeführter Rassen sind als Jagdhunde zugelassen:

Alpenländisch-Erzgebirgler-
Dachsbracke
Basset-Hounds
Bayerischer Gebirgsschweißhund
Cocker Spaniel
Deutsch-Drahthaar
Deutsch-Kurzhaar
Deutsch-Langhaar
Deutscher Jagdterrier
Deutscher Wachtelhund
Englischer Setter
Griffon
Großer Münsterländer

Hannoverscher Schweißhund
Irischer Setter
Kleiner Münsterländer
Kurzhaarteckel
Langhaarteckel
Laiker
Magyar Vizla
Pointer, Pudelpointer
Rauhaarteckel
Russischer Spaniel
Schottischer Setter
Slowakische Bracke
Weimaraner

Foxterrier und Welsh-Terrier, wenn sie auf die entsprechenden Prüfungen für Deutsche Jagdterriere vorbereitet werden oder diese abgelegt haben.

Durch die Internationale Kynologische Förderation (FCI) sind bedeutend mehr Rassen als Jagdhunde anerkannt (s. Anhang). Der größte Teil dieser Rassen wird in der DDR jagdlich nicht geführt.

Für die Schweißarbeit können alle vorgenannten Jagdhunderassen eingesetzt werden. Grundbedingung ist, daß sie auf Schweiß geprüft wurden. Damit ist schon gesagt, daß Jagdhunde gleich welcher Rasse gute Schweißarbeit leisten können. Diese Hunde werden bei jeder Arbeit ihre Nase gebrauchen und das ist neben einem ausgeprägten Finderwillen und einer genügenden Wildschärfe eine entscheidende Voraussetzung für die Arbeit auf der roten Fährte. Jeder Rassefanatismus schadet dem Jagdhundewesen. Als Kriterium der Schweißarbeit kann nur gelten, der Hund muß finden.

Nun gibt es einige Rassen, die sich stärker bei der Schweißarbeit durchgesetzt haben. Das hängt mit mehreren Faktoren und Bedingungen zusammen. Die Schweißhunde, Hannoverscher Schweißhund und Bayerischer Gebirgsschweißhund, stehen an erster Stelle, da durch die gelenkte Zucht und den begrenzten Einsatz für nur eine Arbeit, die Schweißarbeit, Spezialisten herausgebildet wurden. Bei den Teckeln, Deutschen Wachtelhunden, Alpenländisch-Erzgebirgler-Dachsbracken, Deutschen Jagdterriern, Laikas und Schweißhunden gehört schon seit längerer Zeit die Schweißarbeit zur jagdlichen Eignungsprüfung. Dadurch wurden alle Hunde dieser Rassen auf Schweiß eingearbeitet, nicht jeder ist natürlich ein Schweißarbeiter geworden, aber auch hier gibt es die Spezialisten auf der roten Fährte. Die Leser werden entgegengehalten, daß ein Deutsch Kurzhaar oder Setter ebenfalls hervorragend auf Schweiß arbeiten kann und die Erschwerte Schweißprüfung mit Erfolg bestehen kann. Aber die einzelnen Rassen werden sich bei Nachsuchen schneller behaupten, wenn die Schweißarbeit bereits bei der Eignungsprüfung absolviert wird. Durch die Anerkennung der Erschwerten Schweißprüfung als Eignungsprüfung und die Forderung nach dem Haupteinsatzgebiet der Jagdhunde, die Arbeit nach dem Schuß, wird dem bereits Rechnung getragen. Eine ausreichende Nasengüte haben alle Jagdhunderassen. Die Größe des Hundes ist auch nicht ausschlaggebend. Freunde von kleinen Rassen argumentieren immer, daß die Hunde niedriger auf den Läufen stehen, und es darum näher zur Fährte haben. Aber die kleinen Hunde haben sich aus einem anderen Grunde stärker bei der Schweißarbeit durchgesetzt. Sie arbeiten langsamer und ruhiger, kommen demzufolge öfter zum Erfolg. Ein ruhiges und ausgeglichenes Temperament ist ein Merkmal eines guten Schweißhundes. Der Hund, der auf der Schweißfährte dahinstürmt, ist für die Arbeit am langen Riemen unbrauchbar. Im Altholz geht es noch, aber einem flotten Hund kann in der Dickung kein Hundeführer am langen Riemen folgen. Es sind auch wenig Hundeführer bereit, solche Arbeit auf sich zunehmen. Mit diesen Hunden wird meistens eine Frei-Verlorensuche durchgeführt und ab und zu finden sie auch ein beschossenes Stück. Bei Hetzen ist festzustellen, daß sich das Wild vor kleineren Hunden schneller stellt als vor großen, obwohl hier auch die Art des Schusses und das Alter des Stückes eine Rolle spielen.

Es gibt natürlich auch Faktoren, die für die größeren Jagdhunderassen bei der Schweißarbeit sprechen. So z. B. werden die niedrig auf den Läufen stehenden Hunde Schwierigkeiten bei hohen Schneelagen oder bei einer längeren Hetze nach einem Laufschuß haben. Die physische Kondition eines Hundes spielt dabei eine große Rolle. Bei der Entscheidung für einen Jagdhund sollte die Frage gestellt werden: was wird von ihm neben der Schweißarbeit noch verlangt. Dort, wo noch Feldarbeit erforderlich ist, wird man sich für einen Vorstehhund entscheiden, oder bei der Wasserjagd für Vorsteh- oder Stöberhund. Bei der Waldjagd fällt die Entscheidung auf einen Schweißhund, den Deutschen Wachtelhund, die Dachsbracke oder den Teckel, ohne andere Rassen außer acht zu lassen.

Zu berücksichtigen ist auch die Unterbringungsmöglichkeit und der Futteraufwand des Hundes. In einer Neubauwohnung wird sich schlecht ein Vorstehhund halten lassen, aber ein Teckel ist durchaus unterzubringen. Die Futterkosten je Hund und Tag mittlerer Größe liegen bei 1,00 Mark, je größer der Hund, desto höher natürlich die Kosten und von den Kosten abgesehen, ist es auch nicht immer einfach, Futterfleisch zu beschaffen. Die Entfernung und der Transport ins Jagdrevier sind auch zu berücksichtigen. Bei vorhandenem Auto ist das nicht ausschlaggebend, aber wer mit dem Zweirad zur Jagd fährt, braucht einen Hund, der in den Rucksack paßt. Man darf auch nicht die Ehefrau und die Familie außer acht lassen, der Jagdhund muß auch Anklang finden.

Um es abschließend noch einmal zu sagen, Voraussetzungen für die Arbeit auf der Wundfährte haben alle Jagdhunderassen. Aber trotzdem paßt nicht jeder Hund in jedes Revier. Entscheidend ist immer, welche Leistung wird verlangt und welche Möglichkeiten zur Haltung und Führung sind gegeben. Aus dieser Sicht sollten sich Führer jeder Rasse der Schweißarbeit stärker zuwenden, da, wie bereits dargelegt, bei den Nachsuchen das Haupteinsatzgebiet der Jagdhunde liegt.

Auf den vielseitigen Einsatz sollte selbstverständlich nicht verzichtet werden, denn nicht jeder Hund braucht Spezialist bei Nachsuchen zu werden. Das kann man den anerkannten Schweißhunden überlassen. Bei Hunden, die ausschließlich Schweißarbeit leisten, setzen sich die mittelgroßen Rassen durch, die neben den erforderlichen Anlagen auch die nötige Kondition besitzen, scharfe Hetzen erfolgreich zu meistern und von wehrhaftem Wild nicht so schnell geschlagen werden.

1984 waren 59,6 % der leistungsgeprüften Jagdhunde auf Schweiß geprüft, aber nur 11,2 % legten die Erschwerte Schweißprüfung ab. Die einzelnen Rassen waren an der Erschwerten Schweißprüfung wie folgt beteiligt:

Alpenländisch-Erzgebirgler-		Deutscher	
Dachsbracke	9,4 %	Wachtelhund	15,3 %
Basset-Hounds	2,3 %	Großer Münsterländer	0,4 %
Cocker-Spaniel	4,2 %	Kleiner Münsterländer	0,8 %
Deutsch-Drahthaar	14,9 %	Pudelpointer	0,4 %
Deutsch-Kurzhaar	3,8 %	Russischer Spaniel	0,4 %
Deutsch-Langhaar	5,9 %	Slowakische Bracke	1,9 %
Deutscher Jagdterrier	11,9 %	Teckel	14,0 %.

Ähnliche Ergebnisse zeigt die Auswertung der Prüfungsberichte des Leistungszeichens Schweiß Natur „N" der Jahre 1983 bis 1985. Auch hier waren die Rassen Teckel, Deutscher Wachtelhund, Deutscher Jagdterrier und Alpenländisch-Erzgebirgler-Dachsbracke mit den meisten Hunden vertreten. Setzt man dazu den Bestand an leistungsgeprüften Jagdhunden ins Verhältnis, wird sichtbar, daß beim Ablegen des Leistungszeichens Schweiß Natur die Rassen Alpenländisch-Erzgebirgler-Dachsbracken, Rauhaarteckel, Kurzhaarteckel, Langhaarteckel, Cocker Spaniel und Deutsche Wachtelhunde am erfolgreichsten waren.

2.2.1. Angeborene und anerzogene Verhaltensweisen des Hundes für die Schweißarbeit

Der Hund ist ein Nasentier, „er sieht" seine Umwelt im Gegensatz zum Menschen durch Geruchseindrücke. Der Mensch sieht in Bildern, bei ihm ist das Auge das entwickelste Sinnesorgan, anders der Hund. Bei ihm herrschen Riechbilder vor. Von allen Sinnesorganen ist bei ihm das Geruchsorgan das entwickeltste und empfindlichste. Diese Eigenschaft des Hundes, die auf seinen Stammvater Wolf zurückgeht, machen wir uns bei der Schweißarbeit durch die Nutzung seiner Nasenleistung zu eigen.

Dabei besitzt der Hund weitere Eigenschaften, die ihn für die Schweißarbeit unentbehrlich machen. Das sind angeborene Verhaltensweisen, die sich aus der stammesgeschichtlichen Entwicklung ableiten lassen und durch die Verhaltensforschung in den letzten Jahren erklärbarer wurden. Von besonderer Bedeutung sind der Meute- und Nahrungstrieb. Der Wolf als Meutetier mit einer festen Rangordnung sieht seinen Führer als Meuteoberhaupt an und ordnet sich ihm unter. Dieses Meuteverhalten des Hundes nutzt man für die Abrichtung aus. So ist z.B. das Verbellen Ausdruck des Herbeirufens der „Meute". Das Verteidigen des Stückes, Rucksackes, Grundstücks usw. bedeutet das Verteidigen des Territoriums des Rudels oder der Beute. Dieses Meuteverhalten spielt auch in der Stellung des Hundes in der Familie eine große Rolle. In der Regel werden die Rangordnungskämpfe in der Pubertät des Hundes entschieden, und er wird den Ranghöheren, meist auch dessen Ehefrau, die ihrem Liebling doch immer mal einen Leckerbissen zuschiebt, anerkennen. Es gibt aber auch Beispiele, wo der Hund der Ranghöchste ist, nur dann ist keine Abrichtung möglich.

TABEL formulierte das so: „Wenn der Abrichter dem Hund einen Befehl gibt, so gibt es drei Möglichkeiten, nämlich 1. der Hund kommt dem Befehl nach oder 2. der Hund bleibt tot auf dem Platze oder 3. der Abrichter bleibt tot auf dem Platze." Wenn die Formulierung auch etwas kraß erscheint, zeigt sie doch, daß der Ranghöchste, das Meuteoberhaupt immer der Abrichter sein muß. Diese Rangordnung spielt auch eine Rolle, wenn der Jäger mehrere Hunde führt. Eine Ranggleichheit der Hunde ist nicht stabil, es wird immer Versuche geben, die Rangordnung neu zu „erkämpfen" bzw. einer wird der Rangniedere sein, dies wirkt sich nicht günstig auf die Arbeit aus und gerade bei Schweißhunden sollten Ruhe und Ausgeglichenheit im Zwinger herrschen. Aus dem Meutetrieb leitet sich die Führigkeit und die Unterordnungsbereitschaft ab.

Das Verfolgen einer Spur oder Fährte war für den Wolf lebenswichtig, um seinen Nahrungstrieb zu befriedigen. Vorstellungen, daß der Hund die rote Fährte dem Führer zum Gefallen erarbeitet, bedeuten, den Hund zu vermenschlichen. Der Hund arbeitet eine Fährte, um für sich und die Meute Fraß zu machen. Man sollte darum auch das gefundene Wild durch das Genossenmachen des Hundes mit ihm teilen. Alle Bedenken, der Hund könnte dadurch zum Anschneiden veranlaßt werden, sind unsinnig, da bei der Schweißarbeit der Hund immer mit dem Führer zum Stück kommt. Eine Ausnahme bilden Totverbeller und Verweiser.

Viele Führer wundern sich, wenn ihr Hund die Kunstfährte nur lustlos arbeitet. Die Ursache liegt meist darin, daß mit einem satten Hund gearbeitet wird, und er am Ende eine Rehdecke findet, die nicht nach Fraß sondern nach Hund riecht. Wenn der gleiche Hund zwei Tage nicht gefüttert wird und am Ende der Fährte Futterbrocken gereicht werden, wird sich seine Arbeitsfreude verdoppeln.

Für den Wolf ist und war besonders krankes und schwaches Wild Beute. Beim Fuchs kann man das auch noch beobachten. Nicht selten ist in der Krankfährte eine Fuchsspur zu finden. Ähnlich verhält sich der Hund. Für ihn ist die Krankfährte anziehender als eine Gesundfährte, besonders, wenn er schon oft bei der Arbeit auf der roten Fährte zu Erfolg kam. Für das Verfolgen der Fährte sind weitere angeborene Eigenschaften des Hundes erforderlich, der Finderwille und die Wildschärfe. Der Finderwille ist der Drang des Hundes, Beute zu machen oder anders gesagt, der Trieb des Hundes, eine Fährte ausdauernd zu verfolgen und sie bei Verlieren wiederzufinden.

Die Wildschärfe ist das Verhalten des Hundes gegenüber dem Beutestück. Der Hund soll Schalenwild stellen und verbellen. Dazu gehört auch, daß er das Stück zum Stellen zwingt, also so hart bedrängt, daß das Wild an der Flucht gehindert wird. Ob seine Schärfe so ausgeprägt sein soll, daß er das Wild niederzieht, ist umstritten. Meines Erachtens ist das nicht erforderlich. Zu viele gut veranlagte und scharfe Hunde werden jährlich geschlagen, besonders von Schwarzwild.

Ich konnte das selbst an einem DW-Rüden verfolgen. Der Rüde wurde von Hetze zu Hetze dreister. Zwickte er die Schweine am Anfang nur ab und zu in die Keulen, versuchte er später, sich am Haupt zu verbeißen, so lange, bis er schwer geschlagen wurde. Das angeborene Meuteverhalten und Beutemachen unterstützt man durch die Erziehung und Ausbildung des Hundes als Schweißhund, indem die vererbten Anlagen mit den konkreten Umweltbedingungen kombiniert werden. Durch die Domestikation hat sich die Anpassungsfähigkeit, die Lernfähigkeit und die Gedächtnisleistung der Hunde ständig entwickelt. Besonders werden diese Eigenschaften genutzt, um dem Hund Verhaltensweisen anzuerziehen, die er als Schweißhund benötigt. Dem Hund ist angeboren, eine Spur zu verfolgen, aber es muß ihm gelehrt werden, nur „seiner" Fährte zu folgen. Dem Hund ist angeboren durch Bellen die Meute zu verständigen, aber er muß lernen, ein Stück so lange zu verbellen, bis der Führer heran ist. Diese angeborenen Verhaltensweisen werden durch die Zucht und Ausbildung gefördert.

Durch die gelenkte Zucht ist es möglich, Hunde zu züchten, die auf der Grundlage ihrer natürlichen Anlagen alle erforderlichen Eigenschaften besitzen, die man von ihnen verlangt. Da die Hunde vom Wolf abstammen, zeigen sie eine besondere Eignung für die Schweißarbeit. Ohne die unterschiedliche Veranlagung der Rassen zu übersehen, trifft diese Eignung auf jede Jagdhunderasse zu. Rassen wurden durch die Menschen geschaffen. Sie sind meist in historisch kurzen Zeiträumen nach einem bestimmten Zuchtziel durch die Auslese der Menschen entstanden. Darum stehen sie sich viel näher als einzelne Arten.

FARKAS (1981) schreibt dazu: „Rassen unterscheiden sich in erster Linie in ihren äußeren Merkmalen, die von den Züchtern absichtlich verändert wurden. In ihren wesentlichen physiologischen Eigenschaften sind sie sich meist noch sehr ähnlich." Daraus resultiert, daß die Anforderungen, die bei der Schweißarbeit an Nase und Wille gestellt werden, bei den Jagdhunden als Nachfahren des Wolfes generell vorhanden sind.

2.2.2. Sinnesleistungen

Daß Hunde eine ausgezeichnete Nase besitzen, wurde schon im vorherigen Abschnitt dargestellt. Der Hund gehört zu den „Nasentieren" – Makrosmatikern, der Mensch zu den „Augentieren" – Mikrosmatikern. Die Riechleistung eines Hundes ist für die Menschen nicht vorstellbar. Im allgemeinen wird aber angenommen, daß das Riechvermögen des Hundes tausendmal empfindlicher ist als das der Menschen (HABERHAUFFE 1979).

Andere Autoren kommen zu Auffassungen, die noch über der hier angegebenen Empfindlichkeit liegen. NEUHAUS vertritt nach Untersuchungen der Riechstärke mit Hilfe des Olfaktometers die Auffassung, daß der Hund ein 1 000 000 bis 100 000 000mal besseres Riechvermögen als der Mensch hat. Die Riechzellen liegen in der Nasenschleimhaut. Hunde besitzen etwa 150 bis 500 Mio. solcher Riechzellen, der Mensch hingegen nur etwa 15 Mio. Dementsprechend ist auch die Riechfläche (cm^2) unterschiedlich. Beim Menschen beträgt sie 5 cm^2, beim Hund 75 bis 150 cm^2, je nach Größe des Hundes. Die Riechzellen geben ihre Informationen an die Großhirnrinde weiter, die mit einer großen Zahl von Nervenzellen an der Verarbeitung der Gerüche beteiligt ist. Beim Hund liegt die Reizschwelle, also das Ansprechen auf Gerüche, für organische Gerüche sehr niedrig. Besonders beliebt sind Gerüche, die von dem Analbeutelsekret, den Hautdrüsen, dem Harn und den Fäzes (Markierungsgeruch) sowie von in Zersetzung befindlichen Tierkörpern (Aasgeruch) ausgehen (KOLB 1984). Diese Gerüche dienen der Erhaltung der Art, sie sind erforderlich für die Fortpflanzung und die Nahrungssuche. Wenn der Hund etwas riechen will, müssen Geruchsstoffe in der Luft vorhanden sein, die die Nasenschleimhaut passieren. Der Geruch entsteht nur, wenn etwas „verdampft", also die Geruchsmoleküle in Gasen gelöst sind. Dieses „Gas" steigt über der Fährte auf und wird durch die Luftbewegung auch nach den Seiten ausgebreitet. Es entsteht eine Duftwolke, die durchaus seitlich neben der Fährte liegen kann, je nach Windbewegung. Gase mischen sich sehr leicht, darum wittert der Hund immer ein Gemisch an Gerüchen, auf die er unterschiedlich reagiert. Die Frage nach dem *Leitgeruch,* also dem vorherrschenden Geruch, ist noch nicht eindeutig geklärt, aber jeder Jäger hat schon den Begriff *„Angstwittrung"* gehört, die auch Leitgeruch sein kann.

Die Geruchsgemische lösen beim Hund Reize aus, auf die er reagiert, z. B. der Geruch einer läufigen Hündin. Wird nun die Hündin mit Präparaten behandelt, die diesen spezifischen Geruch überdecken oder verhindern, interessiert sich kein Rüde mehr für

sie, obwohl sie paarungsbereit ist, denn andere Gerüche überdek-
ken den Geruch der Hitze. Ähnlich ist es bei der Schweißarbeit.
Wechselt das Gelände der Krankfährte, z. B. von einer Wiese in
den Wald mit trockener Nadelstreu, hat der ungeübte Hund Mühe,
die Fährte voranzubringen. Er muß erst dieses neue Duftgemisch
verarbeiten. Das kann so weit gehen, daß der Fährtengeruch völlig
überdeckt wird, z. B. bei einer warmen Asphaltstraße. Hier kann der
Hund nur aus Erfahrung so reagieren, daß er die Fährte auf der anderen Seite wieder aufnimmt. Diesen Versuch kann jeder Hundeführer selbst probieren, indem er die Schweißfährte im Sommer
stellenweise auf eine bitumengebunde Straße legt. Ähnlich ist es
bei sehr niedrigen und sehr hohen Temperaturen. Wer hat nicht
schon erlebt, daß sein Hund bei starkem Frost, obwohl Schweiß zu
sehen ist, nur sehr mühsam die Fährte voranbringt. Die günstigsten
Bedingungen sind bei feuchter Witterung. Auch nach einem starken Regen arbeiten die Hunde gut. Mancher Hundeführer ist ver-
wundert, wenn sein Hund nach einer Neuen die Schweißfährte gut
voranbringt, obwohl „nichts zu sehen ist". Gleich wie hoch die
Schneehöhe ist, der am Erdboden liegende Schnee ist stets wärmer
als der obere und dadurch steigt die Luft von der Fährte in die käl-
teren Schichten und erreicht die Hundenase. Eine Ausnahme
macht hierbei nur Harschschnee, wo die Luft je nach Stärke des
Harsches ihn nicht passieren kann.

Entscheidend für die Riechleistung ist ebenfalls die Luftmenge,
die die Nase passiert. Das hörbare Schnüffeln des Hundes erhöht
die Luftmenge. Im Mittelalter galten Leithunde mit einer geschlitz-
ten Nase als besonders feinnasig. Vorstellbar ist, daß auf Grund der
größeren Nasenöffnung mehr Luft die Nase passierte und dadurch
die Riechleistung größer war. Die Geruchswolke liegt aber nicht
statisch über der Fährte oder je nach Windrichtung neben der
Fährte, sie hat das Bestreben, sich mit der Umgebungsluft zu mischen und wird, wenn der Fährtengeruch nachläßt, sich mit der
Umgebungsluft soweit vermischen, bis kein Duftfeld mehr vorhanden ist.

Obwohl die Hundenase immer Duftstoffgemische passieren,
kann vom Hund zwischen den einzelnen Gerüchen differenziert
werden. Dadurch ist er in der Lage, dem Einzelstück auch im Rudel zu folgen. Der Schweißhund soll der Individualwittrung des
einzelnen Stückes folgen. Diese Individualwittrung der einzelnen

Fährte ist aber wiederum ein Duftstoffgemisch, das sich aus den Absonderungen der Hautdrüsen, den Zersetzungsprodukten von Schweiß, Pflanzenteilen und anderen Organismen, die in der Fährte vorkommen, bildet. Der Hund riecht diese einzelnen Teile nicht an sich, sondern die unterschiedliche Menge an Butter-, Ameisen-, Milch-, Essigsäure und anderen organischen Säuren. Also jede Fährte bildet ihr eigenes Duftgemisch, das durch den Hund wahrgenommen wird. Das setzt bestimmte Anforderungen an die Ausbildung des Schweißhundes. Am Ende einer getretenen Übungsfährte sollte darum immer das Stück oder Teile davon liegen. Katzen, Futternäpfe oder andere Stücken entwickeln zwar den Fährtenwillen, sind aber nur ein Notbehelf. Da an der Verarbeitung der Geruchsinformation durch den Hund die Nervenbahnen bis zum Gehirn stark beteiligt sind, ist für den Hund die Arbeit auf der Fährte „Schwerstarbeit". Darum sind für die Schweißarbeit wesensfeste Hunde erforderlich.

Der *Geschmackssinn* ist beim Hund nicht besonders entwickelt. Er kann süß, sauer, salzig und bitter schmecken. Das Geschmacksorgan ist die Zunge. Da er das Fressen ohne zu kauen hinunterschlingt, passiert die Nahrung die Zunge recht schnell. An der Nahrungsaufnahme des Hundes ist Geschmackssinn und Geruchssinn gleichermaßen beteiligt. Ob die Nahrung aufgenommen wird, entscheidet der Geruchssinn, die Menge ist aber auch vom Geschmack abhängig. Daß der Geschmack zwischen Mensch und Hund stark abweicht, läßt sich schon an den Gerüchen nachweisen. Das Fressen von Aas hat für den Hund einen guten Geschmack. Da der Hund einen stark sauren Magensaft hat, der die Fäulniserreger abtötet, wird das Aasfressen auch gut vertragen. Die Zunge als Geschmacksorgan hat weitere Funktionen zu erfüllen. Mit Hilfe der Zunge nimmt der Hund Flüssigkeit auf und reguliert seinen Wärmehaushalt, er hechelt. Durch das Hecheln gibt der Hund Wasser ab, da er über keine Schweißdrüsen verfügt wie der Mensch. Vorstellungen, daß Hunde, die hecheln großen Durst leiden, sind nicht richtig, es ist eher das Gegenteil der Fall.

Der *Gehörsinn* des Hundes ist dem der Menschen weit überlegen. Hunde hören viermal besser als die Menschen. Sie hören auch in Bereichen niederer und hoher Frequenzen, die wir nicht wahrnehmen können. Der Hund hört schwache Geräusche auf eine Entfernung bis zu 24 m, während der Mensch dasselbe Geräusch nur auf eine Entfernung von 3 bis 4 m wahrzunehmen vermag (HABER-HAUFFE 1979).

Die Gehörschärfe des Hundes kann Töne besser lokalisieren. Dadurch zeigt er uns nahendes Wild an, indem er in die Richtung blickt, ohne daß schon etwas zu sehen oder zu hören ist. Er ist auch in der Lage, die Schritte seines Herrn oder das Geräusch seines Autos aus vielen anderen herauszuhören. Der Hund reagiert stark auf Tonreize. Für seine Vorfahren war die Orientierung nach dem Gehör von großer Bedeutung, da der Wolf nur Beutemachen konnte, z.B. mit dem Wind, wenn er die Beutetiere hörte. Die Hörlaute werden durch die Hunde differenziert. Der Hund kann vertraute Laute oder immer wiederkehrende völlig abblocken, ohne daß ein Erregungsmuster ausgelöst wird. Für die Abrichtung spielen Hörlaute eine große Rolle. Der Hund versteht nicht die Worte, aber den Klang der Worte hört er, die Tonhöhen und -tiefen. Wenn beruhigend auf ihn eingeredet wird, hat man das Gefühl, er „versteht" uns. Kommandos sollten darum deutlich, kurz und vokalreich sein. Für jede Arbeit sind immer die gleichen Kommandos zu verwenden.

Der *Gesichtsinn* des Hundes ist nicht so gut entwickelt wie Geruch oder Gehör. Hunde sind in erster Linie Bewegungsseher. Sie erkennen stehende und feste Gegenstände nicht so gut, nehmen aber Gegenstände, die sich bewegen bis auf 300 m wahr. Die Sehschärfe des Hundes ist nur auf kurze Entfernung mit der des Menschen vergleichbar. Auf Grund seiner seitlichen Augenstellung (monokulares Sehen), im Gegensatz zum Menschen mit frontaler Augenstellung (binokulares Sehen), ist sein Raumempfinden und damit das Entfernungseinschätzen nicht gut entwickelt.

Kommt ein Hund auf Ruf oder Pfiff nicht heran und der Führer geht in die Hockstellung, verkleinert sich für den Hund der Führer, das bedeutet für den Hund, er entfernt sich von ihm. In den meisten Fällen wird der Hund jetzt herankommen. Umgekehrt nutzt man das bei den Kommandos „Down" oder „Platz", indem sich der Führer durch das Armheben für den Hund vergrößert. Die Sinneszellen des Auges sind als Zapfen und Stäbchen ausgebildet. Die Stäbchen dienen dem Unterscheiden von hell und dunkel und die Zapfen dem Farbsehen. Beim Hund überwiegen die Stäbchen, er kann also vorwiegend schwarz-weiß sehen und Farben weniger unterscheiden. Daraus leitet sich auch ab, daß er im Dunkeln besser sieht als der Mensch, obwohl die Anpassungsfähigkeit seiner Netzhaut von hell und dunkel nicht so ausgeprägt ist wie die des Menschen und sich damit das Dunkelsehen auf kurze Distanzen beschränkt.

Der Wolf jagt vorwiegend morgens und abends. Er ist auf das Sehen der Beute in der Dämmerung angewiesen und nimmt darum Bewegungsabläufe in dieser Zeit gut wahr. Bei der Beurteilung des Gesichtssinns des Hundes sollte man auch davon ausgehen, daß sein Gesichtskreis bedeutend geringer ist als der des Menschen. Ebenfalls gut ausgeprägt ist der *Tastsinn* beim Hund. Die Reizung der Tastorgane Haut, Nase, Zunge, Zehenballen erfolgt durch Druck, Schmerz und Temperatureinwirkung. Die Haare wirken unmittelbar auf die Haut ein und reizen damit ebenfalls die Tastorgane. Schon das Berühren von einigen Haaren des Hundes löst bei ihm einen Reiz aus. Die Sinneszellen sind unterschiedlich in der Haut angeordnet, so daß bestimmte Körperteile besonders empfänglich für Berührungen sind und andere wieder nicht. Empfänglich sind Hunde besonders für Kraulen am Ohr oder am Hals. Hunde sind auch unterschiedlich hautempfindlich. Die regelmäßige Pflege des Haarkleides und das Gesunderhalten der Haut trägt wesentlich zum Wohlbefinden des Hundes bei.

Ob man vom *Orientierungssinn* des Hundes sprechen kann, ist umstritten. Tatsache ist, daß sich ein Hund gut orientieren kann und es verschiedene Beispiele in der Literatur gibt, wonach ein Hund, der mit der Bahn oder dem Auto von der Wohnung seines Besitzers weggebracht wurde, zu ihm zurückfand. Hunde folgen gern Leitlinien, also Wegen, Straßen, Bahnlinien.

Der Orientierungssinn hängt eng mit dem Territorialverhalten des Hundes zusammen. Das Wolfsrudel lebt in einem fest umrissenen Territorium, das sich in drei Bereiche unterteilt, den Schlafbereich, für den Hund der Zwinger oder die Wohnung, den Schonbereich, der den Schlafbereich umgibt, für den Hund das Grundstück und den Jagdbereich für das Beutemachen, für den Wolf ebenso wie für den Hund.

Der Wolf als Rudeltier war gezwungen, sich zu orientieren, wenn er das Rudel nicht verlieren wollte, er war gezwungen, die Meute und deren Schlafbereich wiederzufinden. Im Vordergrund der Orientierung steht die geruchliche, das heißt, die eigene Spur rückwärts arbeiten, die akustische durch Bellen und das Sehen. Bekannt sind sogenannte Orientierungssprünge bei übbiger Vegetation. Wölfe stellen sich ebenso wie manche Haushunde im hohen Gras auf die Hinterbeine, um Sicht zu haben. Die Territorialbindung des Hundes an sein „Revier" ist von seinen Ahnen her fest verankert. Der Hund verteidigt sein Revier, obwohl die scharfe Trennung der Bereiche auf Grund der Domestikation verlorengegangen ist. Aber jeder Hund sollte eine Stätte (Schlafbereich) haben, wo er sich geborgen fühlt und sich wieder zurückziehen kann. Häufig wird das die Hütte sein, aber auch ein fester Platz in der Wohnung erfüllt diesen Zweck.

2.2.3. Verhaltensregulation

Ein Hund setzt sich ständig mit seiner Umwelt auseinander. Dazu ist er durch die stammesgeschichtliche Entwicklung mit Verhaltensmustern ausgestattet. Sein Verhalten ist genetisch vorprogrammiert. Die auslösende Erscheinung in der Umwelt wirkt wie der richtige Schlüssel in einem Schloß als Schlüsselreiz auf die angeborenen, ererbten Nervenmechanismen, von denen dann eine bestimmte Reaktion in Gang gesetzt wird. Diese instinktiven Verhaltensregulationen sind auf die Erhaltung der Art gerichtet. Dabei können drei Wirkungsrichtungen unterschieden werden. Erstens instinktive Abläufe der Arterhaltung wie Suche und Bindung des Partners, Erbkoordination zur Befruchtung der Eizelle, Aufzucht des Wurfes. Zweitens instinktive Abläufe, die auf die Erhaltung des Individiums gerichtet sind wie Nahrungsaufnahme, Verfolgen und Töten der Beute, Vergraben der Beute. Drittens instinktive Abläufe zur Erreichung von Schutz und Sicherheit, Schutz vor Feinden oder Witterungsunbilden. Die Aktionsprogramme sind hierbei in der Meute auf Koordinierung gemeinsamer Aktivitäten gerichtet.

PAWLOW hat sich mit den instinktiven Verhaltensregulationen auseinandergesetzt und die Reflextheorie begründet. Reflexe sind Reaktionen auf Reize der Umwelt. Nach Pawlow ist ein Reflex die gesetzmäßige, auf dem Weg über das Zentralnervensystem erfolgende Antwort des Organismus auf eine Reizung. Man unterscheidet unbedingte und bedingte Reflexe. Unbedingte Reflexe sind angeboren, es sind Reaktionen des Hundes, die in seinen Genen fest verankert sind und in einer langen Entwicklungsperiode entstanden sind. Unbedingte Reflexe, wie das Atmen, Schlucken, Laufen, aber auch das Verfolgen der Beute sind lebensnotwendig. Es gibt eine Vielzahl von unbedingten Reflexen. Für die Schweißarbeit nutzen wir besonders den Nahrungsreflex. Für die unbedingten Reflexe treffen folgende Besonderheiten zu: Unbedingte Reflexe sind erblich, der Ablauf geschieht im subkortikalen Teil (unterer Abschnitt) des Nervensystems; das Auslösen erfolgt durch spezifische adäquate Reize; unbedingte Reflexe sind grundlegende Lebensfunktionen (HABERHAUFFE 1979).

In der neueren Literatur wird für Reflexe der Begriff Reaktion eingesetzt. Ebenso gibt es keinen objektiven Grund, zwischen Instinkt und Reflex zu differenzieren. Die Verhaltensforschung hat in den letzten Jahren viele Gesetzmäßigkeiten des arttypischen Verhaltens der Hunde entschlüsselt. Doch viele Fragen sind noch offen. Hunde reagieren auf einen kommenden Wetterumschwung. Wenn der Führer erst nach längerer Zeit zurückkommt, ist der Hund ebenso unruhig. Manche Hündinnen nehmen einen bestimmten Welpen nicht an und tragen ihn immer aus der Wurfkiste. Bei all diesen Verhaltensweisen weiß man z. B. noch nicht, welcher Reiz den Hund veranlaßt, so zu reagieren. Man spricht häufig von einer „instinktiven" Handlung des Hundes.

Bereits PAWLOW kam zu der Erkenntnis, daß Instinkte ebenso wie Reflexe ganz gesetzmäßige Reaktionen des Organismus auf bestimmte Reize sind.

Für das Abrichten der Hunde spielen bedingte Reaktionen (Reflexe) eine große Rolle. Bedingte Reaktionen werden durch Reizerreger (Hörlaute, Gesten, Signale) ausgelöst. PAWLOW entdeckte diesen Reflex im Tierversuch, indem er Hunde so dressierte, daß, wenn bei der Fütterung eine Lampe aufleuchtete bzw. ein akustisches Signal ertönte der Speichelfluß, eine unbedingte Reaktion des Hundes bei der Nahrungsaufnahme, einsetzte. PAWLOW wiederholte den Versuch so lange, bis bereits beim Aufleuchten der Lampe auch ohne Futter zu reichen, der Speichelfluß einsetzte. Die Lampe als Reiz hat die bedingte Reaktion Speichelfluß ausgelöst. Ähnlich ist das mit anderen Reaktionen des Hundes, z. B. beim akustischen Kommando „Such vorhin", wird die Reaktion des Beutemachens ausgelöst, ohne einen unmittelbaren Reiz wie Fährte oder Wild auf den Hund einwirken zu lassen. Bedingte Reaktionen sind durch den Hund erlernbar. Voraussetzung dafür ist, daß in der Ausbildung die zu erzielende bedingte Reaktion mit einem unbedingten Reflex verbunden wird. Beim Kommando „Such verwund" wird der ausgebildete Schweißhund die Fährte anfallen und voranbringen. Dazu war der unbedingte Reflex des Beutemachens und Fährteverfolgens erforderlich, das akustische Signal löst die bedingte Reaktion des Aufnehmens der Fährte aus. Bedingte Reaktionen können auch wieder erlöschen, wenn sie nicht ständig gefestigt werden. Darum ist besonders von Bedeutung, den Hund durch Übungsfährten oder Gesundfährten „in Form" zu halten, wenn keine Schweißarbeit anfällt.

Aus den bisherigen Darstellungen geht hervor, daß die Verhaltensregulationen nicht allein mit der Reflextheorie zu begründen sind. Sie ist eine Lernform, die der bedingten Reaktion. Die Verhaltensforscher beschäftigen sich gegenwärtig mit den Lernvorgängen. Sie gehen davon aus, „daß die Vielfalt des Lernens durch mehrere, nicht aufeinander zurückführbare Grundphänomene bedingt wird" (LUNDBERG 1983). Näher eingegangen werden soll auf die Lernfähigkeit der Hunde.

Das Lernen ist ein Vorgang, der im Zentralnervensystem abläuft und Veränderungen in den unter Einfluß der Umwelt stehenden angeborenen Verhaltensweisen zur Folge hat.

„Im täglichen Gebrauch versteht man unter Lernen den Erwerb neuer Fertigkeiten und Kenntnisse. Dazu muß ein Lebewesen sich auch etwas merken können, d. h. es muß im Gedächtnis entwickelt sein" (LANYI 1983).

Das Gedächtnis des Hundes ist in der Lage Informationen für einige Sekunden zu speichern. Diese Zeit ist ausreichend, um auf den entsprechenden Reiz eine Reaktion folgen zu lassen. Das ist sein Kurzzeitgedächtnis. Ein Hund besitzt auch ein „Langzeitgedächtnis". Seine Aufnahmefähigkeit ist groß, die Speicherzeit beträgt Minuten bis Jahre und kann ein Leben lang wirken.
So auf sein:

– Eingangsverhalten, Reize die durch die Sinnesorgane empfangen werden (sensorische Reize)
– Zustandsverhalten, Ausprägung von Motivikation, Verbindung der Reize der Sinnesorgane mit funktionellen Beziehungen, Speicherung von Informationen, Denkleistungen
– Ausgangsverhalten, Infomationsabgabe, Ablauf der End- oder Zielreaktion (Bewegungen, Lautäußerungen usw.)

Dabei unterscheidet TEMBROCK (1982) zwischen obligatorischem Lernen und fakultativem Lernen, wobei er beim obligatorischen Lernen auf bestimmte „sensible Perioden" eingeht, die er folgendermaßen unterscheidet: Eine kritische Periode, wo die Fixierung nicht umkehrbarer notwendiger Erfahrungen erfolgt ist, eine empfängliche Periode, wo eine erhöhte Bereitschaft zur Reizbindung bestimmter motorischer Muster vonstatten geht und eine optimale Periode, wo es eine erhöhte Lernbereitschaft für bestimmte Vorgänge gibt. Zwischen beiden Lernformen liegt das integrierte Lernen, es schließt beide Formen ein. TEMBROCK (1986) führte dazu aus: „Obligatorisches Lernen verbindet sich mit dem erzwungenen Zustandsverhalten (es kann phylogenetisch „erzwungen" sein, so und nicht anders an einem bestimmten Objekt zu handeln) integriertes Lernen (die häufigste Form bei Tieren) verknüpft innere Antriebe mit äußeren Notwendigkeiten im Lernprozeß, während das fakultative Lernen selbst motiviert und mit Sekundärmotivationen verbindet". Die Lernfähigkeit des Hundes ist also nicht unerschöpflich. Bei den Verhaltensmustern gibt es auch solche, die durch Lernen verändert und erweitert werden können, aber auch solche, die genetisch so fest verankert sind, daß eine Veränderung durch Lernen unmöglich ist. Lernvorgänge sind beim Hund an bestimmte Entwicklungsphasen gebunden. Besonders in der Jugend ist seine Lernbereitschaft hoch. Hier lernt er alles, was zur Lebenserhaltung notwendig ist, das Zusammenleben in der Meute und die Nahrungsaufnahme.

TRUMLER (1980) erwähnt dazu: „Der Welpe und Junghund hat vorgegebene Lernfähigkeiten, die nacheinander der jeweiligen Altersstufe entsprechend auftreten, d. h. wenn das Stadium der entsprechenden Lernbegabung durchlaufen wird und nicht genutzt, ist diese bestimmte Lernbegabung wieder verschwunden. ... Nicht die Erbanlagen sind Schuld am Versagen so manchen Hundes, sondern oft genug die nicht richtig genutzte Jugendzeit. Was nutzt es, wenn ein Welpe die beste Abstammung hat und die besten Anlagen mit auf die Welt bekommen hat, wenn er in die Hände eines Menschen kommt, der meint, die Ausbildung beginne erst im achten oder neunten Monat. Die wirklichen Entscheidungen über den künftigen Lernerfolg fallen in der Jugend, in der das Zusammenspiel zwischen Hund und Mensch für alle Zukunft festgelegt wird." Aber auch im Orientierungs-, Erkundungs-, Neugier- und besonders im Spielverhalten lernt der Welpe und Junghund und verhält sich nach den gemachten Erfahrungen.

Das Lernen des Hundes geschieht auf der Grundlage gesammelter Erfahrungen und Beobachtungen. Die einfachste Lernform ist die Habituation oder Gewöhnung. Man versteht darunter das Ausbleiben einer Verhaltensantwort auf einen immer wiederkehrenden Schlüsselreiz, der damit bedeutungslos wird. Der Schlüsselreiz kann aber wieder aktiviert werden, wenn die dazu erforderliche Reaktion erfolgt.

Als klassische Lernformen werden bezeichnet:
– Lernen durch bedingte Reaktionen und
– Lernen durch bedingte Aktionen.

Das Lernen durch bedingte Reaktion beruht auf der PAWLOWSchen Reflextheorie. Es wird ein bestimmter Reiz mit einer bedingten Reaktion verknüpft. Die bedingte Reaktion ist nur bei einer starken Motivikation (z. B. Futter) möglich.

Das Lernen durch bedingte Aktion setzt eine größere Gedächtnisleistung voraus. Aus den angeborenen oder schon erworbenen Verhaltensmustern werden geeignete Teile ausgesucht, kombiniert und ausprobiert. Dadurch entstehen neue Verhaltensmuster, die für den Hund rational sind. Dem Lernen durch bedingte Aktion ist das Versuch-Irrtum Lernen oder Lernen am Erfolg zuzuordnen. Dabei spielt das Lernen am Erfolg oder Mißerfolg eine große Rolle. Jedes Abliebeln oder Reichen von Futterbrocken ist für den Hund ein Erfolg, jedes harte Ansprechen ein Mißerfolg. Verläßt der Hund bei der Arbeit am langen Riemen die Krankfährte, wird er in geeigneter Weise korrigiert (Mißerfolg); findet er zum Stück, wird er Genossen gemacht (Erfolg). Das Lernen durch Prägung ist eine besondere Form des Lernens, das an eine bestimmte Entwicklungsetappe des Welpen (Prägungsphase 4. bis 7. Lebenswoche) geknüpft ist.

Prägung

TEMBROCK (1986) vertritt die Auffassung, daß bei Säugetieren Seheindrücke, die in solchen Phasen fixiert werden, ein Leben lang erhalten bleiben, was für spätere Eindrücke nicht mehr zutrifft.

Für den Hundeführer ist Aneignung von Kenntnissen über die Entwicklungsphasen eines Hundes von der Geburt bis zum firmen Hund wichtig.

In der Phase nach der Geburt bis zur 2. Lebenswoche, der vegetativen Phase, wirken beim Welpen angeborene Verhaltensmuster. Der Aktionsradius der Welpen ist sehr gering. Sie nehmen hauptsächlich Nahrung auf und schlafen. Der Welpe verläßt in dieser Zeit den Bereich der Mutterhündin nicht, der durch den Körper der Hündin und ihre Läufe wie ein „U" aussieht. Dadurch kommt der Welpe beim Entlangkriechen an der Mutter immer zur Milchquelle, ebenso erreicht er durch das sogenannte Kreiskriechen die Hündin.

In Versuchen, die ALTHAUS mit Welpen durchführte und die auf Untersuchungen von TROSCHICHIN (1952) in der UdSSR und von FOSE (1971) in den USA aufbauten, wurde der Nachweis angetreten, daß Welpen von den ersten Lebensstunden an „mit Hilfe ihres Geruchssinnes Bekanntes und Vertrautes von Fremden und Unbekannten unterscheiden. Und dazu ist mehr notwendig, als nur eine funktionierende Nase und ein Wahrnehmen des ‚Mutterduftes'. Es bedeutet doch dies, daß selbst diese kleinen ‚hilflosen' Nesthocker in der Lage sind, Geruchseindrücke zu speichern, beziehungsweise ihre Erfahrungen zu Lerninhalten zu verarbeiten. Die Welpen verständigen sich mit der Mutter durch akustische Laute, ein leises Quiemen ist Ausdruck des Wohlbefindens, ständiges Jammern der Welpen drückt ihr Unbehagen aus, meist ist hierfür ein zu kalter Wurfraum die Ursache, bzw. die Hündin gibt nicht genügend Milch ab. Diese lauten Äußerungen der Welpen veranlassen die Hündin, die Welpen herumzutragen oder ein neues Lager zu suchen. In den ersten zwei Wochen übernimmt die Hündin alle Aufgaben, die für die Entwicklung der Welpen erforderlich sind. Das beginnt mit dem Aufbeißen der Eihülle und dem Abnabeln, danach werden die Welpen trockengeleckt. Sie schiebt sie an das Gesäuge, massiert sie am Bauch, um das Lösen zu stimulieren bzw. wärmt die Welpen und hält die Wurfkiste sauber. In der 3. Woche, der Übergangsphase fängt der Welpe an zu sehen und zu hören, er erschließt jetzt die gesamte Wurfkiste und nimmt bewußten Kontakt mit seinen Wurfgeschwistern durch beriechen, belecken und anbellen auf. In dieser Zeit wird mit dem Zufüttern begonnen, da die Welpen die ersten Zähne bekommen und das Saugen für die Hündin in der Folgezeit schmerzhaft wird. Die Menge des Zufütterns wird durch den Milchfluß der Hündin und die Anzahl der Welpen bestimmt. Da der Welpe jetzt schon zwischen Wurfgeschwistern und Mutter unterscheiden kann, nimmt er auch Kontakt zum Menschen als Meutegenosse auf. ROLFS (1982) schreibt dazu: „Zu diesem Zeitpunkt nimmt der Züchter eine bestimmte Stellung ein. Die Kontaktaufnahme durch Streicheln und Hochheben fördert das zukünftige Vertrauensverhältnis." Die Welpen wachsen ohne Vater-Hund auf. Bei den Caniden beteiligen sich beide Elternteile an der Aufzucht, der Vater besonders durch Beuteheranschaffen. Auf jeden Fall haben die Welpen Kontakt mit ihm. Diese Vaterrolle übernimmt nun der Züchter, wenn er die Welpen füttert. Es reicht jedoch nicht aus, wenn er das Futter nur hinstellt. Vom Züchter muß für den Welpen der Futterreiz ausgehen.

Auf die Prägung als einem verbindlichen Lernprozeß wurde bereits eingegangen. Die Prägungsphase in der 4. bis 7. Woche bestimmt maßgeblich das spätere Verhalten des Hundes. Das Wort Prägung drückt schon aus, daß der Welpe in dieser Zeit etwas nachhaltig und unumkehrbar lernt. Die in dieser Prägungsphase gemachten Erfahrungen mit der Umwelt behält er sein Leben lang. Der Kontakt mit dem Menschen als Meutegenosse ist für den Welpen wichtig. Denn der Schweißhund arbeitet hauptsächlich mit seinem Führer zusammen und von diesem „Gespann" hängt schließlich Erfolg oder Mißerfolg einer Nachsuche ab.

Er sollte darum nicht allein nur mit dem Züchter, sondern mit mehreren Menschen freundschaftlichen Kontakt (geruchlichen) bekommen. Die Welpen müssen den Menschen beschnuppern können, auch belecken und anbellen. So wird sich der Kontakt nach und nach einstellen. Man kann sich auch in das Spiel der „Meute" einbeziehen und somit die Rolle als Meuteoberhaupt aufbauen. Über die Schnauze fassen oder schütteln am Nackenfell kommt einer Zurechtweisung des Welpen gleich, ebenso macht es auch die Hündin. Hartes Anreden oder Schlagen ist auf jeden Fall zu unterlassen.

SCHMIDT (1972) beobachtete eine Beziehungsphase in der 3. und 4. Woche und eine Aktions- und Differenzierungsphase in der 5. bis 7. Woche. Erst in dieser Zeit kommt es zur eigentlichen Prägung auf den Menschen. Neben dem Kontakt mit den Menschen wird dem Welpen Gelegenheit gegeben, sich mit seiner gesamten Umwelt vertraut zu machen. Er braucht geruchlichen Kontakt (Garten, verschiedene Futtersorten u. ähnl.), soll sich an Geräusche

(Auto, Moped usw.) und andere Tiere (z.B. Hühner, Enten) gewöhnen.

Welpen, die abgeschirmt von der Außenwelt nur mit der Hündin und dem Züchter im Zwinger aufwachsen und bei denen keine aktive Auseinandersetzung mit der gesamten Umwelt erfolgt, können das Lernvermögen nicht nutzen und es kann zur Fehlprägung bzw. zur Unterentwicklung von Erregungsmustern kommen. Ein verantwortungsbewußter Schweißhundezüchter wird die Welpen bereits in diesem Alter mit „ihrer Wildart" vertraut machen und die Hunde an den Gebrauch der tiefen Nase gewöhnen. Ein gestrecktes Stück Rotwild veranlaßt den Welpen zum intensiven Beschnuppern, wenn kein Stück zur Verfügung steht, erfüllen Rotwildläufe den gleichen Zweck. Ebenso arbeiten die Junghunde schon einfache Futterschleppen ohne Halsung und Leine, es kommt nur auf den Gebrauch der Nase an.

Die Sozialisierungsphase in der 8. bis 12. Woche baut Verhaltensformen im Zusammenleben mit Artgenossen, anderen Meutemitgliedern und dem Mensch auf. In dieser Zeit verläßt der Welpe meist Mutter und Wurfgeschwister und kommt in die Hand seines Führers. Der Hundeführer muß ihm jetzt Vater und Mutter ersetzen und Spielgefährte sein. Aufbauend auf das Gelernte in der Prägungsphase lernt der Hund seine neue Umwelt kennen und sich in der Meute (Hundeführer–Hund–Familie) unterzuordnen. Die Hunde sind in diesem Alter leicht erzieh- und formbar. Er ist mit vielen Reizen zu konfrontieren, und man hilft ihm dabei, daß Erregungsmuster aufgebaut werden, die die von uns gewünschten Reaktionen ablaufen lassen. Das beginnt mit einfachen Formen der Unterordnung, z.B. der Leinenführigkeit, des Herankommens nach Ruf oder Pfiff, der Stubenreinheit und natürlich dem Gebrauch der Nase auf einer Futterschleppe.

Die Leine lernt er am besten dulden, wenn er zurück in den Zwinger oder zum Futternapf geht. Beim Herankommen wird der Name des Hundes gerufen und er wird abgeliebelt, hört er nicht, macht man sich kleiner (hocken) oder geht weg. Generell ist der Hund für Lob und viel Liebe sehr zugänglich. Die Futterschleppe kann in dem Alter schon mit Halsung und am Riemen erarbeitet werden. Der Riemen ist da zwar noch ein Bindfaden aber der Hund führt immer zur „Beute". Dadurch wird schon auf eine ruhige und langsame Arbeit mit tiefer Nase Einfluß genommen.

In der Rangordnungsphase der 13. bis 16. Woche wird entschieden, welche Stellung ein Hund in der Meute einnimmt. An anderer Stelle wurde schon darauf verwiesen, daß das Meuteoberhaupt der Führer sein muß. In der Rangordnungsphase, also bis zum Ende des 4. Monats lernt der Hund noch „spielerisch". Im Spiel mit dem Hundeführer lernt er Verhaltensweisen, die man später bei ihm benötigt. Der Gebrauch der Nase ist für ihn noch Spiel. Er untersucht alle Gegenstände mit der Nase aus Neugier und auch sein sonstiges Spielverhalten wird durch Neugier geprägt.

Für den Führer ist in diesem Alter entscheidend, den Spieltrieb seines Hundes zu nutzen, um Fähigkeiten zu entwickeln, auf die in der Abrichtung aufgebaut werden kann. Das ist besonders die Entwicklung der Nase, des Gehorsams und des Wesens eines Schweißhundes. Das Spiel ist noch keine Ausbildung. Wenn der Hund lustlos wird, ist es zu beenden oder auf eine andere Art umzustellen.

Die Rudelordnungsphase im 5. bis 6. Monat beinhaltet, wie in der Rangordnungsphase, die Stellung des Hundes in der Meute zu bestimmen. Nur ist der Hund jetzt bedeutend größer, er verfügt schon über genügend Kraft und Kondition, um sich zu behaupten. Jetzt beginnen Erziehung und Ausbildung planmäßig, einmal durch Wiederholung des bereits Erreichten, aber auch durch den Ersatz der Futterschleppe durch erste getretene oder gespritzte Fährten.

In der Pubertätsphase vom 7. bis 10. Monat wird der Hund erwachsen. Er ist körperlich voll entwickelt, wird zwar noch etwas an Größe und Masse zulegen, aber er ist jetzt geschlechtsreif. Es kommt schon vor, daß „harte" Hunde in dieser Zeit versuchen, Meuteoberhaupt zu werden. Bei Konsequenz in der Abrichtung, Liebe und Geduld und dem erforderlichen „Hundeverstand" wird der Hund auch in dieser Zeit sein Abrichtungsprogramm erfüllen.

Wesen und Meuteverhalten

Mit der Pubertätsphase entwickelt sich auch die Kommunikation des Hundes weiter. Der Informationsaustausch ist für ihn als Rudeltier lebenswichtig. Ebenso ist generell das Leben in der Gemeinschaft abhängig von der Verständigung, z. B. beim Nahrungserwerb, bei der Fortpflanzung und beim Erkennen einer Gefahr. Der Hund versteht die Sprache der Menschen nicht. Die Verständigung der Hunde erfolgt olfaktorisch (Markieren des Territoriums), akustisch

(Bellen, Winseln, Knurren) und optisch (Ausdrucksverhalten, einschließlich Berührungskontakt, Mimik, Körperstellung, Ohrenstellung, Schwanzhaltung). Durch die Verhaltensformen werden beim Partner Reize ausgelöst, die wiederum bestimmte vorprogrammierte Verhaltensweisen bedingen. Die Rolle der geruchlichen Reize wurde bereits dargestellt. TEMBROCK (1982) kommt zu dem Schluß, „daß im Sozialverhalten die Übertragung von Nachrichten zumeist ‚mehrkanalig' erfolgt ... Dennoch gibt es selbstverständlich Situationen in komplexen Handlungsketten und -gefügen, bei denen tatsächlich allein akustische Signale die Verbindung zwischen Sender und Empfänger herstellen oder aufrechterhalten."

Der Mensch benutzt etwa 80 bis 100 000 Wörter zur Verständigung. Bei den Hunden sind die Lautäußerungen weit geringer und können wie bei allen Tieren nur Reize zur gegenwärtigen Situation auslösen. Der Fährtenlaut ist das Signal für die Meute, daß Beute gemacht wird. Der Standlaut bedeutet das Herbeirufen der Meute oder des Meuteoberhauptes, des Hundeführers. An der Tonlage des Lautes ist bei einiger Erfahrung zu hören, ob der Hund starkes (Hirsch, Schwein) oder schwaches Wild hetzt.

Das Ausdrucksverhalten durch bestimmte Bewegungsabläufe des Körpers, der Ohren, des Schwanzes und der Mimik spielt im Zusammenleben der Meute eine große Rolle. TEMBROCK, TINBERGEN, ZIMEN u. a. haben beim Fuchs und Wolf dieses Ausdrucksverhalten eingehend erforscht und dokumentiert. Für die Abrichtung ist das Wissen um das Ausdrucksverhalten von „Bedeutung", da der Hund über sein Verhalten etwas mitteilen will. Durch die Domestikation haben sich die Ohren des Hundes so entwickelt, daß der Wolf für keinen Vergleich mehr herangezogen werden kann. Ebenso ist die Gesichtsmimik nicht mehr so klar erkennbar wie beim Wolf, die Augenstellung, die Lefzen, der Fang haben sich verändert. Trotzdem kann der Gesichtsausdruck über die Stimmung eine Aussage haben.

KOLB (1984) schreibt über den Gesichtsausdruck des Hundes: „Heiterer freundlicher Blick bei Begrüßung des Betreuers, bei Belobigung und beim Streicheln. Mißtrauischer Blick, wenn sich der Hund über bestimmte Vorgänge hinsichtlich ihrer Bedeutung nicht im klaren ist bzw. wenn sich eine unbekannte Person nähert. Abweisender und drohender Blick bei Annäherung fremder Menschen an das Revier (Grundstück), dabei werden die Zähne gezeigt. Trau-

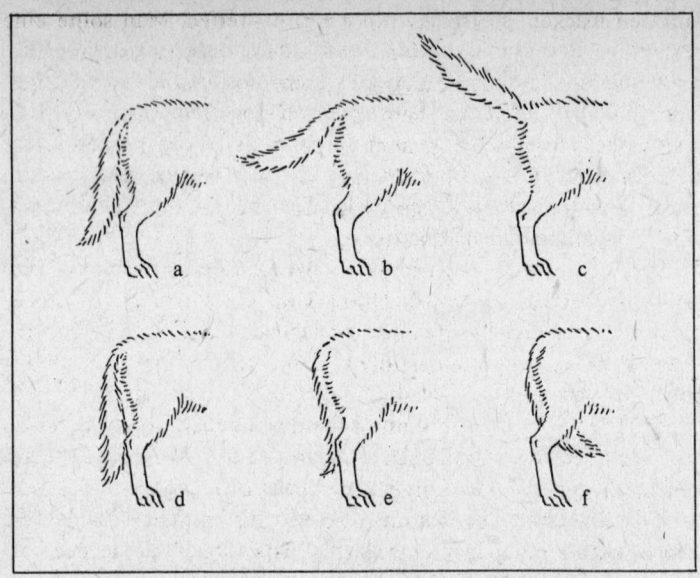

Abb. 7 Ausdruck von Verhaltensweisen durch die Schwanzhaltung beim Wolf
a normales Verhalten, b unsichere Drohung, c starke Drohung,
d Niedergeschlagenheit, Entmutigung, e Unterwürfigkeit,
f Demutshaltung, völlige Unterwerfung

riger Blick während des Zusammenhängens bei der Paarung, bei Erkrankung, bei Abwesenheit des Betreuers oder Freude bzw. bei gemeinsamer Haltung mit anderen Hunden im Falle der Abwesenheit der anderen Tiere."

Durch die Haltung der Rute ist erkennbar, ob er selbstsicher ist, ob er droht, Angst hat und sich unterwirft (Abb. 7). Ein selbstsicherer Schweißhund trägt die Rute nach unten durchgebogen, in Erregung nimmt er die Rute hoch und wedelt mit ihr. Dabei kann die Erregung verschiedene Ursachen haben, z. B. wenn er an ein Stück Wild kommt oder bedroht wird und selbst droht. Ein ängstlicher Hund hat die Rute unten. Bei Demutsverhalten wird sie zwischen die Hinterläufe geklemmt.

Kommt er nach einem Kommando zu uns herangekrochen, so bedeutet das Demut und Unterwerfung. Man soll ihn nicht mehr hart ansprechen, sondern loben und streicheln. Legt sich der Hund auf den Rücken, so ist das völliges Unterwerfen. Man sollte eine Pause machen und den Hund von allein wiederkommen lassen. Unterwerfung ist nicht mit Angst gleichzusetzen. Der Hund unterwirft sich dem Stärkeren, dem Meuteoberhaupt Hundeführer. Dieses Aufdenrückenlegen ist auch im Spiel der Welpen zu beobachten. Es erzeugt beim Überlegenen eine Beißhemmung und ist ein Schutz der Natur, daß ernste Verletzungen bei Auseinandersetzungen in der Meute selten vorkommen.

Der Mundwinkelstoß, der Stups mit der Schnauze ins Gesicht, und das Belecken zeigen die Unterordnung und Freude gegenüber dem Führer. Ist das für den einzelnen unangenehm, bleibt man ruhig stehen und wendet den Blick, dann läßt der Hund ab. Diese Haltung ist beim Wolf, genauer beim Alpha Tier erkennbar. Das Belecken der Hand, des Gesichtes oder der Füße ist dem Hund auch aus dem Grund angenehm, da im Schweiß organische Säuren (Buttersäure u. a.) vorkommen, die auf den Hund sehr anziehend wirken. Bei geduckter Haltung und unsicherem Blick können sie die Situation nicht klar einschätzen. Hier brauchen sie den Zuspruch und Kontakt des Führers. Wenn der Hund ein Kommando nicht befolgt und in niedergedrückter Stimmung zurückkommt, darf man diese Haltung nicht als schlechtes „Gewissen" deuten. Diese Stimmung hat ihre Ursache oft im Verhalten des Führers. Durch unser Rufen und unseren Geruch spürt der Hund die Erregung und diese überträgt sich auf ihn. Bei Erregung hat der Mensch einen höheren Adrenalingehalt im Blut, der durch den Hund wahrgenommen wird (SCHMIDT 1983).

Der Berührungskontakt spielt beim Hund eine große Rolle. Die erste Berührung, die sein Wohlbefinden erhöht, hat er in der Wurfkiste mit seinen Geschwistern. Als Rudeltier versucht er auch körperlichen Kontakt mit der Meute zu bekommen. Hunde reiben sich aneinander, lecken sich oder beschnuppern sich. Diese Funktion muß die Hand des Führers übernehmen.

In der Verhaltensforschung wird das immer gleiche Verhaltensschema als rituelle Zeremonie bezeichnet, da sich im Laufe der Evolution solche Schemata mit Signalcharakter für die Partner herausgebildet haben.

Das genetisch fixierte und erlernte Verhalten eines Hundes wird als *Wesen* zusammengefaßt. SEIFERLE bezeichnet darunter alle angeborenen und erworbenen körperlichen und geistigen Anlagen,

Eigenschaften und Fähigkeiten, die das Verhalten des Hundes zur Umwelt bestimmen, gestalten und regeln. Aus dieser Sicht werden wesensfeste und wesensschwache Hunde unterschieden.

Auf der Schweißfährte werden nur wesensfeste Hunde zum Ziel kommen. Hunde mit flattrigem Temperament, ungenügender Ausdauer, sehr sensible und weiche Hunde sind den Anstrengungen einer Nachsuche nicht gewachsen. Ebenso benötigt ein Hund auf der roten Fährte Schärfe, um Hetzen durchzuhalten und jedes Wild zu stellen. Beim Welpenkauf sind darum schon Wesenstests anzustellen, um einen wesensfesten Welpen heranziehen zu können. HEIL und BÖHM (1984) fordern ab 5. Lebenswoche Geräuschtests (Zusammenschlagen von Topfdeckeln, Zuschlagen einer Flasche u. a.), Sehtests (plötzliches Aufspannen eines bunten Regenschirmes), Überwinden von Hindernissen (flaches und tiefes Wasser, tiefer Graben, dichte Hecke, Steilhang) und Dressurangeltests durchzuführen. Ab 6. bis 7. Woche Greifen, Festhalten, Ausdauer und Schütteln. Von wesensfesten Welpen wird verlangt, daß sie interessiert den Vorgängen folgen, Hindernisse überwinden, bei Berührung sollen sie nicht zurückfahren oder Demutshaltung einnehmen, sie sollen sich mit Gegenständen aktiv auseinandersetzen. Das Wesen eines Hundes zu beurteilen ist schwierig. Reizauslösende Faktoren sind sehr unterschiedlich und die Reizsituation ist auch von Fall zu Fall zu durchdenken. TABEL zählt z. B. den Weidlaut zur Wesensschwäche. Ist ein Hund aber wochenlang nicht ins Revier gekommen und gibt er dann ohne einen für uns wahrnehmbaren Reiz im Revier Laut, ist er noch lange nicht wesensschwach. Wird er wieder öfter ins Revier geführt, verliert sich das. Dieses Lautgeben kann aus Freude oder aus Passion erfolgt sein.

In den bereits angesprochenen Versuchen mit Hundewelpen kommt ALTHAUS (1983) zu dem Schluß, daß das Wesen eines Hundes „bereits von den ersten Lebenstagen an durch die Umwelt mit beeinflußt wird". Dieses erlernte Verhalten vom angeborenen Verhalten bei der Zuchtwahl zu berücksichtigen, erfordert, stärkeren Einfluß auf die Aufzucht der Hunde in den ersten Lebenstagen und Lebenswochen zu nehmen. Das setzt mehr Bemühen der Züchter auf die Individualentwicklung jedes Welpen voraus, da die „sensiblen Perioden" im Lernprozeß der Welpen nicht einheitlich verlaufen. Verlangt aber auch darüber nachzudenken, wie die Wesensbeurteilung stärker auf das angeborene Verhalten gerichtet werden kann. Prüfungsmäßig wird das Wesen auf Anlagenprüfungen und Zuchtprüfungen besonders bei der Schußfestigkeit und beim Kreistest beurteilt. Die Anforderungen an die Schußfestigkeit sind folgende: (Auszug aus der Prüfungsordnung)

Die Hunde sind einzeln zu prüfen. Während der Hund sich etwa 20 bis 30 m vom Hundeführer entfernt unangeleint befindet, sind vom Hundeführer oder einem Helfer im Abstand von 5 bis 10 Sek. zwei Schüsse in die Luft abzugeben. Ruhiges oder aufmerksames Verhalten des Hundes sind positiv. Zusammenschrecken, Fluchtversuche oder ängstliches Schutzsuchen beim Hundeführer sind negativ zu bewerten. Ängstliche Hunde müssen sich nach spätestens 5 Min. wieder normal verhalten.

Sind die Reaktionen des Hundes unklar, so sind nach obengenanntem Modus weitere Schüsse abzugeben.

Beim Kreistest verläuft das Prüfungsfach wie folgt:

Der Hundeführer zieht seinem Hund eine etwa 3 m lange Schnur durch die Halsung und hält ihn daran fest (Unfallschutz). Eine Personengruppe von etwa 12 Personen bildet einen Kreis um Hundeführer und Hund mit einem Radius von etwa 10 m. Auf ein Zeichen des Richters gehen alle Personen zugleich im Schritt zügig zum Zentrum des Kreises und bleiben stehen, wenn sie sich gegenseitig berühren. Der friedliche Charakter der Situation muß gewährleistet sein. Beim Hund stehende Personen streicheln den Hund.

Danach übergibt der Hundeführer die durch die Halsung gezogene Schnur einer Hilfsperson des Kreises, die beide Enden festhält. Gegenüber dieser Person öffnet sich der Kreis. Der Hundeführer verläßt den Kreis, um draußen hinter die Person zu treten, die den Hund an der Schnur hält. Auf Ruf oder Pfiff des Hundeführers läßt die Hilfsperson ein Leinenende los. Der Hund soll an der geöffneten Stelle oder durch die Beine der Hilfsperson den Kreis verlassen und zu seinem Hundeführer laufen. Der Hundeführer geht mit seinem unangeleinten Hund durch die offene Stelle zurück in das Zentrum des Kreises. Die Helfer dürfen den Hund nicht anschauen (fixieren) oder aggressiv gegen ihn vorgehen. Erwünscht sind Sicherheit, Furchtlosigkeit und neutrales Verhalten gegen Fremde. Unerwünscht sind jede Art von Unsicherheit, Angst, unerwünschte Mannschärfe (Angstbeißer) und Aggressionen gegen Menschen (Überschärfe). Schußfestigkeit-Feld wird bei jeder

Rasse, außer bei Teckeln und Schweißhunden, geprüft. Der Kreistest erfolgt bei Vorstehhunden, Stöberhunden, Laikas, Slowakischen Bracken und Basset-Hounds.

Bei Zuchtprüfungen der Rassen Deutsch Drahthaar, Deutsch Kurzhaar, Kleine und Große Münsterländer wird zur Wesensbeurteilung die Schußfestigkeit Wasser geprüft. Während der Hund zur ins Wasser geworfenen Ente schwimmt, wird durch den Hundeführer oder einen Richter über den Hund hinweg geschossen. Der Hund soll davon unbeeindruckt sein, weiter zur Ente schwimmen und sie auf kürzestem Wege zum Hundeführer bringen. Steigt der Hund nach dem Schuß aus, muß er innerhalb von zwei Minuten das Wasser wieder annehmen und die Ente bringen. Die Sicherheitsbestimmungen sind zu beachten. Das Verhalten am Gegenstand bei der Anlagenprüfung der Alpenländisch-Erzgebirgler Dachsbracken wird ebenfalls zur Wesensbeurteilung genutzt. Es ist erwünscht, daß bereits der junge am Gegenstand abgelegte Hund bei der Annäherung fremder Personen aktives Abwehrverhalten zeigt.

Der Hund wird dazu am Rucksack oder an einem Kleidungsstück des Hundeführers angeleint (1,5 bis 2 m Riemenlänge) abgelegt. Die Stelle des Ablegens muß sich im übersichtlichen Gelände 15 bis 20 m entfernt von einer Deckung befinden. Der Hund wird ohne Sicht- und Geruchskontakt zum Führer oder zu anderen Personen allein gelassen. Nach etwa 2 Min. begibt sich eine dem Hund unbekannte Person (Richter) durch die Deckung geräuschvoll langsam auf den Hund zu, tritt aus der Deckung heraus und nähert sich ihm freundlich und versucht, ihm den Gegenstand wegzunehmen.

2.3. Schweißarbeit auf der künstlichen und natürlichen Rotfährte

Nachdem der Welpe schon einfache Futterschleppen meistert, wird mit der Arbeit auf der künstlichen Rotfährte begonnen. Schleppen arbeitet der Hund bereits im Alter von 7 bis 8 Wochen, vorwiegend Futterschleppen (vgl. Abschnitt 2.2.3.). Die Schleppen verfolgen das Ziel, den Hund an die Arbeit mit tiefer Nase zu gewöhnen, ihn ständig den Erfolg seiner Arbeit spüren zu lassen und seinen Willen auszuprägen, Beute zu machen. Begonnen wird mit Futterfleischschleppen, die im Garten oder auch in der Wohnung nur einige Meter gezogen werden. Mit den Welpen kann man die ersten Fleischbrocken auf Sicht vor ihm herziehend arbeiten. Bereits jetzt wird der Beginn der Spur durch einige Fleischkrümel interessant. Am späteren Anschuß soll er auch Pirschzeichen verweisen. Wie lang und schwierig die Futterschleppe im Welpenalter sein soll, richtet sich nach der Leistung des Hundes und der Bereitschaft des Führers. Am Anfang werden 3 bis 5 Meter reichen. Aufbauend auf seine Lernfähigkeit wird die Arbeit schwieriger gestaltet, z. B. die Schleppen länger (50 m und mehr). Aber vor allem wird die Stehzeit erhöht. Arbeitet er die Schleppe mit hoher bzw. halbhoher Nase oder zu flott, ist die Aufgabe zu leicht (der Futterbrocken kann zu groß sein oder die Stehzeit zu kurz). Stehzeiten von 3 bis 4 Stunden meistert er schon gut. Am Ende der Schleppe wird er gefüttert oder sein Futternapf steht dort. Schleppen sind mit Nackenwind zu legen, um den Hund zu zwingen, die Nase tief zu nehmen.

Es ist weiter darauf zu achten, daß die Schleppen in verschiedenem Gelände (Bodenbewuchs) gelegt werden und nicht auf Leitlinien (Furchen, Wegen, Waldbrandstreifen) liegen. Der Hund gewöhnt sich sonst an diese Leitlinien, er sollte aber veranlaßt werden, mit den unterschiedlichsten Bedingungen fertig zu werden. Dazu gehört auch, den Hund an Haken und Widergänge in der Spur zu gewöhnen. Die Schleppspur kann interessanter gemacht werden, wenn Fleischbrocken in der Spur liegen. Diese veranlassen den Hund auch zu verweisen. Kommt der Hund an den Fleischbrocken, wird er mit dem Kommando „Halt laß sehen" zum Verweisen aufgefordert. Erst auf das Kommando „Nimm", darf das Fleisch gefressen werden. Nach einigen Übungen wird der Hund von allein am Fleisch stehen bleiben und damit verweisen. So wie das Gelände ständig gewechselt wird, ist auch das Geruchsmedium (Fleisch) zu wechseln. Es werden Teile eines Aufbruchs, wie Lunge, Pansen, auch Gescheide zum Schleppen verwendet.

Erfüllt der Hund die Aufgabe, ist sie schwieriger zu gestalten.

2.3.1. Künstliche Rotfährte

Durch diese Einarbeitungsmethode ist man mit dem Hund in der Lage, künstliche Rotfährten bereits im Alter von 3 bis 4 Monaten zu arbeiten. Dieses frühe Einarbeiten in die Riemenarbeit hat für die Rassen, die Stöberarbeit leisten bzw. die Hasenspur arbeiten, den Vorteil, daß der Hund erst an die ruhige Arbeit mit tiefer Nase gewöhnt wird. Für die nachfolgende Arbeit auf der Hasenspur besitzt er die Erfahrung, daß er nur mit tiefer Nase auf der Einzelspur zum Erfolg kommt.

Abrichtemethoden, die noch vor einigen Jahren angewandt wurden, besagten, die Schweißarbeit als eine Krönung in der Abrichtung erst am Ende der Ausbildung des Hundes zu beginnen. Das hat nicht zum erwünschten Erfolg geführt. Trotz des zeitigen Beginnens muß sich der Hundeführer spätestens nach der Eignungsprüfung entscheiden, ob er einen Schweißhund oder Allroundhund möchte. Entscheidet er sich für den Schweißhund, ist die Riemenarbeit oberstes Gebot und alles andere sollte er zumindestens einschränken, besonders das Stöbern. Die künstlichen Rotfährten sind wie die Schleppen zu werten. Sie sind eine Methode, unseren Hund zur sicheren Arbeit am kranken Wild zu erziehen. Darum sind alle Verhaltensweisen des Schweißhundeführers bei der Einarbeitung des Hundes genau so zu verrichten, wie in der Nachsuchenpraxis.

Mit dem Hund wird ruhig, ohne Hast zu dem markierten Anschuß gegangen, mindestens 5 bis 10 m vor dem Anschuß aus dem Wind heraus, wird der Hund abgelegt. Der Hund soll seinen Führer sehen, aber vom Anschuß keinen Wind bekommen. Sonst wird er unruhig und will mit der Suche beginnen. Durch den Hundeführer wird der Anschuß aufmerksam untersucht, auch wenn man genau weiß, was dort liegt.

Mit dem Anlegen der Schweißhalsung und dem Abdocken des Schweißriemens wird der Hund in eine erwartungsvolle Spannung versetzt. Der Reiz des Fährtensuchens wird ausgelöst.

Auf das Kommando „Such vorhin" läßt man den Hund mit wenigstens halbem Riemen den Anschuß aufmerksam beschnuppern. Er wittert nach Pirschzeichen, die der Führer mit dem Auge nicht wahrnimmt. Diese verschiedenen Geruchsstoffe, wie Schweiß, Schnitthaar, Bodenorganismen verlangen vom Hund eine angestrengte Nervenarbeit, diese Geruchseindrücke zu verarbeiten und die einzelnen Gerüche, die sich in Bodennähe befinden, zu differenzieren.

Darum soll man dem Hund am Anschuß genügend Zeit lassen. Mit dem Kommando „Halt, laß sehen!" läßt man sich die Pirsch-

zeichen verweisen und erst auf das Kommando „Such verwund!"
soll der Hund die Fährte anfallen. Wie bei der Schleppenarbeit finden die Hunde immer etwas am künstlichen Anschuß (Wildbretbrocken, Deckenfetzen oder auch Schnitthaare).

Die Kunstfährte wird möglichst mit Wildschweiß hergestellt. Das
Auffangen von Wildschweiß ist etwas mühselig, aber machbar.
Eine Plastflasche im Rucksack und ein Trichter sind zum Ansetzen
am Wildkörper erforderlich. Den gleichen Zweck erfüllt ein Plast-
sack, in den der Schweiß hineinläuft. Der Schweiß gerinnt nicht,
wenn er beim Abkühlen geschüttelt wird. Es kann auch Kochsalz
oder Natriumcitricum als gerinnungshemmendes Mittel zugegeben
werden. Der Schweiß wird später in 200- oder 250 Gramm-Plastbe-
hältern (Butter- oder Margarineverpackung) gegeben und eingefroren. Durch das portionsweise Abfüllen steht immer Schweiß zur
Verfügung. Wer sich nicht die Mühe machen will, Schweiß aufzu-
fangen oder von den Weidgenossen, die auf Grund ihrer Strecke
die Möglichkeit haben, Wildschweiß zu sammeln, nicht unterstützt
wird, kann sich mit Hammel- oder Rinderblut helfen. Schlacht-
höfe, Schlachtstellen und Fleischer werden bestimmt eine 3 Liter-
oder 5 Liter-Kanne füllen. In diese Kanne gibt man dann Geräusch
oder Teile eines Stück Wildes (z. B. Lunge und Pansen), dies läßt

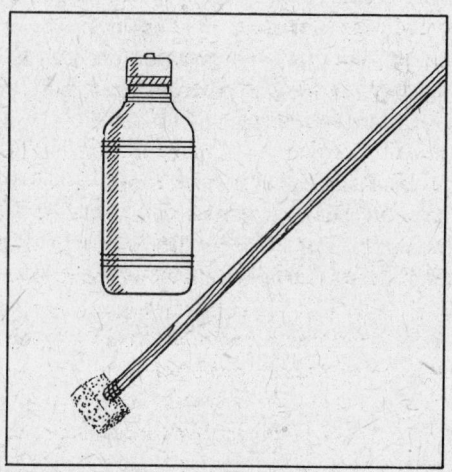

*Abb. 8 Plastflasche und Tupfstock zum Spritzen bzw. Herstellen einer
Kunstfährte*

man eine Nacht stehen. Am nächsten Tag wird das Blut wiederum portioniert und tiefgefroren. Die Hunde arbeiten auch Schweißfährten mit reinem Hammel- oder Rinderblut. Da sie aber auf Wild abgeführt werden, sollten sie sich auch in der Ausbildung an diesen Geruch gewöhnen. Die Fährten werden getupft, gespritzt oder getreten. Die getretenen Fährten werden im Abschnitt 4.4.4. erläutert. Die getupfte Fährte wird mit einem an einem Stock befestigten Schwamm hergestellt (Abb. 8). Der Schwamm wird in Schweiß eingetaucht und dann leicht auf den Boden aufgesetzt. Der Schweißverbrauch ist bei dieser Methode sehr gering. Die Prüfungen der Alpenländisch-Erzgebirgler-Dachsbracken werden seit Jahren so durchgeführt.

Tupffährten können ebenfalls mit einem Stück Wildbret, Lunge, Leber usw. ausgeführt werden. Die verbreitetste Art eine Kunstfährte herzustellen, ist das Spritzen des Schweißes. Mit einer Flasche mit Gummikappe oder Plastverschluß mit Öffnung (s. Abb. 8) wird der Schweiß neben der Spur des Fährtenlegers gespritzt. Wieviel Spritzer je laufenden Meter, hängt von der Schweißmenge ab, die verwendet wird.

Bei Prüfungen sind es alle zwei bis drei Schritte ein Spritzer. Bevor man den Schweiß verwendet, muß er durchgesiebt werden, um Fasern und Gewebeteile abzuseihen. Mit einer durchsichtigen Spritzflasche kann die Einteilung des Schweißes auf die Fährte gut überprüft werden, es ist auch möglich, einige Meter keinen Schweiß zu spritzen. Das Wild verliert in der Praxis auch nicht immer die gleiche Menge an Schweiß und der Hund muß auch ohne Schweiß zum Stück kommen, durch die Bodenverwundung des Fährtenlegers ist genügend Fährtengeruch vorhanden. Daß die Spritzflaschen geruchsneutral sein sollten, versteht sich von selbst. Während der Einarbeitung legt man die gespritzten Fährten in Gelände mit niedrigem Bodenbewuchs. Bei Farn, Himbeeren und ähnlichen Sträuchern liegt die gespritzte Fährte sonst zu hoch und der Hund nimmt die Nase nach oben. Die Fährten werden in abwechslungsreichem Gelände vorwiegend im Wald und bei verschiedener Witterung gelegt und gearbeitet. Für den Hund am einfachsten zu arbeiten sind Fährten mit Bodenbewuchs (vgl. Abschnitt 2.2.2.). Dort hält sich immer Feuchtigkeit, das Bodenleben ist ausgeprägt und damit ist der Fährtengeruch größer. Aber auch auf Nadelstreu und trockenem Laub wird der Hund gearbeitet.

Ebenso sollte bei unterschiedlichem Wind gearbeitet werden, in der Regel mit Nackenwind. Der Hund muß aber auch alle anderen Bedingungen kennen. Eine besondere Schwierigkeit ist, bei trockenem Laub im Herbst und starkem Wind zu arbeiten, da die Geruchsträger (Laub) im ganzen Bestand verweht werden. Das Anlegen direkter Übungsfährten ist nicht notwendig, die Hunde haben einen guten Orientierungssinn und man weiß nicht, wie lange sie sich solche „Autobahnen" einprägen. Markierungen verwende ich höchst selten. Bewährt hat sich, Übungsfährten parallel zu den Wegen, Gräben oder Bestandsgrenzen zu legen. Nur bei Haken, Widergängen oder wenn der Hund verweisen soll, kann man z. B. weiße Kreide verwenden, auch Watte eignet sich.

Auf jeden Fall muß der Hundeführer bei den Übungsfährten den genauen Fährtenverlauf kennen, um auf seinen Hund einwirken zu können. Die Fährte kann auch mit Brüchen markiert werden. Sie sind am besten aufzuhängen, denn im Fichtenaltholz kann jeder Fichtenzweig ein Bruch sein. Das Anschärfen der Bäume sollte als Markierung bei Übungsfährten nicht erfolgen. Auf Prüfungen wird die Fährte auf der Rückseite der Bäume markiert. Die Markierung darf eine Größe von 5 cm nicht übersteigen, und besteht meist aus weißem oder hellem Papier oder Karton mit Fährtennummer. Der Abstand der Markierung beträgt etwa 50 m. Die Kunstfährten kann der Führer selbst legen. Der Körpergeruch hält sich in Abhängigkeit von Witterung, Temperatur und Bodenbeschaffenheit nur 2 bis 3 Stunden in der Fährte. Fährten mit einer Stehzeit von 4 Stunden und älter arbeite ich bedenkenlos. Bisher hatte ich noch nie Schwierigkeiten, wenn die Fährte dann von einer anderen Person gelegt wurde, wie z. B. auf Prüfungen. Meine Hunde arbeiteten diese Kunstfährten genau so wie von mir gelegte Übungsfährten. Steht ein Gehilfe zur Verfügung, kann die Fährte auch durch ihn gelegt werden, aber da gewinnt die Markierung der Fährte eine größere Bedeutung.

In der jagdlichen Praxis und auf Prüfungen wird die Stehzeit der Fährten bis 24 Stunden von den meisten Hunden beherrscht. Meine Erfahrungen besagen, daß am besten mit wenig Schweiß gearbeitet wird und sobald als möglich mit Übernachtfährten, dann nach und nach die Fährten verlängern. Wenn Hunde gelernt haben, die Nase zu gebrauchen, arbeiten sie auch nach kurzer Einarbeitung Fährten mit einer längeren Stehzeit.

Bei Prüfungen scheitern sie meist an den Verleitfährten. Die Hunde sind noch jung, die Fährten frisch. Manche Hunde haben auch schon ein Stück gehetzt, darum geht von frischen Fährten für sie ein starker Reiz aus. Bei älteren erfahreneren Hunden hat sich die Erfahrung ausgeprägt, daß sie nur auf der Krankfährte zum Erfolg kommen. Deshalb sind die Übungsfährten in wildreichen Gebieten des Jagdreviers zu legen, um diese Hunde immer wieder zu „verleiten". In der Nähe von Wildäckern, Fütterungen, Salzlecken oder Einständen ist damit zu rechnen, daß Wild die Übungsfährte gekreuzt hat. Der Hund kann die Verleitfährte zeigen, ihr auch einige Meter nachhängen, aber alles, was 20 m übersteigt, ist durch den Führer zu korrigieren. Es reicht meist das Kommando „Zurück zur Fährte" und der Hund wird auf seiner angesetzten Fährte weiterarbeiten. Alles Rucken und Ziehen am Schweißriemen ist zu unterlassen, sonst erhält jedes Hängenbleiben des Schweißriemens an Zweigen, Steinen o.ä. Signalcharakter für unseren Hund. In der Literatur wird angegeben, den Hund von einer Verleitfährte „abzuziehen". Das „Abziehen" sollte aber in Form von wegführen des Hundes von der falschen Fährte bzw. durch Lautzeichen erfolgen. Die Korrekturen auf der Übungsfährte sind durch den Hundeführer sparsam anzuwenden. Auf keinem Fall soll der Hund auf der Fährte gestraft werden. Bei der Fährtenarbeit darf er nur angenehme Erfahrungen machen. Es gibt keine andere Möglichkeit, den Fährtenwillen des Hundes zu fördern als durch Lob zum Erfolg zu kommen. Hundeführer, die mit „Schmerz" bei der Übungsfährte arbeiten, z. B. wenn der Hund die gerechte Fährte verläßt, wird er in die Behänge gekniffen, verunsichern ihren Hund. Mit sensiblen Hunden geht das auf keinen Fall. Nach dem Anfallen der Fährte gibt man dem Hund $\frac{2}{3}$ des Riemens und läßt ihn sich „festsaugen". Das bedeutet, er muß Kontakt mit der Fährte bekommen. Das Zeigen aller Wundbetten, Haken, Pirschzeichen und der Fährte sollte bei der Einarbeitung erst nach 150 bis 200 m erfolgen. Das Einarbeiten zum Verweisen erfolgt wie auf der Futterschleppe. Das Kommando „Halt" hat der Hund schon gelernt. Kommt man an ausgelegte Pirschzeichen oder imitierte Schaleneindrücke, Bodenverwundung oder Wundbetten, wird er durch intensives Bewinden verweisen. Auf das Kommando „Halt, laß sehen" soll er mit tiefer Nase das Pirschzeichen zeigen. Beim Einarbeiten tritt der Führer über oder neben den Hund und drückt die Nase auf das

Pirschzeichen mit dem Kommando „Laß sehen". Verweist der Hund, wird er mit dem Zuspruch „So ist's recht mein Hund" gelobt und zur Weitersuche mit „Such verwund" animiert. Manche Hunde interessieren sich nicht auf der Fährte für offen ausgelegte Futterbrocken und arbeiten darüber hinaus. Ihr Interesse am Verweisen der Futterbrocken wird geweckt, wenn diese mit Laub oder Gras abgedeckt werden. Die verdeckten Brocken veranlassen jeden Hund, die Stelle intensiv zu bewinden.

Auf den Hund eingewirkt wird, wenn er offensichtlich die Fährte verloren hat. Aber da muß man vorsichtig sein. Manche Hunde arbeiten bei Seitenwind noch 10 m neben der Fährte, andere schneiden die Fährte durch eine Quersuche nach vorn und bringen sie auch voran. Es gibt Hunde, die die Fährte buchstabieren. Wie ein Hund sucht ist nur insofern von Bedeutung, daß er zum Stück findet. Bei den meisten Hunden ist an ihrem Verhalten zu sehen, ob sie auf der Fährte sind oder nicht. Ein guter Führer muß das bei seinem Hund durch ständiges Beobachten ermitteln. Das Tempo der Suche, die Rutenhaltung und auch die Kopfhaltung sind dabei Anhaltspunkte. Verringert oder erhöht sich deutlich das Tempo kann das bedeuten, der Hund hat verloren oder ist auf einer Gesundfährte. Die Rutenhaltung und das Wedeln zeigen uns das gleiche an.

Das Einwirken während der Arbeit hängt auch vom Wesen des Hundes ab. Einen phlegmatischen Hund wird man immer wieder ermuntern, einen stürmischen Hund bremsen. Dazu gehört, ihn während der Arbeit abzulegen, besonders bei frischen Verleitfährten oder sichtigem Wild. Der Hund wird neben der Fährte abgelegt bis er sich beruhigt hat, das kann 10 Min dauern aber auch noch länger. Zur Arbeit animieren kann man den Hund nur, wenn man sicher ist, er arbeitet die gerechte Fährte. Da das bei den Naturfährten gar nicht so einfach ist, sollte schon bei den Kunstfährten Zurückhaltung geübt werden. Verweist er uns Pirschzeichen, Wundbetten oder findet er zum Stück, ist natürlich Zurückhaltung fehl am Platz. Hier kann es nur Lob und wieder Lob geben.

Durch Zuspruch des Führers bei der Fährtenarbeit wird Kontakt mit dem Hund gehalten und beruhigend auf ihn eingewirkt. Viele Kommandos auf der Fährte sind nicht erforderlich.

Auf die unterschiedlichen Fährtenlängen wird der Schweißhund in der Ausbildung schon eingearbeitet. Von einem Hund, der zur

Eignungsprüfung Riemenarbeit leistet, sind 1000 m Übernachtfährte das Normale. Einige Führer arbeiten ihre Hunde nur 300 oder 400 m und sind dann auf der Prüfung erschrocken, wenn er nach 500 m den Kopf hoch nimmt und nachsieht, wo denn das Stück liegt. Diese Hunde sind dann meist nicht weiter voranzubringen. Nicht jede Übungsfährte ist 1000 m zu legen, auch hier liegt in der Abwechslung zwischen kurzen (300 m) und langen Fährten (1200 bis 1500 m) der Reiz.

Auf die Reizverknüpfung zwischen Anfallen der Fährte und Beutemachen wurde schon eingegangen. Es ist bei der Einarbeitung wichtig, daß der Hund am Ende der Kunstfährte etwas findet, möglichst das Stück, von dem der Schweiß stammt.

Jedes Tier hat neben der Artwittrung noch eine *Individualwittrung*. Kein Wild riecht für den Hund gleich. Versuche haben ergeben, daß nur eineiige Zwillinge durch die Hunde nicht differenziert werden können, da ihr Geruch zu ähnlich ist (RATHS und BIEWALD 1976). Gleichfalls ist der Hund in der Lage, Gerüche zu differenzieren, die bei ihrer Entstehung nur wenige Minuten auseinanderlagen. Von einem firmen Schweißhund verlangt man das Halten der Einzelfährte, auch wenn das Stück mit dem Rudel oder der Rotte gezogen ist. Er kann das aber nur, wenn er bei der Ausbildung auf diese Individualwittrung eingestellt wurde. Teile des Stücks am Ende der Fährte, wie Läufe oder das Haupt, erfüllen auch den Zweck. Das Haupt wird am besten als „Beuteersatz" akzeptiert. Bei Trophäenträgern steht das Haupt sowieso zur Verfügung und es ist nach Absprache mit dem staatlichen Forstwirtschaftsbetrieb auch möglich, weibliches Wild ohne Haupt anzuliefern, da z. T. die Unterkiefer der weiblichen Stücke zur jährlichen Trophäenschau mit vorgezeigt werden müssen.

Am Stück bzw. Ende der Fährte angekommen, wird der Hund ausgiebig gelobt und genossen gemacht. *Genossenmachen* bedeutet für den Hund, die Beute mit ihm teilen. Bei Kunstfährten bekommt er Futterfleisch, wieviel ist dem Führer überlassen. Es gibt Hundeführer, die stellen am Ende die Futterschüssel hin und lassen den Hund sattfressen. Bei dieser Methode darf aber trotzdem das Stück (oder Teile davon) am Ende nicht fehlen, sonst arbeiten die Hunde wirklich nur, wenn sie hungrig sind. Hat man das Stück nicht, von dem Schweiß eingefroren war, oder wird mit Haustierblut gearbeitet, kann anderes Wild, Raubzeug oder Attrappen verwendet werden. Das ist immer noch besser, als daß der Hund nichts findet. Man muß sich aber darüber im klaren sein, daß das ein Kompromiß ist und nicht der Arbeit des Hundes nach der Individualwittrung des Wildes dient. Genauso einzuschätzen ist die Arbeit mit reinem Haustierblut. Der Hund kann seine „Beute" bewinden, auch am Schußkanal lecken, aber allzuviel zupfen und ziehen läßt man die Hunde nicht.

Das Abliebeln durch den Führer gibt der Freude über den Erfolg Ausdruck. Nach dem Abliebeln und Genossenmachen wird der Hund abgetragen.

Zur Entwicklung der Selbständigkeit und als Vorübung auf die Hetze bei der natürlichen Wundfährte ist dem Hund, sobald man das gelegte Wild sehen kann, etwa 100 m davor, die Halsung abzunehmen. Er wird auf der Fährte weitergeschickt. Wenn das nicht geübt wird, z.B. bei Hunden, die nicht im Stöbern ausgebildet werden, löst sich der Schweißhund nicht vom Führer und wird auch nicht hetzen. Auf jeden Fall ist darauf zu achten, daß der Hund auf der Fährte zum Stück kommt und keine Freiverlorensuche veranstaltet. Der Hund soll auch das Wild, das er nachsucht, schon so früh wie möglich (Welpenalter) kennenlernen, damit er nicht durch den ungewohnten Anblick (z.B. starkes Schwein) zurückfährt.

Das Tempo der Arbeit auf der Fährte wird durch den Hundeführer bestimmt. Eine ruhige und sichere Schweißarbeit, die dem Hund die Möglichkeit gibt, Haken auszuarbeiten und Pirschzeichen zu verweisen, ist nur im Schrittempo zu meistern. Wenn der Hund zu rennen oder zu ziehen beginnt, muß der Hundeführer durch beruhigendes Zureden und Straffhalten der Leine korrigieren. Der Abrichter sollte die nächste Übungsfährte schwerer gestalten, dann ist der Hund gezwungen, langsamer zu arbeiten. Hundeführer, die ihrem Hund nachrennen, werden an der nächsten Dikkung unweigerlich scheitern.

Die *Riementechnik* hat eine große Auswirkung auf die Arbeit des „Gespanns" Hund–Führer. Erfahrungsgemäß wird dem Hund zu wenig Riemen gegeben. Der Hund braucht aber viel Riemen, um zu suchen und wenn nötig, um sich zu korrigieren. Wenn er Haken überschießt beginnt er zu bögeln, also Kreis zu ziehen, um die Fährte zu finden. Genau so verhält er sich bei Widergängen. Normalerweise hält man den Riemen im zweiten Drittel, nie ganz am Ende, denn wenn dann der Riemen aus der Hand gleitet, ist Hund

und Riemen fort. Dies passiert besonders dort, wo das Wild wegbricht und der Hund hetzt. Am langen Riemen ist auch die Gefahr größer, daß er sich irgendwo festhakt oder geschlagen wird. Darum wird der Schweißriemen nicht aus der Hand gelassen, selbst wenn der Hund sehr ruhig geht. Am Riemen vorgegriffen wird, wenn der Hund verweist oder Pirschzeichen untersucht werden. Auch in Dickungen und Brüchen kann ein Vorgreifen von Nutzen sein. Man greift soweit vor, daß der Hund bei der Arbeit gesehen wird. Die Hauptaufgabe des Führers ist, den Riemen immer so zu halten, daß der Hund sich ungehindert bewegen kann. Wer Riemenarbeit leistet, weiß, daß das manchmal nicht einfach ist. Wie der Riemen gehalten wird, ist Ansichtssache. Der Riemen schleift, außer an der Tragestelle, meist am Boden. Einige Hundeführer halten ihn auch in Schlingen, aber da verfitzt er häufig.

Zur Riementechnik gehört, den Schweißhund ständig zu beobachten. Arbeitet der Hund langsamer, stochert hier und da, gibt man langen Riemen, da er offensichtlich die Fährte verloren hat. Überschießt er die Haken, bleibt der Führer stehen, gibt langen Riemen, damit sich der Hund korrigieren kann. Am Anfang der Ausbildung wird er unter Zuspruch „Zur Fährte" aufmerksam gemacht, daß er den Haken überschossen hat. Er wird dann leicht wieder auf die Fährte gezogen. Später läßt man ihn ohne Zuspruch bzw. Hilfestellung sich selbst korrigieren. Wenn er wieder auf der Fährte ist, wird er mit „So recht mein Hund" gelobt. Arbeitet der Hund die Fährte zügig und sicher, kann auch am Riemen bis zur Hälfte vorgegriffen werden. Bei der Arbeit mit Kunstfährten ist die Abwechslung entscheidend. Er wird mit vielen Umweltreizen vertraut gemacht, um in den verschiedensten Situationen solche Reaktionen zu entwickeln, die bei der Nachsuche bedeutsam sind. Die Abwechslung richtet sich auf die Wildart (Schweiß), das Gelände, die Witterung, die Stehzeit und die Länge, den Verlauf (Haken, Widergänge). Auch die Zeit, die der Hund arbeitet, sollte verschieden sein.

Hunde arbeiten am besten bei feuchter Witterung, das wurde bereits mehrfach herausgestellt. Das ist in den Morgen- und Abendstunden. Aber auch aus der Sicht der Stammesgeschichte arbeiten die Hunde morgens und abends besser. Ihr Vorfahre, der Wolf, war Dämmerungsjäger und darum in dieser Zeit besonders aktiv.

Häufig wird die Frage gestellt: wie oft arbeitet der Hund Übungsfährten? Während der Einarbeitung sind 2 bis 3 Fährten in der Woche ausreichend.

Daß besonders dann gearbeitet wird, wenn frisches Wild zur Verfügung steht, wurde schon betont. Ob dazu Schweiß oder auch Teile des Geräuschs verwendet werden, ist nicht ausschlaggebend. Jedes Stück, das gestreckt wird, kann dazu genutzt werden. Besonders an Wochenenden können durch die Jäger, die Weidmannsheil hatten, Tupffährten gelegt werden. Sie entstehen durch Stücke von Lunge, Milz, Pansen, die an einen Stock gespickt sind. Die meisten Weidgenossen werden diese kleine Mühe, wenn sie richtig eingewiesen wurden, gern auf sich nehmen. Die Länge dieser Fährte ist dabei nicht entscheidend, 100 bis 200 m reichen schon aus, wichtig ist der Erfolg für den Hund. Die Kunstfährten werden nicht allein für die Ausbildung der Hunde genutzt, sondern auch zum fithalten in der jagd- oder nachsuchearmen Zeit. Dafür ist eine Arbeit im Abstand von ein bis zwei Wochen ausreichend. Ebenso arbeitet man Kunstfährten nach Kontrollsuchen und auch nach Fehlsuchen. Hat der Hund eine Hetze hinter sich, ist es ebenfalls günstig, vor seinem nächsten Einsatz eine Kunstfährte oder Gesundfährte zu arbeiten, um ihn wieder an ruhige Riemenarbeit zu gewöhnen. Folgende Übersicht verdeutlicht die Anforderungen an den Welpen und Junghund:

Alter (Monate)	Schleppen oder Fährten	Länge m	Ort	Stehzeit Std.
bis 2	Futterschleppe	5...10	Wohnung Garten	sofort arbeit.
2...3	Futterschleppe	50...100	Garten Revier	3...4
3...5	gespritzte, getupfte oder getretene Fährte	bis 200	Revier	4...6
5...8	„	bis 400	Revier	12 über Nacht
8...12	„	bis 800	in Einständen, an Wildäckern u. ä.	12 über Nacht
12...18	„	bis 1 000	in Einständen, an Wildäckern u. ä.	18 über Nacht
über 18	„	über 1 000	in Einständen, an Wildäckern u. ä.	24 über Nacht

Nachdem der Junghund auf Kunstfährten eingearbeitet wurde, gelegentlich auch schon einfache Naturfährten gearbeitet hat, auch die anderen jagdlichen Anforderungen (außer bei Hannoverschen und Bayerischen Gebirgsschweißhunden) wie Hasenspur, Feld-, Wasser- und Waldarbeit kennengelernt hat, eine Anlagenprüfung absolvierte, wird er mit etwa 2 Jahren, spätestens bis zum 36. Monat, eine jagdliche Eignungsprüfung ablegen, die sein Fach, Schweißarbeit beinhaltet.

Auf Schweiß geprüfte Hunde

Als auf Schweiß leistungsgeprüfte Jagdhunde gelten Hunde, die auf Eignungs- und Gebrauchsprüfung erfolgreich Schweißarbeit geleistet haben, weiterhin Hunde der Rassen Hannoverscher Schweißhund, Bayerischer Gebirgsschweißhund mit bestandener Vorprüfung und Teckel, Slowakische Bracken und Basset-Hounds mit bestandener Anlagenprüfung, ebenso Hunde, die die Erschwerte Schweißprüfung abgelegt haben.

Als Erschwerte Schweißprüfung wird anerkannt, die Vorprüfung der Hannoverschen Schweißhunde und Bayerischen Gebirgsschweißhunde, die Gebrauchsprüfung für Alpenländisch-Erzgebirgler Dachsbracken, Slowakische Bracken und Basset-Hounds und der Erwerb des Leistungszeichens Schweiß Natur. Nach der Prüfungsordnung werden in der Schweißarbeit folgende Anforderungen gestellt:

– Die Länge der Fährte hat auf Eignungs- und Gebrauchsprüfungen (mit Ausnahme der für Alpenländisch-Erzgebirgler Dachsbracken, Slowakische Bracken und Basset-Hounds) sowie auf Anlagenprüfungen für Teckel, Slowakische Bracken und Basset-Hounds 600 m und auf erschwerten Schweißprüfungen, der Vorprüfung und Gebrauchsprüfung für Alpenländisch-Erzgebirgler Dachsbracken, Slowakische Bracken und Basset-Hounds 1 000 m zu betragen. Die Fährte hat mindestens zu $\frac{3}{4}$ der Länge im Wald einschließlich vorhandener Blößen, Kahlschläge und Waldwiesen zu liegen.

– Der Abstand zwischen den einzelnen Fährten muß auf ihrer gesamten Länge mindestens 200 m betragen.

– Die Fährten sind so jagdnah wie möglich zu legen. Die Fährte soll im ganzen leicht gewellt verlaufen. Sie ist bei einer Fährtenlänge von 600 m mit zwei Haken, und bei Fährtenlängen von 1000 m mit vier Haken zwischen 135° und 90° zu versehen.

Darüber hinaus sind im Verlauf der Fährte bei Fährtenlängen von 600 m zwei Wundbetten und bei Fährtenlängen von 1000 m vier Wundbetten durch Bodenverwundung und verstärkten Schweiß (nur bei Fährten unter Verwendung von Schweiß) herzustellen.

– Die Fährten sind möglichst alle in gleicher Weise durch einen Richter auszuzeichnen und in der gleichen Richtung zu spritzen, zu tupfen oder zu treten, wie sie auch gearbeitet werden sollen. Brüche dürfen (durch den Fährtenleger) im Verlauf der Fährte nicht gelegt werden. Bei Schneelage dürfen keine Fährten gelegt werden. Sollte nach dem Legen der Fährten eine Neue fallen, so können die Fährten gearbeitet werden.

– Der Verlauf der Fährte darf in Richtung der Fährte für den Hundeführer nicht erkennbar sein. Die zur Orientierung der Richter dienenden Markierungen dürfen einen Durchmesser von 5 cm nicht überschreiten.

– Die Fährten müssen bei Fährtenlängen von 600 m 12 bis 24 Stunden und bei Fährtenlängen von 1000 m 18 bis 24 Stunden über Nacht stehen.

– Beim Tupfen bzw. Spritzen der Fährte beträgt die verwendete Schweißmenge je Fährte bei Fährtenlängen von 600 m und 1000 m jeweils 250 ml. Es ist Schalenwildschweiß zu verwenden. Sollte dieser nicht oder nicht in genügender Menge zur Verfügung stehen, ist Hammel- oder Rinderblut, in welches eine Nacht vor der Verwendung das Geräusch vom frischerlegten Schalenwild (Lunge, Herz usw.) zu hängen ist, oder Hammel- oder Rinderblut gemischt mit Schalenwildschweiß zu verwenden.

Chemische Zusätze, außer Kochsalz, sind zwecks Haltbarmachung von Schweiß und Blut nicht gestattet. Eine Aufbewahrung von Schweiß und Blut im Kühlschrank vom Zeitpunkt der Gewinnung bis zur Verwendung ist erlaubt, sie soll aber nicht länger als 72 Stunden sein. Die Verwendung von tiefgekühltem Schweiß und Blut ist zulässig.

Getretene Fährten sind mit den Schalen von Rot- oder Schwarzwild mittels Fährtenschuh herzustellen. Die Schalen dürfen nicht älter als drei Tage sein und es dürfen mit ihnen höchstens

71

drei Fährten getreten werden. Zur Vorprüfung sind die Fährten mit den Schalen von Rotwild zu treten.

- Vor der Prüfung des Hundes ist am Ende der Fährte ein Stück Schalenwild (nachfolgend Stück genannt), möglichst von der gleichen Wildart wie der verwendete Schweiß oder die verwendeten Schalen im Beisein eines Richters frei und nicht verdeckt hinzulegen. Das Stück muß ordnungsgemäß versorgt sein, alle Verletzungen bis auf den Schußkanal sind zu vernähen. Nach dem Legen des Stückes entfernen sich Wildträger und Richter in Verlängerung der Fährte unter Beachtung des Windes mindestens 100 m und begeben sich in Deckung, so daß sie vom Hundeführer nicht gesehen und vom Hund nicht wahrgenommen werden können.
  Für jede Richtergruppe ist eine Ersatzfährte vorzubereiten.

Durchführung der Prüfung:

- Die Reihenfolge der Arbeit der Hunde und die Zuordnung in einer Richtergruppe, die bei der Schweißarbeit aus drei Richtern besteht, wird zu Beginn der Prüfung durch das Los entschieden, das der Hundeführer bei der Anmeldung zu ziehen hat. Dem Hundeführer wird bei Anlagenprüfungen, Eignungsprüfungen und Gebrauchsprüfungen (mit Ausnahme der für Alpenländisch-Erzgebirgler Dachsbracken, Slowakische Bracken und Basset-Hounds) der Anschuß durch die Richter gezeigt. Der Hund ist am mindestens 6 m abgedocktem Schweißriemen und Schweißhalsung oder Suchengeschirr zu führen. Der Hundeführer soll durch möglichst selbständige Arbeit seines Hundes zum Stück gelangen.
- Hat der Hundeführer den Eindruck, daß sein Hund von der Fährte abgekommen ist, so kann er ihn erneut anlegen, wobei umschlagen und zurückgreifen bis zum letzten Wundbett oder auf den ersten 200 m bis zum Anschuß gestattet sind.
- Der Hundeführer kann seinen Hund durch Zuspruch beeinflussen, z. B. loben oder das Folgen einer Gesundfährte verwehren, zur Ruhe mahnen, zeitweilig ablegen usw.
- Dem Hundeführer ist es gestattet, die Fährte zu verbrechen.
- Bei der Riemenarbeit folgen zwei Richter dem arbeitenden Hund. Durch sie sind die Markierungen des Verlaufs der Fährte sofort zu entfernen.
- Werden vom Hund die Wundbetten verwiesen, so sollte dies

vom Hundeführer durch Legen eines Bruches in das Wundbett oder durch Heben eines Armes dem Richter kundgetan werden.

- Zuschauer dürfen den Hund nur mit Einwilligung des Hundeführers und der Richter in einem Abstand von mindestens 50 m und nicht auf der Fährte folgen.

- Wechselt Wild sichtig für den Hund oder den Hundeführer über die Fährte oder wird vor ihnen flüchtig, so kann auf Antrag des Hundeführers zur Beruhigung des Hundes eine Pause bis zu 15 Min. eingelegt werden.

- Bei Anlagenprüfungen, Eignungsprüfungen und Gebrauchsprüfungen (mit Ausnahme der für Alpenländisch-Erzgebirgler Dachsbracken, Slowakische Bracken und Basset-Hounds) können die Richter zweimal ein erneutes Anlegen anordnen und dem Hundeführer die Fährte zeigen. Das wird dann erforderlich, wenn mit Sicherheit anzunehmen ist, daß der Hund die Fährte trotz Bögeln nicht mehr finden kann oder daß die Nachbarfährten gefährdet sind. Wären die Richter ein weiteres Mal gezwungen, ein Anlegen anzuordnen, erhält der Hund im Prüfungsfach die Note 0.

- Bei der Erschwerten Schweißprüfung, der Vorprüfung und der Gebrauchsprüfung für Alpenländisch-Erzgebirgler Dachsbracken, Slowakische Bracken und Basset-Hounds dürfen die Richter den Hundeführer zweimal darauf aufmerksam machen, daß der Hund von der Fährte abgekommen ist. Die verlorengegangene Fährte dürfen sie dem Hundeführer nicht zeigen. Dieser hat mit seinem Hund die Fährte selbständig, ohne fremde Hilfe, wieder zu suchen und dann weiter zu arbeiten.

Bei allen Schweißprüfungen kann der Hundeführer seinen Hund als Totverbeller oder Totverweiser prüfen lassen.

Der *Totverbeller* hat folgende Anforderungen zu erfüllen: Der Totverbeller ist am letzten Wundbett (etwa 200 m vor Fährtenende) der jeweiligen Schweißprüfung zu schnallen und hat uns die Fährte frei bis zum Stück auszuarbeiten. Beim Schnallen darf der Hund durch den Hundeführer nur mit einmaligem Kommando zum Totverbellen geschickt werden. Der Hundeführer erwartet den Laut des Hundes an der Stelle, wo der Hund geschnallt wurde. Spätestens 5 Min. nach dem Schnallen muß der Hund das Stück verbellen. 5 Min. nach Beginn des Verbellens kann der Hundeführer seinem Hund entgegengehen. Kommt der Hund zurück (gleich ob er zum Stück gefunden hat oder nicht), so kann er noch zweimal zum Totverbellen geschickt werden. Der Hund kann auch noch zweimal zum Verbellen aufgefordert werden, wenn er nicht zurückkommt und keinen Laut gibt. Spätestens 5 Minuten nach der jeweiligen Aufforderung muß er das Stück verbellen. Verbellt er auch dann nicht, hat er bis zum Stück Riemenarbeit zu leisten. Das Anlegen nach Versagen des Hundes als Totverbeller zählt nicht als erneutes Anlegen bei der Riemenarbeit. Anschneider und Hunde, die beim Totverbellen versagten und 30 Minuten nach dem Schikken nicht zurückgekommen sind, scheiden aus der Prüfung aus, ausgenommen Hunde, die ein krankes Stück Schalenwild stellen und binden. Beim *Totverweisen* wird gefordert: Bei als Totverweiser gemeldeten Hunden ist durch den Hundeführer den Richtern vor Beginn der Riemenarbeit die Art des Verweisens mitzuteilen. Der Totverweiser ist am letzten Wundbett der jeweiligen Schweißfährte zu schnallen und mit einmaligem Kommando zum Totverweisen zu schicken. Der Totverweiser hat die Fährte frei zum Stück auszuarbeiten und innerhalb von 6 Min. zum Hundeführer zurückzukehren und entsprechend der erklärten Art das Stück zu verweisen. Der Totverweiser soll am Stück nicht lange verweilen. Der Bringselverweiser muß am Stück das Bringsel aufnehmen. Nach Rückkehr zum Hundeführer hat er in der vorher angegebenen Art zu verweisen (Anspringen, Wälzen, Anbellen, Bringsel im Fang, Schweißriemen in den Fang nehmen usw.).

Beim Führen zum Stück ist keine Riemenarbeit statthaft. Kommt der Hund zurück (gleich ob er zum Stück gefunden hat oder nicht) und verweist nicht entsprechend, so kann der Hund noch einmal zum Verweisen geschickt werden. Er muß innerhalb von 6 Minuten zum Hundeführer zurückkehren. Verweist er auch dann nicht, dann hat er die Fährte vom 2. oder 4. Wundbett an am Riemen auszuarbeiten. Das Anlegen nach Versagen des Hundes als Totverweiser zählt nicht als erneutes Anlegen bei der Riemenarbeit. Zur erschwerten Schweißprüfung hat der Hund neben der Riemenarbeit eine Vorsuche zu zeigen.

Die Anforderungen an die *Vorsuche* sind: Der Hund soll etwa 20 m vor dem Anschuß zur Vorsuche geschickt werden. Er soll unter Bögeln den Anschuß finden und deutlich verweisen. Dabei ist ihm mindestens der halbe Riemen zu geben. Dem Hundeführer ist die Richtung, in der der Anschuß liegt, zu zeigen. Findet der Hund den Anschuß nicht oder verweist ihn nicht, so muß er zumindest im Zeitlimit zur Fährte finden und die Riemenarbeit aufnehmen. Der Hund hat 5 Min. Zeit zum Finden. Bei der Benotung der Vorsuche sind im Verlauf der Riemenarbeit gezeigte Leistungen mit heranzuziehen.

Weiterhin wird bei jeder Schweißprüfung das Fach Pirschen und Ablegen mitgeprüft (vgl. Abschnitt 4.6.1.). Bei Fährtenlängen von 600 m beträgt das Ablegen 10 Minuten, nachdem nach zwei und sechs Minuten ein Schuß abgegeben wurde. Bei Fährtenlängen von 1000 m (außer der Vorprüfung) werden die Hunde 20 Minuten abgelegt. Die Schüsse fallen nach 3 und 15 Minuten (s. Anhang)

2.3.2. Natürliche Rotfährte

Unabhängig von der Einarbeitung auf der Kunstfährte können bereits ab einem Alter von 3 bis 4 Monaten kurze Totsuchen gearbeitet werden. Schon 50 oder 100 m genügen. Entsprechend dem Alter des Hundes sollten diese Arbeiten aber immer erfolgreich sein.

Die Angst mancher Hundeführer, daß ihr Hund nach Naturfährten keine Kunstfährten mehr arbeitet ist unbegründet. Hunde, die konsequent auf das Verfolgen einer „Duftspur" eingearbeitet sind, folgen jeder Fährte auf die sie angesetzt werden. Entscheidend ist, daß sie gelernt haben, am Ende der Duftspur ist „Erfolg" (Beute oder Spiel mit dem Meuteoberhaupt Hundeführer).

Der Hund arbeitet nach Naturfährten Kunstfährten nur dann lustlos, wenn er die Erfahrung gemacht hat, daß am Ende der Kunstfährte eine „alte Schwarte" liegt, von der für ihn kein Reiz ausgeht.

Auf Grund der Differenzierungsleistung seiner Nase ist er in der Lage, zu unterscheiden, was für einer Fährte er folgt. Dazu kommt sein instinktives Verhalten, daß alles kranke und schwache Wild eine leichte Beute ist.

Die Arbeitsfreude des Hundes bei Nachsuchen wird ebenfalls davon bestimmt, an welchem Wild er zuerst Erfolg hatte. Dominiert im Jagdgebiet Rotwild, ist es günstig, die erste erfolgreiche Nachsuche auf Rotwild durchzuführen und möglichst auch die erste Hetze. Ebenfalls sind in der Ausbildung Gesundfährten zu nutzen, um ihn fährtensicher zu machen. Die Gesundfährten werden als Einzelfährte von Rot-, Schwarz-, Dam- oder auch Muffelwild gearbeitet, bei einer Mindeststehzeit von 4 Stunden.

Sie sind nur soweit zu arbeiten, wie sie kontrollierbar sind. Für den Hund ist das ein gutes Training für Krankfährten ohne Schweiß.

Für die natürlichen Wundfährten treffen die gleichen Regeln der Arbeit in der Ausbildung zu, die bereits bei den Kunstschweißfährten vorgestellt wurden:
— nur kalte Fährten arbeiten;
— immer vom Anschuß aus arbeiten;
— dem Hund langen Riemen geben, ihn selbständig arbeiten lassen und Zeit lassen zum korrigieren;
— am Ende der Fährte muß der Hund Erfolg haben;
— den Hund nur schnallen, wenn das kranke Wild als solches erkannt ist,

Am schnellsten werden junge Hunde verdorben bei Freiverlorensuchen nach einer erfolglosen Riemenarbeit. Wenn sie dann noch an gesundes Wild kommen und hetzen, werden sie bei der nächsten Riemenarbeit jede frische Verleitfährte anfallen oder die Nase hochnehmen. Nachdem ein Hund auf natürlichen Wundfährten Erfahrungen gesammelt hat, sind gute Arbeiten zu nutzen, um das Leistungszeichen Schweiß Natur zu erwerben oder die Hauptprüfung abzulegen.

Leistungszeichen Schweiß Natur „N"

Die Anforderungen für den Erwerb des Leistungszeichens Schweiß Natur „N" sind entsprechend der Prüfungsordnung folgende:
— Hunde, die eine Schweißprüfung abgelegt haben und erfolgreiche Arbeit auf der natürlichen Wundfährte des Schalenwildes leisten, kann durch die Zentralstelle auf Antrag des Hundeführers die Zusatzprüfung Schweiß Natur zuerkannt werden.
— Die natürliche Wundfährte muß eine Stehzeit von mehr als drei Stunden und mindestens eine Länge von 400 m aufweisen.
— Die Arbeit mit dem Hund muß auf der natürlichen Wundfährte des Schalenwildes durchgeführt worden sein.
— Bei Schneelage kann die Arbeit des Hundes auf der natürlichen Wundfährte nur anerkannt werden, wenn auf die natürliche Wundfährten eine Neue gefallen ist.
— Über die Arbeit des Hundes auf der natürlichen Wundfährte ist ein Bericht, Nachsuche auf natürlicher Wundfährte, durch den Hundeführer anzufertigen. Der Vordruck für den Bericht Form-

blatt 36 ist bei der Zentralstelle für Jagdhundwesen in Halle er-
hältlich.
- Der Bericht muß durch den Erleger des Wildes, den Jagdleiter
  und den Vorsitzenden der Jagdgesellschaft bestätigt werden.
- Durch den Hundeführer sind der Bericht in zweifacher Ausferti-
  gung und der Abstammungsnachweis des Hundes an die Zentralstelle zu senden (s. Anhang).

Hauptprüfung

Hunde, die eine Erschwerte Schweißprüfung abgelegt haben oder
denen das Leistungszeichen Schweiß Natur zuerkannt wurde,
gleich welcher Rasse, können eine Hauptprüfung ablegen (vgl. Abschnitt 4.6.2.). Die Riemenarbeit erfolgt auf kalter natürlicher
Wundfährte des Schalenwildes, außer Rehwild.

Muster für das Nachsuchenbuch (Beispiel)

Rasse:	
Name des Hundeführers:	
Wohnort:	
Name des Hundes:	Wurfdatum: Nr.:
Anschuß Tag/Uhrzeit:	*05. 12. 85/15,45*
Jagdgesellschaft:	*x*
Jagdgebiet:	*J*
Sitz des Schusses:	*Weidwund*
Geschoßart:	*7 x 65*
Wildart:	*Hirsch*
Nachsuche:	*18 Std.*
Nachsuche nach Einsatz anderer Hunde:	*nein*
Riemenarbeit:	*600 m*
Hetze:	*200 m*
Fährtenlaut, Sichtlaut, stumm:	*sil*
Wildursprungschein Nr.:	*z*
Masse des Stückes:	*96 kg*
Unterschrift:	*(Schütze/Jagdleiter)*

Suchennachweis

Jeder Hundeführer, der mit seinem Hund Nachsuchen durchführt, legt sich ein Nachsuchenbuch an. Das Nachsuchenbuch ist der Nachweis für die erfolgreiche Arbeit seines Hundes. Es dient aber auch den Jagdgesellschaften und Zuchtleitungen als Unterlage für statistische Auswertungen und der Zuchtwertermittlung. In der Verfügung über die Aufgaben im Jagdhundewesen der DDR vom 26.9.1984 wird unter Punkt 5.3. Aufgaben der Jagdgesellschaft gefordert: „Bei jeder Jagdausübung auf Schalenwild muß für Nachsuchen ein auf Schweiß geprüfter Jagdhund einsatzbereit zur Verfügung stehen. Jede durchgeführte Nachsuche auf Schalenwild (auch wenn Wild nicht zur Strecke kam) ist vom Führer des Jagdhundes in ein Nachsuchenbuch einzutragen und durch Unterschrift des Schützen und des zuständigen Jagdleiters bzw. des Vorsitzenden der Jagdgesellschaft bestätigen zu lassen."

3.

Anforderungen an Jäger
und Hundeführer

Das weidmännische Verhalten eines Jägers wird nicht allein durch die Abgabe eines Schusses bestimmt, sondern beinhaltet sein Verhalten gegenüber dem Wild, beim Suchen und Finden des beschossenen Stückes bis zur weidgerechten Versorgung.

Die Anforderungen für eine erfolgreiche Nachsuche gliedern sich in Forderungen vor dem Schuß und nach dem Schuß. Vor dem Schuß ist durch den Jäger die Treffgenauigkeit seiner Waffe zu prüfen, das Wild sicher anzusprechen und der Standpunkt des Wildes genau einzuprägen mit Hilfe von Hilfspunkten im Gelände.

3.1. Ansprechen des Wildes

Vor dem Schuß ist durch genaues Beobachten und Beurteilen des Verhaltens und der äußeren Erscheinungsform das Wild genau anzusprechen. Ansprechen ist richtiges Erkennen und Beurteilen von Wild zwecks Durchführung des Wahlabschusses. Das Ansprechen des Wildes, die Kenntnis über die Abschußnotwendigkeit und -möglichkeit sind nach dem Schuß ebenso erforderlich. Pirschzeichen können in vielen Fällen nur richtig gedeutet werden, wenn das ungefähre Alter, die Stärke und das Geschlecht des Wildes bekannt sind. Für die Strategie der Nachsuche spielt die Kenntnis des Verhaltens des kranken Wildes eine entscheidende Rolle. Das Verhalten des beschossenen Stückes ist aber nur richtig einzuschätzen, wenn der Jäger und Hundeführer das Verhalten des gesunden Wildes, seine Gewohnheiten, Einstände und Wechsel kennt. Aus diesem Grunde sei auf einige allgemeine Regeln beim Ansprechen des

Schalenwildes hingewiesen. Schalenwild wird nach gesundem und krankem Wild angesprochen. Krankes Wild ist unabhängig von allen anderen Abschußkriterien zu strecken.

Das gleiche gilt für Stücke, die entsprechend der normalen Körperstärke des Wildes schwächer sind. Das schwache Stück fällt ebenfalls zuerst. Weitere Kriterien des Ansprechens neben dem Gesundheitszustand, Geschlecht und der Körperstärke ist die Ansprache nach dem Alter des Wildes und der Entwicklung der Trophäe bei männlichem Wild.

Da die Güteklasseneinteilung als Grundlage des Wahlabschusses auf die Altersklassen aufgebaut ist, kommt der Beurteilung des Alters am lebenden Stück große Bedeutung zu. Voraussetzung für das richtige Ansprechen ist Erfahrung und Übung in der grünen Praxis. Ein Buch kann dazu nur Anregung sein. Die Ansprache des Alters erfolgt bei männlichen Stücken nach der Trophäe, der äußeren Erscheinungsform und dem Verhalten. Bei weiblichem Wild wird die äußere Erscheinungsform und das Verhalten gewertet.

3.1.1. Rotwild – hirschgerechte Zeichen

Das Ansprechen der Hirsche sollte immer nach mehreren Kriterien erfolgen, da es stets Abweichungen vom Durchschnitt geben wird. Den Hundeführer interessiert beim Ansprechen der Hirsche, welche Hinweise seine *Fährte* gibt. Fährten genau zu unterscheiden ist erforderlich, wenn auf der Gesundfährte gearbeitet wird. Auch bei Nachhängen am Schweißriemen zeigt der Hund die Fährte und bei Kenntnis der hirschgerechten Zeichen kann jeder Jäger anhand der Fährten das Wild im Revier einschätzen.

Tabelle 2   *Durchschnittliche Schrittweite und Stärke der Tritte (nach* SCHUMANN *und* FISCHER *1979)*

	Schrittweite cm	Stärke der Tritte cm
Alter Hirsch	60...70	7,0...7,5
Mittelalter Hirsch	53...59	6,2...6,9
Geringer Hirsch	48...55	4,8...5,5
Tier	50	4,8...5,1
Wildkalb	32...35	3,4...3,8

Wenn die Jagd auf den Hirsch aufgeht, ist oft das Bestätigen anhand der Fährte die einzige Möglichkeit, einem alten heimlichen Feisthirsch auf die Schliche zu kommen. Der Feisthirsch ist als Waldgespenst verschrien. Er wird nicht gesehen oder gehört, aber fährten kann man ihn. In der Feistzeit ist das Äsungsangebot groß und Deckung überall vorhanden.

An der Fährte kann zwischen Hirsch und Tier, älterem und jungem Stück unterschieden werden. Die Fährte entsteht durch die einzelnen Tritte der Schalen. Der einzelne Tritt, der sich in der Fährte deutlich abhebt, wird Trittsiegel genannt (Abb. 9). Als Schalen wird der untere Teil des Laufes bezeichnet (Abb. 10). Die Schalen bestehen aus 2 Teilen, den eigentlichen Schalen und Ballen. Über den Ballen befindet sich das Geäfter (2 Afterklauen). Das Ge-

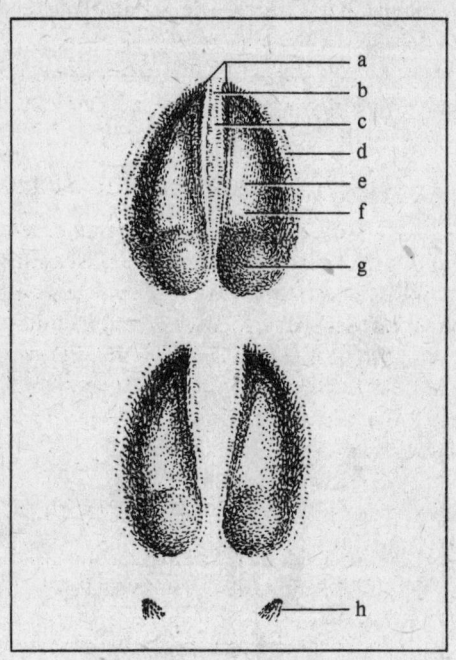

Abb. 9 Trittsiegel vom Hirsch (oben)
a Stümpfe, b Näslein, c Fädlein, d Sensel, e Burgstall,
f Pürzel, g Ballen
Trittsiegel vom Hirsch flüchtig (unten)
h Geäfter

äfter wird auch als Oberrücken bezeichnet. Die Ballen sind nach
außen gewölbt. Die Schalen gehen nach der Mitte nach innen, so
daß die Schalenwand (Sensel) sich am deutlichsten abdrückt. Zwischen den Schalen ist eine Furche oder Spalte, die Zwischenklauenspalte. In dem Trittsiegel, den das Rotwild hinterläßt, zeichnen
sich ab, das Geäfter, die Ballen, der Burgstall (Schalenunterseite),
das Fädlein (Zwischenklauenspalte), die Stümpfe (Schalenspitzen),
das Sensel (äußere Schalenwand).

Die Schalen der Vorderläufe sind beim Hirsch etwa 1 cm breiter
und länger als die der Hinterläufe. Die eigentlichen Schalen sind
doppelt so lang als die Ballen. Die Entfernung der einzelnen Tritte
voneinander ist die Schrittlänge. Die Schrittlänge eines Hirsches
ist größer als die eines Tieres. Schrittweite und Stärke der Tritte
sind aus der Tabelle 2 ersichtlich. Die Schalenlänge, gemessen von

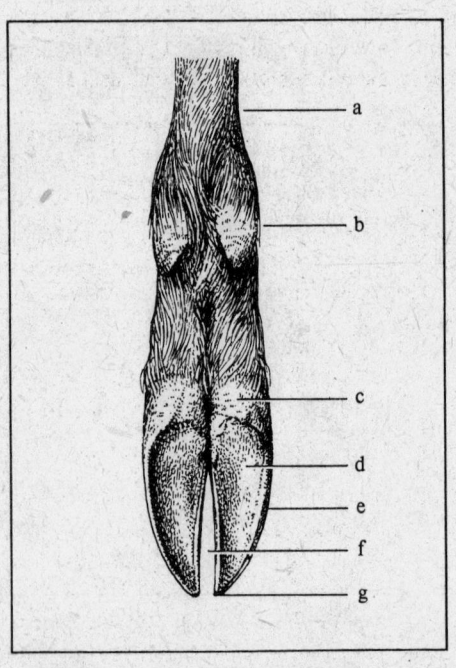

Abb. 10 Unterer Laufteil vom Rotwild
a Lauf, b Afterklaue (Geäfter), c Ballen, d Hohle, e Schalenrand,
f Zwischenklauenspalt, g Schalenspitze,

der Schalenspitze einschließlich der Ballen, ist beim geringen Hirsch und beim Kahlwild 7 bis 8 cm, beim starken Hirsch 1,5 cm länger.

Da die Stärke des Rotwildes in den Einstandsgebieten unterschiedlich ist, trifft das auch auf die Genauigkeit der Maße der Schalen zu. Darum sollte sich jeder interessierte Rotwildjäger durch eigene Messung am erlegten Wild eine Übersicht über die Stärke der Tritte verschaffen, um auch dadurch jagdbare von geringen Hirschen zu unterscheiden. Dabei ist zu beachten, daß die Tritte der einzelnen Hirsche stark variieren können und darum als alleiniges Merkmal für die Altersansprache aus der Fährte nicht herangezogen werden können. Ein sicheres Ansprechen ist möglich bei Beurteilung der Trittstärke und des Schrankes.

Als Schrank wird die Entfernung der Fährte zwischen den rechten und linken Läufen bezeichnet (Abb. 11).

Ein Hirsch schränkt stärker als ein Tier. Die einzelnen Trittsiegel des Hirsches sind runder und geschlossener als bei einem Tier, hier sind sie offener und nicht so deutlich. Die Tritte des Hirsches

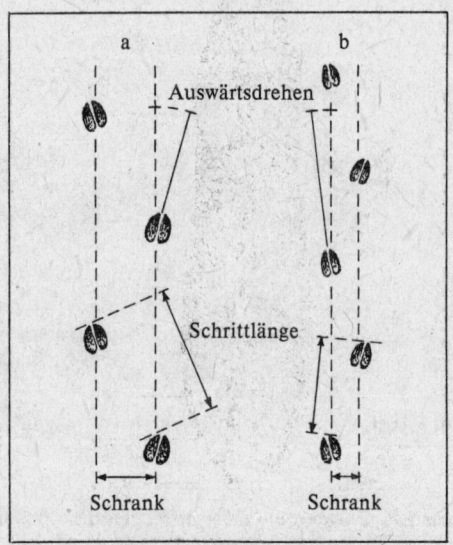

Abb. 11 Fährte des Rotwildes
a Hirschfährte, Schrank 10 bis 14 cm, Schrittlänge 50 bis 70 cm,
b Tierfährte, Schrank 5 bis 6 cm, Schrittlänge 45 bis 55 cm

werden mit zunehmendem Alter größer und geschlossener und der Schrank nimmt zu. Auf die genaue Kenntnis der Fährte wurde schon immer großen Wert gelegt. 48 Fährtenzeichen des Hirsches mußte ein hirschgerechter Jäger kennen. Dazu kamen noch 24 hirschgerechte Zeichen, auf die die Fährte keinen Einfluß hat. Im 14. Jahrhundert wurde vom Besuchsknecht die Kenntnis von 25 hirschgerechten Zeichen verlangt. Als die Bestätigung des Hirsches mit den Leithund im 18. Jahrhundert ihren Höhepunkt erreichte, stiegen die hirschgerechten Zeichen auf 72, aber bei dieser Anzahl der hirschgerechten Zeichen gibt es einige Doppelungen. Der Unterschied zwischen hohem Insiegel und Ausriß ist so gering, daß es schwerfällt, ihn genau zu bestimmen, ebenso ist es mit anderen Zeichen. Zum Ansprechen sind keine 72 hirschgerechten Zeichen erforderlich. Sicher wurde die Anzahl der Zeichen wahrscheinlich auch nur erhöht, um die Sache bis zur Perfektion zu treiben bzw. einen Status aufbauen zu können.

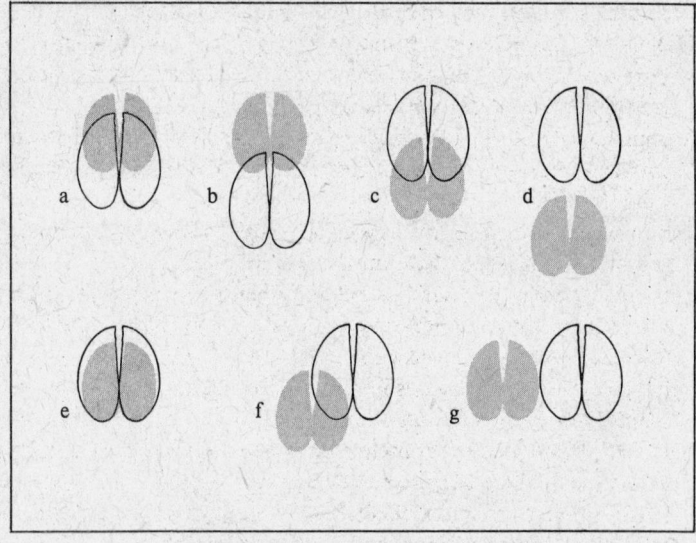

Abb. 12 Fährtengebundene hirschgerechte Zeichen
(dunkel – Hinterlauf, hell – Vorderlauf)
a Vierballenzeichen – nicht jagdbare Hirsche, b Übereilen – junge
Hirsche, c Ereilen – jagdbare Hirsche, d Zurückbleiben – alte Hirsche,
e Blenden, Reifchen, f Kreuztritt – jagdbare Hirsche, g Beitritt

Aber die Kenntnis der wesentlichsten Zeichen, um eine Hirsch-von einer Kahlwildfährte und einen geringen von einem jagdbaren Hirsch unterscheiden zu können, sind für das Bestätigen des zum Abschuß freigegebenen Hirsches und besonders für die Arbeit auf der Gesundfährte, unerläßlich. Ein Hundeführer, der einer Gesundfährte nachhängt, kann sich nur anhand der Fährtenzeichen von der gerechten Arbeit seines Hundes überzeugen und ihn so zur Fährtenreinheit erziehen.

Mit den folgenden hirschgerechten Zeichen läßt sich bei deutlichem Abdruck mehrerer Tritte ein Hirsch ansprechen. Hirschgerechte Zeichen können auch beim Kahlwild mehr oder weniger deutlich vorkommen. 32 Zeichen, davon 14 nicht an die Fährte gebundene Zeichen, unterscheiden den Hirsch vom Tier und den stärkeren vom geringeren Hirsch (Abb. 12).

Hirschgerechte Zeichen, die an die Fährte gebunden sind und auch beim Tier vorkommen können:

- Beitritt: Treten des Hirsches mit dem Hinterlauf neben den Vorderlauf. Dadurch stehen beide Tritte nebeneinander.
- Blenden: Der Hirsch tritt mit dem Hinterlauf etwas neben den Tritt des Vorderlaufs. Der Tritt erscheint dadurch breiter als er tatsächlich ist, der Hirsch blendet.
- Beuchel: Bei einem Hirsch, der parallel zum Hang flüchtig wird, entstehen eiförmige Erhöhungen neben der Fährte durch seine Körpermasse.
- Burgstall: Durch den Zwang wird Boden in die Mitte der Schalen geschoben und es entsteht eine leichte Erhöhung.
- Ereilen: Treten des Hirsches mit dem Hinterlauf in den Tritt des Vorderlaufs. Durch den Hinterlauf wird die Hälfte bis $\frac{2}{3}$ des Trittes des Vorderlaufs überdeckt.
- Fädlein: Verlängerung des Näsleins im ganzen Zwischenklauenspalt. Beim Tier breiter als beim Hirsch.
- Insiegel: Boden oder Pappschnee, der beim Ziehen an den Schalen hängenbleibt und nur gelegentlich herunterfällt.
- Kreuztritt (Dreiballenzeichen): Der Hinterlauf deckt $\frac{1}{4}$ des Trittes des Vorderlaufs (einen Ballen), dadurch erscheinen 3 Ballen, häufig bei jagdbaren Hirschen.
- Näslein: An den Schalenspitzen entsteht ein Erdstreifen.
- Reifchen: Infolge des Blendens entsteht ein schmaler Erdstreifen vorn und an den Seiten im Trittsiegel.

- Schluß: Der Tritt des Hinterlaufs steht genau im Tritt des Vorderlaufs.
- Übereilen: Tritt des Hinterlaufs vor den Vorderlauf, er übereilt, kommt nur bei jungen Hirschen vor.
- Vierballenzeichen: Ergebnis des Übereilens, der Hirsch tritt mit dem Hinterlauf so weit vor den Vorderlauf, daß die vier Ballen zusammen zu sehen sind.
- Zurückbleiben (Hinterlassen, Erfüllung): Entgegengesetzt dem Übereilen, der Tritt des Hinterlaufs steht hinter dem Vorderlauf, besonders bei alten Hirschen kommt das Zurückbleiben vor.

Beim Hirsch:

- Abtritt: Der Hirsch schneidet mit den Schalen Pflanzenteile in der Fährte bei hartem Untergrund ab. Das Kahlwild quetscht dieselben nur.
- Ausriß: Pflanzenteile, die beim Ziehen des Hirsches mit den Schalen aus der Fährte gerissen werden.
- Auswärtsdrehen: Die Stellung der Tritte beim Hirsch ist nach außen gestellt. Beim Tier ist die Stellung fast parallel zur gedachten Längsachse des Ziehens.
- Ballen: Sind beim Hirsch länger als beim Tier, im Zusammenhang mit dem Zwang sieht das Trittsiegel des Hirsches dadurch herzförmig aus.
- Einschlag: Die abgetretenen Pflanzenteile können sich zwischen den Schalen klemmen und nach einiger Zeit herausfallen. Anhand des Anwelkgrades kann das Alter der Fährte bestimmt werden.
- Hohes Insiegel: Umgeklappte Bodenteile, die durch das Ziehen des Hirsches über feuchtes Gelände entstehen.
- Kranz (Kränzen): Abdruck der Schalen auf hartem Boden, so daß nur die Außenränder zu sehen sind.
- Lecklein: Beim Zurückbleiben entsteht infolge des Zwingens des Hinterlaufs eine kleine Vertiefung an den Schalenspitzen.
- Oberrücken (Afterklaue): Abdruck der Afterklaue hinter dem Schalenabdruck. Beim Hirsch stärker und stumpfer als beim Tier, ebenso weiter auseinandergespreizt.
- Reine Fährte: In lockerem oder feuchtem Untergrund steht die Fährte eines Hirsches durch die geschlossenen Tritte klarer als die eines Tieres.
- Scheibchen (Scheubel): Nach einem Regen bei trockenem Un-

terboden preßt der Tritt den feuchten Boden zusammen, so daß das Trittsiegel abgehoben werden kann.

- Schloßtritt: Tritt des Hinterlaufs im Bett des Hirsches, entsteht beim Aufstehen und kommt beim Tier nicht vor.
- Schrank (Schränken): Der Hirsch setzt die einzelnen Tritte nicht voreinander in einer Linie (wie z. B. der Fuchs), sondern die Tritte stehen seitwärts einer gedachten Mittelachse. Bei stärkeren Hirschen ist der Schrank größer als bei geringeren. Tiere schränken ebenfalls aber bedeutend geringer.
- Schrittweite: Ein Hirsch hat eine größere Schrittweite als ein Tier. Jagdbare Hirsche haben eine Schrittweite von 60 bis 100 cm (je nach Population) Ab 3. Kopf ist die Schrittweite größer als die eines starken Alttieres.
- Sensel: Abdruck der Schalenwände in lockerem oder nassem Untergrund, ist beim Hirsch deutlicher als beim Tier.
- Stärke des Trittes: Ein älterer Hirsch hinterläßt eine stärkere Fährte als das Tier. Hirsche vom 2. Kopf hinterlassen schon stärkeres Trittsiegel als ein Alttier.
- Stümpfe: Da beim Hirsch die Abnutzung der Schalenspitzen durch das Zwingen stärker ist als beim Tier, werden sie mit zunehmendem Alter immer runder.
- Übermachtes Zwingen: Durch das stärkere Zwingen der Hinterläufe sehen die Tritte bedeutend kleiner aus, als die der Vorderläufe, wenn die Tritte der Hinterläufe in denen der Vorderläufe stehen (s. Schluß).
- Zwang (Zwinger): Beim Ziehen drückt der Hirsch die Schalen zusammen und nach hinten. Dadurch wird Erde von vorn in die Hohle geschoben (siehe Burgstall).

Hirschgerechte Zeichen, die nicht mit den Schalenabdrücken in Verbindung stehen:

- Fegen: Wenn das Geweih fertig geschoben ist, wird der Bast an Bäumen und Sträuchern abgefegt.
  An den Fegestellen kann man einen starken von einem geringen Hirsch unterscheiden, ebenfalls an der Zeit des Fegens, alte Hirsche fegen zuerst.
- Kirchgang: Zieht der Hirsch von der Äsung zu Holze, so zieht er langsam.
- Knacken der Läufe: Beim Ziehen knacken beim Hirsch häufig die Gelenke, besonders bei jagdbaren Hirschen.

- Losung: Hirschlosung ist rund mit einer abgeflachten, nach innen gewölbten Seite, so daß sie wie eine Eichel aussieht. Die Tierlosung ist beerenförmig – hüglich. Die Hirschlosung ist in der Feistzeit breiig, so daß sie in Fladen vorkommt. Zur Brunft und im Winter ist die Hirschlosung kleiner (Abb. 13).
- Nässen: Hirsche nässen zwischen die hintereinanderstehenden Tritte. Das Kahlwild näßt zwischen die nebeneinanderstehenden Tritte.
- Plätzen: Mit den Läufen freigeschlagene Stellen, wo sich der Hirsch niedertut. Besonders in der Brunft verschafft er sich damit Kühlung.
- Scherzen: Mit dem Geweih wirft der Hirsch Erde und Pflanzenteile in die Luft, oder junge Hirsche schlagen in der Feistzeit mit den Geweihen zusammen, was gut zu hören ist, besonders nachts ergibt es ein klapperndes Geräusch.
- Schlagen: Nach dem Fegen schlägt der Hirsch während der Feistzeit und der Brunft mit dem Geweih an Bäume und Sträucher. Er bearbeitet sie so, als wären sie seine Gegner.
- Suhle: Am Rand der Suhle findet man in weichem Boden oft den Abdruck einer Stange des Hirsches, daraus läßt sich die Stärke und eventuell auch die Endenzahl ablesen.
- Tauschlag: Beim Ziehen durch nasses Gras, Klee o.ä. hinterläßt der Hirsch eine breite, dunkelgrüne Spur. Kommt auch bei ande-

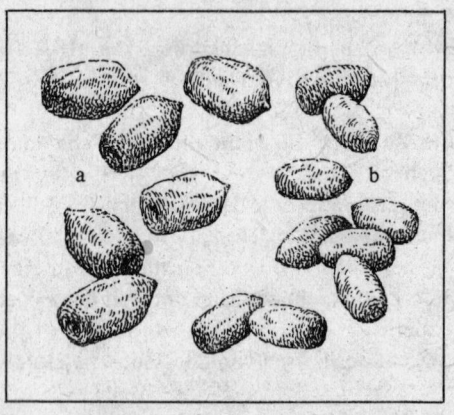

Abb. 13 Losung des Rotwildes
a Hirschlosung, b Tierlosung

rem Wild vor, aber nicht so breit. Der Tauschlag wird als 1. hirschgerechtes Zeichen angesehen, da er frische Fährten im Revier anzeigt.

– Wenden (Gewend, Himmelszeichen): Umgedrehte Blätter und abgebrochene Äste in Geweihhöhe, entsteht beim Ziehen durch dichten Bestand.

– Widergang: Der Hirsch wechselt auf seiner Fährte zurück und biegt meist rechtwinklig ab. Den Widergang macht der Hirsch bevor er in seinen Einstand zieht und krankgeschossene Hirsche, wenn sie ein Wundbett annehmen.

– Wimpelschlagen: Auseinanderschlagen von Ameisenhaufen mit dem Geweih oder auch mit den Läufen, besonders in der Feistzeit und Brunft.

Es werden weitere hirschgerechte Zeichen unterschieden, die das Ansprechen der Hirsche ermöglichen.

Der Hirsch ist stärker und wirkt darum massiger als ein Tier im Wildbret.

Bei alten Hirschen und nach der Brunft erscheinen die Hirsche vorn massiger als hinten. Der Hirsch ist am Bauch dunkler als ein Tier, besonders in der Brunft.

Beim Ziehen hält sich der Hirsch aufrechter als ein Tier, junge Hirsche tragen das Haupt beim Ziehen höher als ältere Hirsche. Hirsche wechseln oft auf Schneisen, Wegen usw., auf dem Feld wechselt er gern mit den Furchen, das Kahlwild zieht öfter quer zu den Furchen.

Im Brunftrudel zieht er als letzter oder hält sich abseits. Während der Feistzeit stehen alte Hirsche allein in ihren Einständen, evtl. dulden sie ein oder 2 geringere Hirsche (Schneider). Hat sich ein Rudel aus angehenden jagdbaren Hirschen gebildet, werden sie meist durch den stärksten, aber ebenfalls jungen Hirsch, angeführt. Bei einem Rudel aus jagdbaren Hirschen zieht der stärkste oft zuletzt. Stehen geringe Hirsche mit im Rudel, halten sie sich meist am Rande auf. Am Anfang der Brunft stehen die jüngeren und mittelalten Hirsche zuerst beim Brunftrudel. Alte Hirsche nehmen nicht mehr so aktiv an der Brunft teil, sie haben meist nur ein oder zwei Stück Kahlwild bei sich. Sehr alte Hirsche halten sich oft in angrenzenden Gebieten des Hauptbrunftgebietes auf. WAGENKNECHT (1978) gibt folgende Altersmerkmale des Rothirsches (s. Tab. 3) an.

Tabelle 3   Zusammenstellung der Altersmerkmale des Rothirsches

Alter	Haupt	Träger	Haltung von Haupt und Träger	Rückenlinie
1jährig	von vorn schmal von der Seite spitz	sehr schlank	stark gewinkelt steil hochgereckt getragen	gerade zwischen Rücken und Trägeransatz deutliche Einsattelung
2jährig	von vorn schmal von der Seite spitz	sehr schlank Brunftmähne zwar sehr schwach, aber deutlich vorhanden	stark gewinkelt steil hochgereckt getragen	gerade zwischen Rücken und Trägeransatz deutliche Einsattelung
3- 4jährig	breiter, aber doch schmal wirkend	schlank Brunftmähne schon ausgeprägt	stark gewinkelt steil hochgereckt getragen	gerade zwischen Rücken und Trägeransatz deutliche Einsattelung
5jährig	breiter und nicht mehr so spitz, in Kehlgegend wächst „Wamme"	stärker und durch Mähne breiter wirkend	ein ruhiges Ziehen nicht mehr so steil getragen	Widerrist, wird stärker Einsattelung noch deutlich vorhanden
6- bis 9jährig	breite Wamme schon gut ausgebildet Haupt dadurch stumpfer dreieckig und kürzer wirkend	stark und breit gedrungen mit starker Mähne kürzer wirkend	im ruhigen Ziehen werden Haupt und Träger vorgereckt und tiefer getragen	Widerrist, tritt immer stärker hervor Einsattelung verschwindet allmählich

Figur	Zeitpunkt des Abwerfens Fegens	Geweih	Fährte
an Wildbret gering sehr schlank Rumpf nach hinten verjüngt Masse ruht gleichmäßig auf Vorder u. Hinterläufen ausgesprochen hochläufig wirkend	Mai September	Spieße stehen in gerader Verlängerung der Rosenstockachse	übereilt (Vierballenzeichen) wenig Schrank
wie vor am Wildbret aber bedeutend stärker	April Anfang August	Stangen stehen nicht in gerader Verlängerung der Rosenstockachse, sind zurückgekämmt	übereilt Vierballenzeichen wenig Schrank
	Ende März bis Anfang April Ende Juli	beim jungen Hirsch Winkel zwischen Stange Augsprosse spitz bis rechtwinklig	wie vor Schrank schon weiter
ausgewachsen, Masse nimmt noch zu und beginnt sich nach vorn zu verlagern	Mitte März bis Ende Juli	Masse des Geweihs liegt beim Zukunftshirsch oben, mit 6 bis 7 Jahren kommt der Hirsch dem Geweih nach aus der Klasse der geringen zu den starken Hirschen vom 4. bis 5. Kopf an bekommen die Spitzen der Augsprossen Schwung nach oben	
Masseverlagerung nach vorn vollendet sich, Vorderläufe haben die Hauptlast zu tragen durch den massigen breiten Körper wirken die Läufe kürzer in der Feistzeit „Geheimratsbauch"	1. Märzhälfte Mitte Juli		ereilt (Hinterlauf wird in den Tritt des Vorderlaufes gesetzt) weiter Schrank

Alter	Haupt	Träger	Haltung von Haupt und Träger	Rückenlinie
10- bis 14jährig	stumpfdreieckig, sehr starke Wamme, bullig und kurz wirkend, Haupt und Träger bilden fast eine einheitliche Masse	sehr stark breit und wuchtig mit starker Mähne kurz wirkend	im ruhigen Ziehen werden Haupt und Träger fest waagerecht gehalten, Haupt macht bei jedem Schritt nickende wiegende Bewegungen	starker Widerrist der massigen Träger geht fast ohne Übergang in den Körper über
15- und 16jährig	grau hebt sich hell vom Körper ab			
16- und 18jährig	Hirsch erreicht seine natürliche Altersgrenze			

Beim Kahlwild wird zwischen Kälbern, Schmaltieren, Alttieren und Gelttieren unterschieden.

Die Kälber sind auf Grund ihres Alters und der Größe am einfachsten anzusprechen. Schwieriger wird es schon zwischen Schmaltier, übergangenem Schmaltier und jungem Alttier zu unterscheiden. Das Verhalten kann dazu nicht immer Aufschluß geben. Nach dem Setzen im Juni–Juli stehen Alttiere und Schmaltiere oft allein und wenn das Kalb abgelegt wurde und das Tier zum Äsen zieht, ist die Ansprache kompliziert. Neben dem Verhalten ermöglicht die Beurteilung nach dem Habitus ein Ansprechen der Tiere. Als Altersmerkmale werden beurteilt die Körperstärke, das Haupt, die Figur, besonders die Bauchlinie, das Gesäuge (Spinne), der Spiegel.

Das Kahlwild steht außerhalb der Brunft in Familienverbänden. Dazu gehören: Tier, Kalb, Schmaltier oder Schmalspießer und in

Figur	Zeitpunkt des Abwerfens Fegens	Geweih	Fährte
schwer massig Körper nach hinten abfallend Vorderläufe scheinen fast unter der Mitte des Körpers zu stehen Entfernung vom Äser bis zum Blatt ist größer als vom Blatt bis zum Wedel kurzläufig wirkend	Ende Febr. Anfang Juli	Geweih kommt auf die Höhe der Entwicklung Winkel zwischen Stange und Augsprosse stumpf	hinterläßt (Hinterlauf wird hinter den Tritt des Vorderlaufes gesetzt) sehr weiter Schrank
		Masse des Geweihs verlagert sich nach unten, Beginn des Zurücksetzens	
„Hängeknie" Vorderläufe nach vorn eingeknickt		starkes Zurücksetzen	

Kahlwildrudeln, die sich aus mehreren Familienverbänden zusammensetzen.

Im Rudel führt ein Leittier, meist ein führendes mittelaltes bis altes Alttier, danach kommt das Kalb und dann das Schmale, es folgt wieder Tier, Kalb, Schmales usw., am Ende des Rudels kommen nicht führende Stücke, überalterte Tiere (Gelttiere) und verwaiste Kälber. Das Schmaltier erscheint auf Grund seiner schlanken Gestalt hoch auf den Läufen, hat ein schmales aber nicht langes Haupt, kurze Lauscher, die Bauchlinie ist fast waagerecht und der Spiegel ist in der Mitte eingeschnürt, wie x-förmig. Übergangene Schmaltiere setzen erst am Ende des 3. Lebensjahres, sie wurden zur Brunft nicht beschlagen, also „der Hirsch hat sie übergangen" oder sie waren noch nicht brünftig.

Im Habitus sind sie schon mehr jungen Tieren ähnlich, doch ist bei ihnen keine Spinne zu sehen und der Spiegel ist eingeschnürt.

Tabelle 4   Altersmerkmale des Kahlwildes (nach FISCHER, SCHUMANN *und* LAMSTER *1983)*

	Haupt	Träger	Figur	Verhalten
Kalb	klein, zierlich kindlicher Ausdruck	schlank aufrecht	zierlich schlank, hoch auf den Läufen	starke Mutter-Kind-Beziehungen, immer beim Tier Decke heller als beim Hirschkalb, beim Nässen Hockstellung
Schmaltier	länglich, schmal jugendlich	schlank aufrecht	schlank, hochläufig, Rückenlinie gerade, Bauchlinie nach hinten ansteigend	noch starke Mutter-Kind-Beziehungen, nur zur Brunft unterbrochen, geht als erste in die Brunft
Junges Tier	schlank	stärker, etwas kürzer	ausgeglichene Körperproportionen, Rückenlinie gerade, Bauch leicht gewölbt	aufmerksam starke Mutterbeziehungen zum Kalb brunftet später als Schmaltier
Mittelaltes Tier	etwas länger und breiter	stärker kürzer geringe „Vorbrust"	ausgeglichen Rücken leicht gewölbt, Bauch leicht hängend kurzläufiger	beste Tiere des Rudels, sehr aufmerksam, schon als Leittier gehend, brunftet Ende September
Altes Tier	lang und trocken, Jochbögen	stark, Drosselknopf sichtbar	Widerrist und Kruppe treten hervor, Senkrükken, Hängebauch, Körpermasse in der Mitte	meist als Leittier sehr erfahren, vorsichtig und aufmerksam
Überaltertes Tier	lang und knochig, grobe Züge, Farbe hell	dünn starker Drosselknopf	grobknochig eingefallene Flanken starker Senkrükken, tiefer Hängebauch und Hängeknie	häufig als letztes Stück im Rudel nicht mehr als Leittier, brunftet nicht mehr sehr vorsichtig

Junge Tiere, 3- bis 4-jährig, sehen den Schmalen noch sehr ähnlich, Haupt und Lauscher erscheinen länger, die Bauchlinie ist leicht gewölbt, der Spiegel ist rechteckig, die Spinne ist vorhanden. Die Spinne ist ein sicheres Zeichen dafür, ob es ein führendes Tier ist oder nicht. Sie ist nur zu erkennen, wenn das Gesäuge prall gefüllt ist.

BUSCH und MILNIK (1983) schreiben dazu: „Es (das Gesäuge) ist nach dem Säugen zunächst kaum wesentlich größer als das Gesäuge eines nichtführenden Stückes". Vor dem Setzen läßt sich das Gesäuge noch gut erkennen, aber danach hängt das Erkennen hauptsächlich vom Milchfluß des Tieres ab. Mittelalte Tiere (4- bis 7-jährig) sind in der Körpermasse am stärksten, das Haupt ist lang und breit, die Figur rechteckig, sie stehen nicht mehr hoch auf den Läufen, Widerrist und Kruppe heben sich ab, die Bauchlinie ist gewölbt, der Spiegel ist rechteckig.

Alte Tiere (8- bis 10-jährig) zeigen schon deutliche Altersmerkmale, das Haupt ist lang und trocken, die Lauscher sind groß und lang, die Gesichtsfarbe wird grau, Widerrist und Kruppe treten deutlich hervor, die Bauchlinie hängt deutlich durch.

Überalterte Tiere (über 11 Jahre) erscheinen knochig, das Haupt ist lang und trocken, die Jochbögen heben sich deutlich ab, ebenso die Tränengruben. Der Träger ist dünn, die Rückenlinie und Flanken sind eingefallen. Die Bauchlinie hängt deutlich durch. Das Hängeknie ist zu sehen. Sie machen einen struppigen Eindruck, da sie spät und langsam verfärben (vgl. Tab. 4).

3.1.2. Schwarzwild

Das Schwarzwild wird hauptsächlich auf Grund der Körpermasse angesprochen. In der Rotte ist das am einfachsten, aber bei einzelnen Stücken braucht man dazu Übung und Erfahrung. Wie oft wird eine Nachsuche auf ein hauendes Schwein durchgeführt und dann sitzt ein starker Frischling im Wundbett (oder umgekehrt). Schlechte Sicht, falsche Einschätzung der Entfernung, nicht genaues Ansprechen und das Fehlen von Vergleichsstücken sind die Ursachen solcher falschen Einschätzungen. Schon das Ansprechen von männlichen und weiblichen Stücken bereitet Schwierigkeiten. Während bei allen anderen Schalenwildarten die Trophäe herangezogen werden kann, ist das beim Schwarzwild nicht möglich. Die

Waffen sind auch bei starken Keilern nur auf kurze Entfernung und bei günstigem Licht zu sehen. Das sicherste Merkmal zum Ansprechen ist der Pinsel, der beim Keiler recht deutlich zu sehen ist, ebenso können die Überläufer danach nach männlichen und weiblichen Stücken unterschieden werden. Vorsicht ist geboten, wenn bei führenden Bachen nur an einem Strich gesaugt wird, der sich dann ebenfalls recht deutlich abhebt und Anlaß zur Verwechslung bietet. Für das Ansprechen nach dem Alter ist das Verhalten, der Habitus und der Pürzel ausschlaggebend.

Frischlinge werden immer mit der Bache ziehen und sind an den Frischlingsstreifen in den ersten 6 Lebensmonaten zu unterscheiden. Überläufer ziehen in gemischten Rotten oder auch Überläuferrotten. Die Überläuferkeiler ziehen mit 1½ Jahren als Vagabunden oder in kleinen Trupps durchs Revier. Sie werden in keiner Rotte geduldet. Der Pürzel ist dünn, reicht bis an das Fersengelenk. Durch das Hochschieben der Oberlippe durch die Haderer bilden sich die Wülste. Bei weiblichen Stücken ist die Oberlippe immer

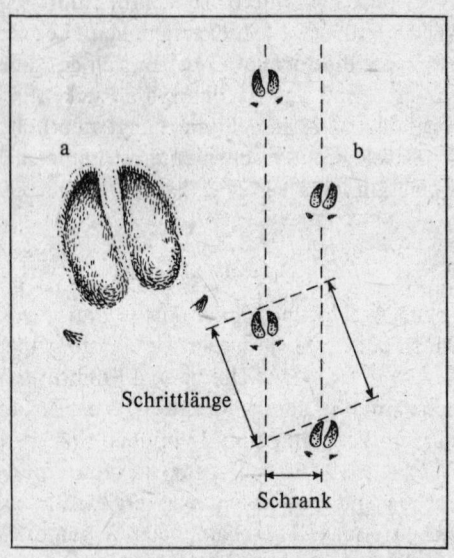

Abb. 14 Trittsiegel (a) und Fährte (b) des Schwarzwildes
Schrittlänge 45 bis 55 cm,
Schrank 5 bis 7 cm bei einem jagdbaren Keiler

gerade. Die nicht jagdbaren Keiler (2- bis 4 jährig) sind Einzelgän-
ger und stehen nur während der Rauschzeit bei der Rotte. Der Pürzel ist kräftig. Eine lange starke Quaste reicht über das Fersengelenk. Die jagdbaren Keiler (5 Jahre und älter), dulden keine Neben-
buhler und sind nur in der Rausche bei der Rotte. Sie wirken
schwer und massig, die Körpermasse ruht hauptsächlich auf den
Vorderläufen. Die Wülste sind deutlich aufgeworfen und der Pürzel ist lang und kräftig und reicht bis weit über das Fersengelenk.
Die reifen, alten Keiler sind das Hegeziel.

Bei den Bachen wird zwischen führenden und nichtführenden
Bachen unterschieden. Führende Bachen sind zu schonen. Kurz
vor dem Frischen sondert sich die Bache von der Rotte ab und
kann nach dem Frischen mit ihrem Nachwuchs eine eigene Rotte
bilden oder auch mit mehreren Bachen und Frischlingen. Solche
Rotten werden von einer Bache geführt, den Abschluß bildet meist
wiederum eine Bache. Führende Bachen sind am Gesäuge zu erkennen, die Striche sind meist gut ausgebildet.

Nach dem Alter werden die Bachen ebenfalls nach der Körperstärke und dem Pürzel angesprochen. Die Trittsiegel geben beim
Schwarzwild gleichfalls Aufschluß über die Stärke des Stückes und
damit auch über das ungefähre Alter.

Das Geschlecht kann aus der Fährte nicht erkannt werden. Beim
Tritt des Schwarzwildes ist neben dem Schalenabdruck zugleich
die Afterklaue oder das Geäfter mit zu sehen (Abb. 14). Das Geäfter drückt sich seitlich hinter den Schalen ab und reicht deutlich
über den Schalenabdruck hinaus.

Die zwei Schalenhälften haben eine unterschiedliche Länge, so
daß keine geschlossene Fährte wie beim Rothirsch entsteht. Die
äußere Schalenhälfte ist länger als die innere. Der Schrank und die
Schrittlänge bei Schweinen sind geringer als beim Rotwild. Die
Richtung der Tritte ist ebenfalls nach außen gestellt. Da Schwarzwild aber nicht so standardtreu wie Rotwild ist und z. B. Haupt-
schweine keinen Wechsel einhalten, ist ein Bestätigen nur mit Vor-
behalt möglich.

3.2. Verhalten des Schützen nach dem Schuß

Nach dem Schuß sind mehrere Vorgänge gleichzeitig zu beachten.
Das Wild ist bei der Schußabgabe genau zu beobachten (durchs

Feuer sehen) der Kugelschlag ist ebenso zu hören. Es ist sofort nachzuladen. Wenn das beschossene Stück nicht im Feuer liegt, bzw. die Schußzeichen auf keinen absolut tödlichen Schuß schließen lassen, dann sofort einen zweiten Schuß anbringen. Oft antworten Jäger auf die Frage, warum das kranke Stück nicht nochmals beschossen wurde, daß sie das Wild nicht zerschießen wollten und Angst hatten, die Trophäe zu treffen usw. Aber besonders bei starkem Wild ist es manchmal erforderlich, eine zweite Kugel anzutragen, um es zu strecken. Liegt das Wild im Feuer oder in Sichtweite, ist nach der Schußabgabe einige Zeit zu warten, bevor es in Besitz genommen wird. Ist das Wild nach dem Schuß flüchtig abgegangen oder weitergezogen, wird trotzdem gewartet. Einmal um das Wild, das vielleicht in der nächsten Dickung sitzt, krank werden zu lassen oder um sich selbst zu beruhigen. Sind 5 oder 10 Minuten vergangen, wird der Anschuß verbrochen und zwar die Stelle, wo angenommen wird, daß das beschossene Stück stand. Erst dann kann durch den Jäger der Anschuß selbst auf Pirschzeichen untersucht werden.

Dabei ist auch hier Ruhe erforderlich. Lautes Reden, Rufen oder Pfeifen kann das Wild zum Weiterziehen veranlassen. Sitzt das Wild in Sichtweite im Wundbett und muß ein Fangschuß angetragen werden, wird so angepirscht, daß das Wild den Feind „Mensch" nicht sieht. Erst durch das Sehen oder Wittern des Menschen wird das Bestreben zur Flucht ausgelöst. Die Untersuchung des Anschusses und der ersten Meter der Krankfährte durch den Schützen soll gründlich erfolgen, ohne dabei alles zu zertreten. Danach wird der Jagdleiter informiert und die Strategie für die Nachsuche abgesprochen. Das Nachlaufen und die eigene Quersuche richten nur Schaden an. Die Krankfährte wird vertreten oder der Schweiß mit den Schuhen überall verteilt. Das Stück wird aufgemüdet und geht dann so weit, bis es zusammenbricht. Die meisten Fehler, die durch die Schützen gemacht werden, sind das sofortige Folgen der Krankfährte oder das Ablaufen von Wegen, Schneisen, Gräben und Wiesen in Fluchtrichtung des beschossenen Stückes.

Es versteht sich von selbst, daß Nachsuchen mit der Taschenlampe jagdlicher Unfug sind und neben den Gefahren, die für den Schützen entstehen können, das kranke Wild nur unnötig beunruhigt wird. Nach dem Schuß ist Ruhe das oberste Gebot. Bei Pirschund Schußzeichen ist eine Nachsuche durchzuführen. Sind durch den Schützen keine Pirschzeichen gefunden, ganz gleich ob er annimmt gefehlt zu haben oder nicht, ist eine Kontrollsuche mit einem auf Schweiß geprüften Hund notwendig. Für die Kontrollsuche sind Hunde auszuwählen, die schon über genügend Nachsuchepraxis verfügen, da sie oft erfolglos enden. Junge Hunde sind für Kontrollsuchen ungeeignet, ebenso Hunde, die sich in der Ausbildung befinden. Fehlschüsse sind durch einen auf Schweiß geprüften Hund zu bestätigen. Von Fehlschüssen kann nur ausgegangen werden, wenn die Kugel oder das Geschoß ohne weitere Pirschzeichen gefunden werden. Das Verhalten des Wildes gibt keine absolute Gewähr für einen Fehlschuß. Meistens macht das Wild einige Fluchten, verhofft dann, äst oder zieht weiter. Ebenso kann es durch Hochspritzen von Steinen, Erde u. ä. zeichnen, als wenn es die Kugel empfangen hat. Auch kann durch den Knall oder das Abgehen des Rudels, der Rotte usw. das beschossene Wild zur Flucht veranlaßt werden. Eine Kontrollsuche gibt auf jeden Fall Gewißheit, ob gefehlt wurde oder nicht.

3.3. Pirschzeichen

Pirschzeichen sind alle Zeichen, die im Zusammenhang mit dem beschossenen Stück Wild gesehen, gerochen oder gehört werden können. Dazu gehört:
– das Verhalten des Wildes nach dem Schuß,
– die Schußzeichen,
– der Kugelschlag,
– der Anschuß und
– die Krankfährte.

Die wichtigsten Pirschzeichen sind die Schnitthaare oder Borsten, die Eingriffe, der Schweiß, Wildbretteile wie Deckenfetzen, Knochensplitter, Panseninhalt u. ä. und das Zeichnen des Wildes.

3.3.1. Verhalten des Wildes nach dem Schuß – Schußzeichen

Nach dem Abgeben des Schusses auf ein Stück Wild gilt die ganze Aufmerksamkeit dem beschossenen Stück. Wild reagiert beim Empfang der Kugel sehr unterschiedlich, es zeichnet. Das Zeichnen ist die Reaktion des Wildes auf die Schußwirkung (s. Tafel 5.).

Tabelle 5   Pirschzeichen/Schußwirkung

Treffer	Schußzeichen des Wildes	Kugelschlag
Kammer	steigt steil vorn hoch stürmische Flucht mit gesenktem Haupt	klatschend
Hochblatt	steigt vorn hoch oder bricht sofort zusammen	klatschend
Leber	krümmt den Rücken zieht langsam weg	dumpf
Nieren	bricht zusammen wird wieder hoch und zieht oder flüchtet mit ausgestrecktem Wedel	dumpf
Großes Gescheide	nicht deutliches Zusammenziehen, Fluchten können in Ziehen übergehen	dumpf
Kleines Gescheide	schlägt mit den Hinterläufen, nach wenigen Fluchten zieht es weg, evtl. auch mit gekrümmtem Rücken	dumpf
Rückrat	bricht im Feuer zusammen	hell
Wirbelfortsätze (Krellschuß)	bricht blitzartig zusammen, schlegelt mit den Läufen, kann mehrmals hochspringen, geht flüchtig, erst taumelnd, dann immer schneller ab	hell
Äser, Gebrech	nicht deutlich, bzw. schütteln mit dem Haupt	keiner

Anschuß	Schweiß	Schußwirkung
mittellange Schnitthaare Schweiß wenig tiefe Eingriffe	dunkel-mittel-rot kann blasig sein	tödlich, kann noch 100 bis 200 m gehen
Lungenteile langes Schnitthaar tiefe Eingriffe	hellrot blasig bis schaumig	meist tödlich, je nach Verletzung der Lunge, weite Nachsuche
mittellanges bis kurzes Schnitthaar, Schweißtropfen Leberstückchen tiefe Eingriffe	dunkel bis braunrot	tödlich, nimmt die nächste Deckung an und verendet nach ein bis zwei Stunden
langes bis mittellanges Schnitthaar, meist wenig Schweiß in Tropfen, tiefe Eingriffe beim Flüchten	dunkel-mittel-rot	tödlich, nimmt die nächste Deckung an und verendet nach zwei bis drei Stunden
mittellanges Schnitthaar, wenig Schweiß, evtl. Panseninhalt tiefe Eingriffe	mittelrot mit Pansen vermischt	tödlich, kann noch weit ziehen, verendet nach 12 bis 24 Stunden
mittellanges Schnitthaar, Schweiß mit Gescheideinhalt tiefe Eingriffe	mittelrot mit Gescheide-inhalt vermischt	tödlich, nimmt bald ein Wundbett an, verendet nach vier bis acht Stunden
—	—	tödlich, verendet sofort
langes Schnitthaar, zerdrückter Boden, Gräser usw. wenig oder kein Schweiß	mittel-rot	heilt aus, kommt selten zur Strecke
kurzes Schnitthaar Knochensplitter	hellrot bis wässrig rot	nicht tödlich Nahrungsaufnahme meist gehindert, so daß das Wild nach Tagen verendet

Treffer	Schußzeichen des Wildes	Kugelschlag
Träger	nicht deutlich bzw. schütteln mit dem Haupt	keiner
Lauf	einknicken des getroffenen Laufes, geht flüchtig auf 3 Läufen ab	keiner
Keule, Stich (Wildbretschüsse)	nicht deutlich, geht meist in die entgegengesetzte Richtung der getroffenen Körperseite, flüchtig ab	
Streifschüsse	kann zeichnen wie bei guten Schüssen je nach Sitz der Kugel, geht flüchtig ab	keiner
Fehlschüsse	kann zeichnen wie bei getroffenen Stücken durch hochspritzende Steine o. ä. In der Regel kein Zeichnen kurze Schreckflucht, dann verhoffen und weiteräsen	keiner

Durch das Auftreffen der Kugel oder des Geschosses auf den Wildkörper wird die Energie des Geschosses auf den Wildkörper übertragen. Dadurch treten folgende Wirkungen auf:
– das Nervensystem wird erschüttert,
– in der Nähe des Schußkanals platzen alle flüssigkeitsführenden Systeme,
– Organe werden zerstört.
Je rasanter ein Geschoß auf den Wildkörper auftrifft, um so mehr Energie kann es abgeben, damit ist die tötende Wirkung des Schusses größer. Durch das Lähmen des Nervensystems und das Platzen der Gefäße wird beim Wild ein Schock ausgelöst, der zum Verenden führen kann. Die Schockwirkung hängt neben dem Sitz des Schusses vom gegenwärtigen Zustand des Wildes ab. Beim Wild, das beim Verhoffen oder Ziehen beschossen wird, ist der Schock größer als beim Wild, das bereits einen Schuß quittiert hat oder ge-

Anschuß	Schweiß	Schußwirkung
langes bis mittellanges Schnitthaar, Schweiß, blasig oft mit Schlundinhalt	hellrot bis mittelrot	tödlich, aber erst nach einiger Zeit drei bis acht Stunden
kurzes Schnitthaar Knochensplitter bei oberen Lauf viel Schweiß	mittelrot	meist nicht tödlich heilt aus, aber Lauf wird meist geschont
unterschiedlich langes Schnitthaar je nach Sitz des Schusses, reichlich Schweiß mit Wildbretstückchen	mittelrot	meist nicht tödlich heilt wieder aus
viel Schnitthaar, wenig Wildbretschweiß, evtl. Deckenfetzen und Wildbretstückchen	mittelrot	nicht tödlich verheilt

hetzt wird. Das Zeichnen des Wildes oder die Schußzeichen und der Kugelschlag geben uns die ersten Anhaltspunkte über den Sitz der Kugel und damit für den Plan der Nachsuche, wenn das Wild nicht im Feuer liegt. Schalenwild zeichnet bei gleicher Trefferlage ziemlich einheitlich. Muffelwild zeichnet nicht deutlich. Die Zeichen beim Schwarzwild werden oft übersehen. Durch die kompakte Körperform der Schweine und das Senken des Hauptes bei Blattschüssen werden sie nicht so deutlich wahrgenommen wie bei anderem Wild. Dazu kommt, daß Schwarzwild oft bei schlechtem Büchsenlicht (Mondschein, nachts bei Schnee usw.) beschossen wird und das Licht zum Erkennen der Schußzeichen nicht ausreicht. Ebenso zeichnet Wild nicht deutlich, das sich in Erregung befindet, z. B. Hirsche in der Brunft oder ein bereits beschossenes Stück.

Das Verhalten des Wildes nach dem Schuß (Abb. 15) bezieht

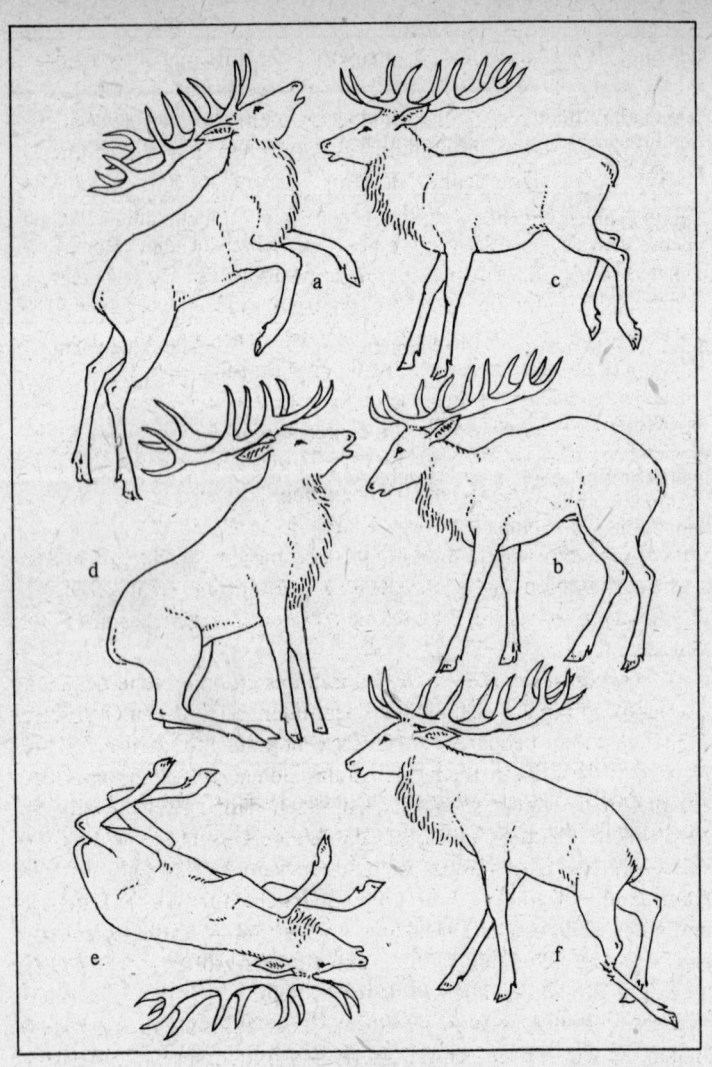

Abb. 15 Schußzeichen

a Blattschuß – steigt vorn hoch und geht hochflüchtig ab, b Leberschuß –
krümmt sich zusammen und geht schwerkrank ab, c Weidwundschuß,
Schuß durch das kleine Gescheide – schlägt mit den Hinterläufen aus,
d Nierenschuß – kann hinten zusammenbrechen und flüchtig werden,
e Krellschuß – schlegelt mehr oder weniger mit den Läufen, wird wieder hoch,
f Laufschuß – knickt mit dem zerschossenen Lauf ein

sich auf Wild, das bei der Ansitz- oder Pirschjagd beschossen wurde und wo sich der Schütze weidgerecht verhalten hat, dem kranken Wild nicht gefolgt ist und es nicht aufgemüdet hat. Bei Drückjagden und Wahrnehmen des Menschen, hat es nur ein Bestreben, recht schnell und weit fort. Darum ist Ruhe nach dem Schuß erste Jägerpflicht.

Blattschüsse: Wild steigt vorn hoch, bricht zusammen oder stürmt unkontrolliert mit tiefem Haupt davon und bricht in der Flucht zusammen. Je tiefer der Schuß sitzt, desto höher steigt das Wild. Beim Blattschuß unterscheidet man noch den Kammerschuß. Hier wurde das Herz getroffen. Beim Hochblattschuß wurde die Lunge verletzt. Bei leichten Lungenschüssen ist oft eine lange und schwierige Nachsuche erforderlich, um in den Besitz des Stückes zu kommen. Bei Kammerschüssen kommt es auch vor, daß das Wild mit den Hinterläufen hochgeht. Ist bei Hochblattschüssen die Wirbelsäule getroffen, liegt das Stück im Feuer.

Leberschüsse: Das Wild zieht sich zusammen, macht nur wenige schnelle Fluchten und zieht deutlich schwerkrank, mit gekrümmtem Rücken, weiter. Es flüchtet bis 200 m und verendet nach Stunden.

Weidwundschüsse: Beim Schuß durch das große Gescheide zeichnet das Wild nicht deutlich. Ein Zusammenziehen beim Quittieren der Kugel ist zu beobachten. Häufig gehen die Fluchten in Ziehen über. Das Wild kann noch weit umherziehen ohne ein Wundbett anzunehmen, verendet meist erst nach längerer Zeit, bis zu 24 Stunden. Beim Schuß durch das kleine Gescheide schlägt das Wild mit den Hinterläufen mehr oder weniger deutlich aus und kann auch den Rücken krümmen. Es macht nur wenige Fluchten und zieht in die nächste Deckung, um sich im Wundbett niederzutun, verendet schneller als bei Schüssen ins große Gescheide, da meist größere Blutgefäße mit getroffen sind.

Nierenschüsse: Das Wild bricht im Feuer zusammen, kann auch klagen, da die Nieren sehr schmerzempfindlich sind. Meistens ist die Wirbelsäule mit verletzt, so daß das Wild verendet. Ansonsten wird es wieder hoch, zieht in die Deckung und nimmt bald ein Wundbett an, wo es nach 3 bis 4 Stunden verendet.

Rückgratschüsse: Das Wild bricht im Feuer zusammen und verendet sofort.

Krellschüsse: Hier werden die Wirbelfortsätze oder die Trophäen von Hirsch, Bock und Widder getroffen. Das Wild bricht blitzartig zusammen, schlegelt mit den Läufen, kann auch hochspringen, wird erst taumelnd und dann immer „gesünder" flüchtig. Es kommt meist nicht zur Strecke.

Äser- und Gebrechschüsse: Das Wild zeichnet nicht deutlich. Ein Kopfschütteln kann beobachtet werden. Liegt der Schuß in der Nähe des Gehirns, bricht das Wild zusammen, wird aber wieder hoch und geht hochflüchtig ab. Das Wild zieht weit, nimmt nur selten ein Wundbett an und verendet qualvoll erst nach Tagen, weil es keine Nahrung aufnehmen kann.

Trägerschüsse: Die Wirbelsäule wurde getroffen. Schußzeichen sind mit Rückgratschuß vergleichbar, sonst zeichnet es nicht deutlich, geht flüchtig ab, kann mit dem Haupt schütteln. Es flüchtet weit, ohne ein Wundbett anzunehmen, verendet erst nach längerer Zeit.

Laufschüsse: Das Wild knickt auf dem getroffenen Lauf ein und geht flüchtig ab, kann auch erst mehrmals im Kreis laufen, nach der Seite, wo der Lauf verletzt ist, meist bei Vorderlaufschüssen. Das Wild gewöhnt sich recht schnell an das Laufen mit nur drei Läufen, aber der schlenkernde bzw. geschonte Lauf ist bei der Flucht deutlich zu sehen. Wundbetten werden selten angenommen, bisweilen bei hohen Laufschüssen.

Wildbretschüsse: Das sind Schüsse am Träger, dem Vorderlauf, dem Stich oder den Keulen. Es werden keine lebenswichtigen Organe getroffen. Wild zeichnet nicht, geht flüchtig ab. Meist heilen solche Schüsse wieder aus, im Winter besser als im Sommer.

Streifschüsse: Das Wild zeichnet unterschiedlich und geht flüchtig ab. Bei einem Streifschuß am Rücken geht es zusammen und macht Fluchten wie bei einem Blattschuß.

Schwarzwild zeichnet nicht deutlich. Getroffene Stücke rucken zusammen und stürmen meist hochflüchtig mit tiefem Haupt davon. Oft bleiben starke Sauen bei guten Schüssen in der Fährte sitzen. Daß trotz moderner Waffentechnik die komplizierten Nachsuchen zunehmen und die Fluchtentfernung des getroffenen Wildes auch bei sog. sauberen Schüssen noch recht weit sein kann, zeigt eine Untersuchung von BRIEDERMANN und ENDELL (1975).

Sie werteten 545 Nachsuchen von Alpenländisch-Erzgebirgler Dachsbracken nach den wichtigsten Schußverletzungen bei Rot-, Schwarz- und Rehwild aus.

Rotwild

- Blattschüsse (n = 77) ergaben eine durchschnittliche Nachsuchenlänge von 174 m, wobei die Spannweite von 30 m bis 800 m reicht. 80 % aller Nachsuchen waren jedoch bis 250 m abgeschlossen, lediglich 3 % erforderten eine Riemenarbeit von über 500 m.
- Leberschüsse (n = 19) haben einen Nachsuchenbereich von 100 m bis 400 m ergeben. Eine besondere Häufung (69 %) ist wiederum im Bereich von 100 m bis 250 m zu erkennen, was sich auch in der Durchschnittslänge von 214 m widerspiegelt. Hetzen wurden nicht erforderlich. Blatt- und Leberschüsse eignen sich somit gut für die Schulung noch junger, unerfahrener Hunde.
- Weidwundschüsse (n = 56) zeigen hingegen eine Erweiterung der Streubreite auf Nachsuchenlängen zwischen 40 m und 2 000 m, und die ermittelte Durchschnittslänge von 425 m übersteigt die vorhergehenden Werte bei weitem. Bei einem Viertel der Nachsuchen kam es zu einer Hetze. Die gleiche Erscheinung ist auch bei den
- Keulenschüssen (n = 14) zu erkennen, bei denen sich der Trend zu relativ weiten Suchen abzeichnet. Die Durchschnittslänge von 668 m liegt in einer Streubreite von 20 bis 3 200 m. Ein Drittel aller Nachsuchen machte die Hetze erforderlich. Weidwund- und Keulenschüsse haben somit einen wesentlich erhöhten Schwierigkeitsgrad infolge ihrer größeren Weiten, deren Länge schwer abzuschätzen ist, und der hohen Wahrscheinlichkeit von Hetzen.
- Laufschüsse (n = 16) sind mit Recht als die Schußverletzungen bekannt, die die gefürchtetsten Nachsuchen ergeben. Schon die Durchschnittslänge von 1 320 m bei einem aufgetretenen Streubereich von 100 m bis zu 6 000 m sagt aus, was von einem Hund, der diese Arbeit erfolgreich beenden soll, erwartet werden muß, zumal in 100 % der Fälle eine Hetze den Abschluß bildet.

Schwarzwild

Wie allgemein bekannt, gilt diese Wildart als die schußhärteste und wehrhafteste. Das wird auch durch die durchgeführten Untersuchungen bestätigt, da bis auf Laufverletzungen die höchsten Durchschnittsentfernungen bei Nachsuchen erreicht wurden.

- Blattschüsse (n = 58) können bei dieser Wildart von 50 m bis 1 000 m lange Nachsuchen ergeben. Doch 83 % führten bereits nach 250 m zum verendeten Stück, was sich auch in der Durchschnittslänge von 207 m ausdrückt. Hetzen ergeben sich kaum.

– Leberschüsse (n = 16) zeigen eine relativ gleichmäßige Streuung im Bereich von 50 bis 500 m, wobei eine Nachsuche bis 2000 m als Ausnahme anzusehen ist. Dadurch wird der Durchschnittswert von 339 m bei der relativ geringen Anzahl von solchen Schüssen wesentlich beeinflußt. Hetzen wurden nicht gemeldet.

Es gilt auch beim Schwarzwild, daß nur Blatt- und Leberschüsse für das Einarbeiten von Junghunden gewählt werden sollten.

– Weidwundschüsse (n = 87) sind von der erforderlichen Länge der Nachsuche beim Schwarzwild bedeutend schwieriger als bei anderem Schalenwild. Der Streubereich reicht von 40 m bis 4000 m, der Durchschnittswert beträgt 912 m.

Die gleichmäßigste Verteilung hat der Längenbereich von 101 m bis 1000 m, wobei 2000 m lange Nachsuchen mit 8 % noch keine Ausnahmen darstellen. In über 10 % aller Fälle kam es zu Hetzen.

– Keulenschüsse (n = 11) haben einen Dichtebereich von 150 m bis 1500 m. Die Verteilung ist recht gleichmäßig, so daß der Durchschnittswert von 583 auch hier keine besondere Häufigkeit verdeutlicht. Keulenschüsse erforderten fast immer eine Hetze.

– Laufschüsse (n = 32) mit einem Durchschnitt von 948 m, haben eine besondere Häufung im Bereich von 250 bis 1000 m. 66 % aller Riemenarbeiten führten in diesem Bereich zum Stück. Zu beachten ist jedoch, daß 20 % der Nachsuchen bis zu 4000 m weit führten. Jeder Laufschuß bedurfte einer Hetze.

Rehwild

Als schwächste Schalenwildart wird von den meisten Jägern, aber auch unerfahrenen Hundeführern die Schußhärte oft verkannt. Selbstverständlich ist es weicher als Rot- oder Schwarzwild. Trotzdem ergaben sich aus den Analysen erstaunliche Werte:

– Blattschüsse (n = 56) ergaben immerhin eine Durchschnittsweite von 138 m bei einer Spannweite von 20 m bis beachtliche 500 m. Die besondere Häufung liegt mit 63 % im Bereich bis 100 m, jedoch sind Nachsuchen bis zu 250 m mit 27 % und bis 500 m mit 9 % keine Ausnahmeerscheinungen. Eine Hetze kam vor.

– Leberschüsse (n = 6) zeigen einen Streubereich von 50 m bis 250 m, wobei ein Durchschnittswert von 134 m auftritt. Auf Grund der geringen Anzahl dieser Schußverletzungen müssen diese Werte vorsichtig eingeschätzt werden. Im Vergleich mit den anderen Wildarten (214 m bei Rotwild und 339 m bei Schwarzwild) ergibt sich jedoch eine Relation, die richtig erscheint. Eine besondere Häufung trat nicht auf. 50 % der Suchen führten bis 100 m und die verbleibenden bis 250 m zum verendeten Stück.

- Weidwundschüsse (n = 52) haben eine Durchschnittslänge von 262 m, wobei die längste Riemenarbeit 1 800 m betrug. 90 % der Suchen führten jedoch bis 500 m zum Erfolg. 8 % und damit keine Ausnahmen, erforderten Arbeiten bis zu 1 000 m. Kurze Hetzen waren bei etwa 10 % der Fälle notwendig.
- Keulenschüsse (n = 3) sind auf Grund der geringen Anzahl in ihrer Wertung nicht aussagekräftig. Der ermittelte Durchschnittswert beträgt 150 m mit Grenzen von 50 m bis 350 m.
- Laufschüsse (n = 31) ergeben einen Durchschnittswert von 556 m aus einem Bereich von 25 m bis 2 000 m. Die Verteilung der Suchenlängen ist relativ gleichmäßig. Während 55 % bereits bis 250 m zum Stück führten, mußten 41 % über 500 m nachgesucht werden. Auch beim Rehwild ergeben etwa 90 % der Nachsuchen dieser Art eine Hetze. Die relative Kürze der Nachsuchen und die doch recht hohe Wahrscheinlichkeit von Hetzen bei schlechteren Schüssen ergeben in Verbindung mit der hohen Beliebtheit der Rehwittrung bei Hunden Veranlassung zur Mahnung. Rehnachsuchen sind nur mit älteren, firmen Hunden durchzuführen.

Das kranke Wild verhält sich in den meisten Fällen anders als gesundes. Darauf hat sich der Schweißhundeführer vor, aber auch während der Nachsuche einzustellen.

Krankes Wild zieht in der Regel mit dem Wind, um die Gefahr früh genug zu wittern. Schwerkranke Stücke sondern sich auch meist vom Rudel oder der Rotte ab, um ein Wundbett anzunehmen. Bei älteren Stücken ist das Verhalten typischer als bei jungen. Kälber, Frischlinge, auch Überläufer versuchen noch lange beim Tier bzw. bei der Rotte zu bleiben und es kommt vor, daß kranke und gesunde Schweine in einem Kessel liegen.

Die Auffassung, daß sich das kranke Stück von der Rotte absondert, ist darum mit Vorsicht zu betrachten.

Am Abend beschossenes Wild kann durch Schwarzwild oder aus anderen Gründen aufgemüdet sein und weiter umherziehen. Krankes Wild zieht meistens zum Kühlen ans Wasser oder in sumpfige Einstände. Bevor sich kranke Stücke niedertun, versuchen sie durch Widergänge und Haken ihre Verfolger abzuschütteln. Der Abgang zum Wundbett ist immer mit dem Wind. Im Winter 1981 hing ich mit meiner Bayerischen Gebirgsschweißhündin einer Hirschfährte am langen Riemen nach, wo wir 15 Widergänge in einer Dickung von 60 × 80 m ausarbeiteten, bevor der Abgang ins Wundbett zu finden war, der Hirsch war manche Fährte mehrmals entlanggezogen.

Schwerkranke Sauen werfen oft den Waldboden auf, bevor sie in den Wundkessel gehen. Laufkrankes Wild nimmt gern Wechsel und lichte Hölzer an, da der schlenkernde Lauf sonst anschlägt, im Hang ziehen sie mit dem gesunden Lauf zum Berg.

Bei Vorderlaufschüssen zieht Wild meist bergauf, um die Masse des Körpers nach hinten zu verlagern. Aber auch Schweine gehen oft bei Blattschüssen bergauf.

Das Verhören der Fluchten des beschossenen Wildes ist ein weiterer Hinweis auf den Sitz der Kugel. Wild mit einem Blattschuß flüchtet unkontrolliert und es ist deutlich das Anschlagen an Äste oder Bäume zu hören. Ähnlich ist es bei Weidwundschüssen, die Fluchten sind schwerfällig und dadurch wird das Wegbrechen deutlich gehört. Tritt nach der Flucht plötzlich Ruhe ein, liegt das Stück meistens. Beim Schlagen in der Dickung und Wetzen der Waffen der Sauen sitzt es im Wundkessel. Schreckt das Wild nach dem Schuß, wurde es nicht getroffen. Schrecken kann aber auch die Bestätigung für einen guten Schuß sein. Wenn z.B. ein Kalb geschossen wird kann das Alttier schrecken.

3.3.2. Kugelschlag

Ein weiterer Anhaltspunkt auf den Sitz des Schusses ist der Kugelschlag. Bei einiger Übung kann er als Pirschzeichen mit herangezogen werden. Auf Grund der hohen Fluggeschwindigkeit der Geschosse ist er bei einer Schußentfernung bis zu 50 m nicht zu hören, da der Knall des Schusses mit dem Kugelschlag verschmilzt. Aber bei normaler Schußentfernung mit der Kugel ist er deutlich zu hören. Allgemein gilt, je stärker das Wild, je deutlicher der Kugelschlag.

Am deutlichsten ist er bei Weidwund- und Blattschüssen wahrzunehmen, weil eine große Körperfläche getroffen wird. Bei Träger- oder Laufschüssen ist er nicht zu hören. Werden Knochen getroffen, klingt er hell, bei Schüssen auf Blatt klatschend und bei Weidwundschüssen dumpf. Der Kugelschlag kann auch entstehen, wenn Gegenstände hinter dem beschossenen Wild getroffen werden. Aber nur beim Treffen eines morschen Stockes entsteht meines Erachtens ein ähnlicher Klang, wie beim Auftreffen der Kugel auf den Wildkörper. Alle anderen Töne beim Auftreffen im Gelände bei Fehlschüssen sind heller.

BERGFELD (1983) stellt beim Flintenlaufgeschoß „eine Verschiebung zu mehr klatschender Klangfarbe fest. Dies ist wohl begründet durch höhere Masse, größere Auftrefffläche und geringere Fluggeschwindigkeit des voluminösen Bleipfropfens."

3.3.3. Anschuß

Für den Hundeführer bietet der Anschuß die erste Möglichkeit, sich selbst ein Bild über den Sitz der Kugel und damit den Ablauf der Nachsuche zu machen. Alle Angaben der Schützen zu den Schußzeichen, zum Kugelschlag und zur Fluchtrichtung sind mit Vorsicht zu genießen. Jeder Hundeführer hat bestimmt schon erlebt, daß die Prognose der Schützen über den Sitz des Schusses, den Anschuß und die Fluchtrichtung, ja sogar über das beschossene Wild nicht mit der Arbeit auf der Krankfährte übereinstimmte. Wie oft behaupten Weidgenossen „dort rechts habe ich das Schwein noch gehört" und die Rotfährte ging nach hinten.

Aus der Erregung heraus und teilweise auch aus mangelndem Jagdverstand ist nicht jeder Jäger in der Lage, Schuß- und Pirschzeichen objektiv zu beurteilen. Darum kommt dem Untersuchen des Anschusses durch den Hundeführer selbst große Bedeutung zu. Ist der Anschuß ordentlich verbrochen, wird das einfach sein. Oft kann durch die Schützen aber nur die ungefähre Richtung des Anschusses angegeben werden.

In solchen Fällen ist es richtig, wenn sich der Schütze an oder auf den Stand begibt, den er bei Abgabe des Schusses innehatte und danach den ungefähren Anschuß anvisiert. Eine genaue Untersuchung des Anschusses ist nach jedem abgegebenen Schuß erforderlich, um sich nach den gefundenen Pirschzeichen über die Strategie der Nachsuche zu verständigen oder einen Fehlschuß zu bestätigen. Ist der Anschuß nicht zu finden, wird der Hund durch die Vorsuche helfen, den Anschuß zu bestimmen. Aber auch wenn der

Hund den Anschuß verweist, wird der Fährte nicht sofort nachgehangen, sondern der Hund wieder abgelegt und der Anschuß weiter untersucht.

Am Anschuß können folgende Pirschzeichen gefunden werden: Schnitthaare, Schweiß, Eingriffe, Ausrisse und Wildbretteile, selbst die Kugel oder das Geschoß.

Schnitthaare sind ein bedeutendes Pirschzeichen und der Nachweis, ob das Wild getroffen wurde oder nicht. Beim Auftreffen der Kugel werden Haare oder Borsten abgeschnitten bzw. ausgerissen. Daraus schlußfolgernd, muß also an jedem Anschuß Schnitthaar zu finden sein, da der Wildkörper überall behaart ist. Schnitthaare sind das sichere Zeichen, daß das Wild die Kugel empfangen hat, Schweiß muß nicht immer vorhanden sein. Die Schnitthaare vom Einschuß sind wie abgestanzt und liegen meist unmittelbar neben dem Anschuß. Hat die Kugel den Wildkörper durchdrungen und ist ein Ausschuß vorhanden, sind Schnitthaare ebenfalls auf der Seite des Ausschusses zu finden, die aber in Schußrichtung wegwärts liegen und oft ausgerissen sind. Besonders am Ausschuß können die Schnitthaare zerschossen und geknickt sein. Die Schnitthaare geben auch einen weiteren Anhaltspunkt zum Sitz der Kugel. Dabei ist das Einzelhaar zu betrachten, seine Beschaffenheit, Länge und Färbung lassen die Körperstelle bestimmen, wo der Schuß sitzt. Die Anzahl der Schnitthaare ist nicht entscheidend. Die meisten Schnitthaare sind bei einem Streifschuß zu finden. Oft hängen da noch Deckenfetzen am Haar. Bei Schüssen, die schräg auf den Wildkörper auftreffen, sind am Einschuß mehr Schnitthaare zu finden als bei Schüssen, wo das Wild bereit steht. Neben den Schnitthaaren finden sich am Anschuß auch abgefallene Haare vom Wildkörper. Ob es sich um ein Schnitthaar oder ein abgefallenes Haar handelt, ist an der Beschaffenheit des Haares zu erkennen (Abb. 16).

Das Haar besteht aus einer Wurzel und dem Schaft. Die Haarwurzel sitzt an der Haartasche, äußerlich sichtbar ist nur der Schaft. Im Verhältnis zur Schaftlänge ist die Wurzel sehr kurz und dünn. Der Schaft wird in Unter-, Mittel- und Oberschaft untergliedert. Wurzel und Unterschaft sind beim Rotwild meist hellgrau, die eigentliche Wildfarbe der unterschiedlichen Körperpartien wird durch die Färbung des Mittelschaftes und des Oberschaftes hervorgerufen. Schnitthaare besitzen keine Wurzel und sind darum auch sicher zu erkennen, oft sind sie auch mehrfach geknickt oder gerissen. Bei den meisten Schalenwildarten wird zwischen Leit-, Grannen- und Wollhaaren unterschieden. Leithaare sind berührungsempfindlich, stehen einzeln auf den großen Körperflächen. Die Grannenhaare bilden das Deckhaar, Wollhaare das Unterhaar. Beim Rot- und Rehwild ist wenig Wollhaar zu finden. Am Äser des Schalenwildes sind lange einzelne Tasthaare angeordnet.

Das gesunde Haar ist wellenförmig, außer Borsten, die glatt sind. Totes Haar, das schon lange in der Fährte liegt oder abgestorbenes Haar ist ebenfalls glatt. Es gibt aber auch Haare, die beim Rotwild glatt sind, vorwiegend an der Innenseite der Läufe. Der Querschnitt der Haare ist in der Regel beim Sommerhaar oval, beim Winterhaar rund. Der Unterschied läßt sich am besten durch Drehen zwischen den Fingern feststellen. Ein weiteres Unterscheidungsmerkmal ist die Länge des Haares. Das Winterhaar ist länger als das Sommerhaar. Die längsten Haare sitzen auf der Körperoberseite. Als Faustregel läßt sich sagen, je länger das Haar, je höher der Schuß. An den Körperaußenseiten ist das Haar derb und fest. An den Innenseiten, wie z. B. zwischen den Läufen weich. Je tiefer der Schuß sitzt, je kürzer wird das Haar. An den Läufen und am Haupt ist das Haar am kürzesten. Ebenfalls eine Rolle zur Bestimmung

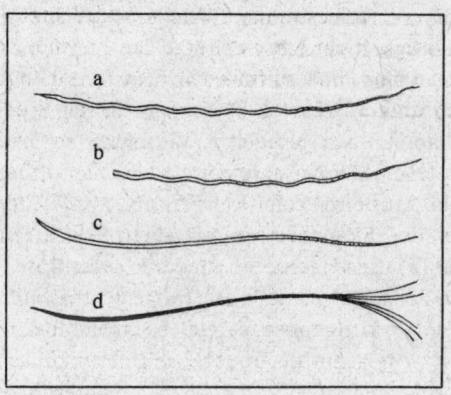

Abb. 16 Haare und Borsten
a gesundes Haar vom Rotwild,
das Haar besitzt eine Wurzel und ist wellenförmig gewachsen,
b Schnitthaar, die Haarwurzel fehlt, es ist ebenfalls wellenförmig,
c abgestorbenes Haar, glanzlos und glatt,
d gesunde Borste vom Schwarzwild

des Schusses spielt die Farbe des Haares. Die dunkle Färbung ist meist auf der Körperober- und -außenseite, die helle Färbung auf der Körperunter- und -innenseite, z.B. beim Rotwild und Rehwild.

Beim Damwild ist das Ansprechen nach der Färbung nicht einfach. Durch die unterschiedlichen Farbvariationen des Damwildes und die hellgetupfte Decke sind besonders Beschaffenheit und Länge des Haares zur Ansprache zu verwenden.

Schwarzwild ist nach Borstenfarbe ebenfalls schlecht anzusprechen. Bei Überläufern ist ein rötlicher Farbton auf den Keulen zu sehen, ältere Stücke besitzen diese Rotfärbung nicht. Zur Ansprache kann noch die Unterwolle herangezogen werden, die auf der Winterschwarte zu finden ist. An den Läufen und am Rüssel befindet sich keine Unterwolle. Die Unterwolle ist hell gefärbt und filzig, dagegen sind die Borsten dunkler, lang und drahtig. Auch beim Schwarzwild gilt, je länger die Borsten, je höher der Schuß, obwohl die Länge der Borsten einheitlicher als beim Rotwild ist. Am längsten sind die Federn auf dem Rücken, an der Körperoberseite ist ihr Querschnitt geringer und an der Körperunterseite sind sie dünn und weich, besonders zwischen den Läufen.

Finden sich am Anschuß mehrere gespaltene Borsten am Oberschaft, sitzt die Kugel hoch am Rücken oder auf den Keulen. Einzelne gespaltene Borsten können überall auf der Schwarte vorkommen. Die Häufigkeit variiert zwischen den Schweinen stark. Die Sommerborsten sind noch schwerer anzusprechen. Die Unterwolle fehlt gänzlich und die Borsten besitzen nicht den so ausgeprägten drahtigen Charakter, wie bei der Winterschwarte. Für das Bestimmen der einzelnen Schnitthaare beim Kalb, Tier, Hirsch, Schwein oder Damwild, Muffelwild und Rehwild und der Winter- und Sommerdecke ist der Vergleich anhand einer Schnitthaarsammlung (s. Tafel 6 bis 16) die sicherste Methode. Die wenigsten Hundeführer werden in der Lage sein, alle Haararten, Farbe und Länge nach den einzelnen Wildarten ohne Vergleichshaare oder Borsten sicher anzusprechen. Ein Schnitthaarbuch nach den Hauptwildarten im jeweiligen Jagdgebiet, der Sommer- und Winterhaare und nach männlichem und weiblichem Wild, dies mindestens bei Rot- und Muffelwild, ist durch jeden Schweißhundeführer und interessierten Jäger leicht anzufertigen. Die Anlage kann in Buchform oder als Karte erfolgen. Von den zu bezeichnenden Körperpartien werden Haarbüschel abgeschärft und aufgeklebt. Durchsichtiger Klebestreifen eignet sich am besten dazu. Eine weitere Möglichkeit ist, Haarbüschel mit Decke abzuschärfen und ebenfalls einzukleben, dabei wird zwar die Decke beschädigt, aber nach Absprache mit dem staatlichen Forstwirtschaftsbetrieb müßte das im Ausnahmefall möglich sein, da hierbei Fehler beim Abschärfen (Haarlänge) ausgeschaltet werden und die Büschel gut zusammenhalten. Wenn sich der Schweißhundeführer eine Schnitthaarsammlung anschafft, ist von etwa 20 Körperstellen beim Rotwild das Haar zu bestimmen, beim Schwarzwild reichen 15 Körperstellen (s. Tafel 6).

Eingriffe entstehen durch das Zusammenfahren des beschossenen Stückes beim Auftreffen der Kugel oder des Geschosses auf den Wildkörper. Die Schalen drücken sich tiefer in den Boden, das Stück hat das Bestreben, vom Ort des Schmerzes wegzukommen und die ersten Fluchten sind anders als bei gesundem Wild. Das Stück macht unkontrollierte und längere Fluchten.

Durch das tiefe Eingreifen der Schalen werden Erdteile, Gras, Laub u. ä. herausgerissen (s. Tafel 2). In einer gesunden Fährte sind Ausrisse nur in Ausnahmen (s. Abschnitt 3.1.1.) zu finden. Ein weiteres Pirschzeichen am Anschuß ist der Schweiß. Aber auch die bisher beschriebenen Pirschzeichen reichen aus, eine Nachsuche durchzuführen, da Schweiß oft erst in der Fährte auftritt. Nur ein Schnitthaar ist bereits der Beweis dafür, daß die Kugel gefaßt hat.

Im Zusammenhang mit dem Schußzeichen, dem Verhalten des Tieres nach dem Schuß, dem Kugelschlag und den Eingriffen ist es möglich und erforderlich, die Strategie für die Nachsuche festzulegen und am langen Riemen dem Hund auf der Wundfährte zu folgen. Die oft geäußerte Auffassung von „Jägern": kein Schweiß am Anschuß, also vorbeigeschossen, ist falsch, da besonders beim Schwarzwild bei sauberen Blattschüssen der Schweiß erst nach etwa 30 m beginnt.

Viel Schweiß am Anschuß ist kein Anzeichen auf einen guten Schuß. Bei Wildbretschüssen findet sich der meiste Schweiß am Anschuß, ebenfalls bei hohen Laufschüssen, der dann oft in der Fährte immer weniger wird bzw. wo durch das Schlenkern des Laufes die Blutgefäße abgeschnürt werden, so daß der Schweiß in sehr unterschiedlicher Stärke in der Fährte zu finden ist. Hat das Stück keinen Ausschuß, wird sowieso sehr wenig Schweiß vorhanden sein. Ebenso kann sich Feist oder Weißes in den Ausschuß gesetzt haben.

Wird das Wild beim Äsen oder Brechen beschossen und hat das Haupt unten, kann sich nach dem Schuß die Decke oder Schwarte durch das Heben des Hauptes verschieben, so daß ebenfalls der Ein- oder Ausschuß zugesetzt wird.

Ein weißes Tuch eignet sich gut zum Abtupfen des Anschusses, um Schweiß nachzuweisen, der mit dem menschlichen Auge nicht wahrgenommen wird. Einige Hundeführer führen ebenfalls ein Vergrößerungsglas mit, um am Anschuß Pirschzeichen besser zu finden. Für das Bestimmen des Anschusses und des Schweißes spielt das Kaliber und das Geschoß eine große Rolle.

Die Wirkung des Schusses beruht wie bereits dargelegt, auf der Schockwirkung und der Zerstörung von Organen, Knochen und Wildbret (vgl. Abschnitt 3.3.1.).

Die Schockwirkung des Schusses ist umso größer, je mehr Geschoßenergie im Wildkörper zum Tragen kommt. Die Schockwirkung bewirkt oft das Verenden des Wildes. Darum werden zur Jagd Waffen und Munition eingesetzt, die mit einer hohen Geschwindigkeit den Wildkörper erreichen und damit eine große Auftreffenergie mitbringen. Die Auftreffenergie wird beeinflußt von der Geschoßmasse und der Fluggeschwindigkeit des Geschosses. Die Geschoßmasse wiederum hängt eng mit dem Kaliber einer Jagdwaffe zusammen. Bei den Büchsenkalibern haben sich die Universalkaliber 7×57 R, 7×65 R und 8×57 JRS durchgesetzt. Mit diesen Kalibern können alle Schalenwildarten bejagt werden. Für starkes Wild eignet sich besonders das Kaliber 7×65 R, da es die höchste Auftreffenergie hat.

Die Auftreffenergie wird über das Geschoß im Wildkörper umgesetzt, darum ist die Geschoßform und seine Deformierungs- und Zerlegungsbereitschaft ebenfalls für die Schußwirkung ausschlaggebend. Am gebräuchlichsten sind Teilmantelgeschosse, die aus einem Bleikern einschließlich der Geschoßspitze und einem wesentlich härteren Stahlmantel, der mit einer Kupfer-Nickel-Plattierung versehen ist, bestehen. Trifft das Geschoß auf den Wildkörper, entsteht durch Herausstanzen der Decke oder Schwarte der Einschuß. Am Einschuß wird durch den scharfen Mantelrand Schnitthaar abgeschnitten.

Beim weiteren Durchdringen des Wildkörpers deformiert sich durch den Widerstand des Gewebes das Geschoß und der Bleikopf franst aus. Durch die hohe Geschwindigkeit des Geschosses entstehen längs des Schußkanals Hohlräume, die sich durch die Elastizität des Gewebes vergrößern und verkleinern. Dadurch weitet sich das Gewebe und zieht sich in schneller Folge wieder zusammen. Diese ständige Gewebeveränderung wirkt auf das Nervensystem so stark, daß es zur Lähmung der Organe kommt und das Stück verendet. Diesen Vorgang bezeichnet man als Schock. Der Schock ist umso größer, je höher die Geschwindigkeit des Geschosses und je stärker die Reizung des Nervensystems, also wenn das Geschoß einen langen Weg im Wildkörper zurücklegt und das ist der Fall, wenn auch ein Ausschuß vorhanden ist.

Geschosse, die sich zu schnell zerlegen, z. B. beim Schuß auf einen starken Knochen, verlieren an Wirkung in der Tiefe des Wildkörpers und geben keinen Ausschuß. Ebenso ist das beim Flintenlaufgeschoß. Durch die relativ langsame Auftreffgeschwindigkeit wird zwar eine mechanische Zerstörung des Gewebes bzw. von Organen erreicht, aber außer bei Rehwild ist oft kein Ausschuß vorhanden. Ohne Ausschuß ist *Schweiß* meist sehr spärlich in der Fährte zu finden. Auch bei sauberen Schüssen ohne Ausschuß tritt nur wenig Schweiß aus dem Wildkörper, da das Einschußloch nur einige Millimeter beträgt und sich das Gewebe auch zusammenzieht, bzw. zusetzen kann. Bei Tiefschüssen ist schneller Schweiß zu finden als bei Hochschüssen, wo das Blut in den Wildkörper abfließt und von der Decke und Schwarte aufgesogen wird. Trifft das Geschoß im Wildkörper nicht auf genügend Widerstand, z. B. beim Schuß durch das kleine Gescheide oder beim Verwenden von Spitzgeschossen kann es vorkommen, daß sich das Geschoß nicht zerlegt und der Ausschuß nicht größer ist als der Einschuß. Auch bei solchen Schüssen wird wenig Schweiß zu finden sein. Also ist die Menge des Schweißes am Anschuß in erster Linie davon abhängig, ob ein Ausschuß vorhanden ist oder nicht, aber das sagt noch nichts über den Sitz des Schusses aus. Schweiß kann, muß aber nicht, am Anschuß zu finden sein. Da die Schweißmenge kein Anhaltspunkt auf den Sitz des Schusses ist, beschäftigt man sich besser mit dem Aussehen, der Beschaffenheit und dem Geruch des Schweißes, um auf den Sitz des Schusses zu schließen. Für die Beurteilung des Schweißes spielt die Zeit, die seit dem Schuß vergangen ist, eine entscheidende Rolle. Ist der Schweiß lange Witterungseinflüssen ausgesetzt, ändert er sehr stark seine Farbe und Beschaffenheit. Bei warmem und sonnigem Wetter trocknet der

Schweiß schnell ein und nimmt eine dunklere Farbe an. Ist es feucht und der Schweiß wird verwässert, sieht er heller aus, bei Regen kann er ganz verwaschen werden, so daß er nicht mehr zu sehen ist. Ebenso ändert sich die Beschaffenheit. Trocknet der Schweiß ein, sieht man keine Bläschen mehr. Z. B. beim Lungenschweiß ist dann ein genaues Bestimmen nicht möglich. Aus diesem Grund kommt der genauen Untersuchung des Anschusses durch den Schützen große Bedeutung zu. Auch der Hundeführer kann nach Stunden bei günstiger Witterung den Schweiß noch deutlich ansprechen bzw. weitere Pirschzeichen wie Knochensplitter, Knorpel, Knochenmark, Feist oder Weißes, Wildbretteile und Panseninhalt erkennen.

Die meisten *Knochensplitter* findet man am Anschuß von den Laufknochen, auf Grund ihrer Wölbung und scharfen Kanten lassen sie sich gut ansprechen. An ihrer Innenseite sind sie fettig.

Die Wandstärke und die Wölbung geben Aufschluß, ob es sich um einen Oberschenkel, Unterschenkel oder Mittelfußknochen handelt. Der Oberschenkel ist starkwandiger und nicht so stark gewölbt wie der Unterschenkel, am dünnsten ist der Mittelfußknochen. Wird ein Gelenk zerschossen, sind Teile der Kugel, die poröser und dunkler sind als Laufknochen am Anschuß, liegen Pfannenknochen am Anschuß, ist die Wölbung nicht fettig, sondern wässrig und es kann Knorpel an den Knochenteilen haften. Bei Gebrech oder Schüssen aufs Haupt werden oft ähnliche Knochenteile wie bei Laufschüssen, besonders vom Unterkiefer, gefunden. Ihre Wölbung ist aber nicht so gleichmäßig, obwohl Verwechslungen vorkommen können. Knochensplitter vom Oberkiefer sind meist langfasrig und dünn und nicht so hart wie Laufknochen, oft liegen Zähne oder Zahnteile mit am Anschuß, die zweifelsfrei anzusprechen sind.

Knochenteile der Rippen und des Brustbeins sind weich und meist von rötlichem Gewebe umgeben. Ihre Kanten sind stumpfer als die bei Laufknochensplittern. Bei Krellschüssen liegen oft Knochenteile der Dornfortsätze am Anschuß, so daß mancher Schütze auf einen tödlichen Schuß schließt. Die Dornfortsätze sind härter als Rippenknochen und weiß in der Farbe. Der Unterschied ist nicht einfach zu erkennen, es kann zur Verwechslung kommen. Bei einem Krellschuß wird wenig Schweiß zu finden sein, andere Pirschzeichen müssen mit herangezogen werden. Am Anschuß können auch Teile des Geweihs, Gehörns oder der Schnecken liegen. Geweih- und Gehörnteile sind sehr hart, außer beim Damhirsch, und können auf Grund der dunklen Oberfläche gut von anderen Knochenteilen unterschieden werden.

Knorpel kann wie bereits beschrieben, bei Laufschüssen vorkommen, aber dann meist an Knochenteilen haftend. Bei Knorpelstücken am Ausschuß ist auf einen tiefen Blattschuß oder Streifschuß zu schließen, bzw. das Brustbein kann getroffen sein. Aber auch bei Äser- und Gebrechschüssen ist Knorpel von den Nasenwänden zu finden. Wird ein Röhrenknochen bei Lauf- und Keulenschüssen getroffen, läuft *Knochenmark* aus. Markstückchen am Anschuß können in kompakter Form, aber auch im Schweiß als kleine Kügelchen bzw. Perlen vorkommen. Liegt ein Markstückchen am Anschuß, stammt es von einem zerschossenen Röhrenknochen, sein Aussehen ist weißlich, wässrig und kann auch rötlich durch den Schweiß gefärbt sein. Es ist fettig bis ölig und läßt sich zwischen den Fingern vollständig zerreiben. Läuft Mark aus den Knochen aus, so gerinnt es sehr schnell zu kleinen weißen Kügelchen. Kommen diese im Schweiß vor, werden sie oft mit Bläschen verwechselt, und es wird ein Lungenschuß vermutet. Durch das Zerreiben ist auch hierbei festzustellen, worum es sich handelt. Luftbläschen kann man nicht zerreiben, sie geben keinen Widerstand.

Die Zerreibprobe gibt auch Aufschluß über den Unterschied von *Feist*, Weißem und Knochenmark. Ist Knochenmark geronnen, kann es leicht mit Feist verwechselt werden. Wird Feist zwischen den Fingern zerrieben, bleiben Geweberückstände übrig, während sich Mark gänzlich zerreiben läßt. Anhand von Feist oder Weißem den Sitz des Schusses zu bestimmen, ist sehr schwierig. Feist kommt beim Wild vorwiegend unter der Decke, Schwarte und im kleinen Gescheide vor. Ist Feist oder Weißes unter der Decke herausgerissen, handelt es sich meist um einen Streifschuß und anhand der Schnitthaare, Deckenfetzen oder Wildbretbrocken wird der Schuß zu bestimmen sein.

Findet man Feist mit Schweiß und Gescheideinhalt, ist auf einen Weidwundschuß zu schließen, der Feist oder das Weiße sieht meist an der Oberfläche rötlich bis graugrün aus.

Wildbretteile können bei allen Schüssen, wo ein Ausschuß vorhanden ist und bei Streifschüssen vorkommen. Sie sind ein Zeichen dafür, daß die Kugel gefaßt hat. Zur Bestimmung des Sitzes des Schusses sind aber weitere Pirschzeichen heranzuziehen. Bei Schrägschüssen und großen Ausschüssen sind die Wildbretteile oft langfasrig.

Sind *Pflanzenreste* am Anschuß zu finden, die schon zerkaut und eingespeichelt sind, ist der Äser oder Schlund getroffen. Bei Schüssen durch das große Gescheide wird oft grünlich bis gelblicher Panseninhalt gefunden, der noch die Pflanzenstrukturen aufweist. Eine Ausnahme besteht beim Schwarzwild, wo keine Struktur mehr zu erkennen ist. Schüsse durchs kleine Gescheide hinterlassen einen graugrünen Brei mit dünn- bis dickflüssiger Konsistenz.

Die Beurteilung der Pirschzeichen am Anschuß bringt nur Erfolg, wenn alle Zeichen berücksichtigt werden, aber keine Regel ohne Ausnahme.

Daß am Anschuß oft keine Pirschzeichen gefunden werden, zeigt die Auswertung der Prüfungsberichte Schweiß Natur. Bei 22,5% der erfolgreichen Nachsuchen wurden keine Pirschzeichen gefunden. Schweiß war nur bei 52,5% der Anschüsse zu finden. Von den Anschüssen ohne Pirschzeichen entfielen auf:

Weidwundschüsse	50%	Laufschüsse	11%
Blattschüsse	25%	Leberschüsse	3%
Wildbretschüsse	11%		

Wer dem Hund am langen Riemen nachhängt, kennt die bange Frage; folgt man der gerechten Fährte? Doch Anschuß und Schnitthaar sind sichere Zeichen. Aber auch auf der Krankfährte sind Pirschzeichen zu finden. Jeder Hundeführer hängt freudiger der Fährte nach, wenn sein Hund Schweiß verwiesen hat. Auf der Krankfährte ist der Schweiß neben dem Trittsiegel das entscheidendste Pirschzeichen. Aber auch hier gilt wie beim Anschuß, Schweiß kann, muß nicht zu finden sein.

3.3.4. Krankfährte

Die Krankfährte, wie überhaupt jede Fährte, entsteht durch
– die Verwundung des Bodens von Pflanzenteilen und Kleinlebewesen durch die Schalen,
– die Absonderung von Drüsensekreten an den Schalen,
– die Schuppen, Haare, Drüsenabsonderung des Wildkörpers und Pirschzeichen (Schweiß, Panseninhalt u. ä.), die zu Boden sinken. Die Fährte hinterläßt mehr oder weniger deutliche Tritte, die

den Boden verwunden, Pflanzen und Kleinlebewesen zerquetschen, abschneiden und herausreißen.

Es entsteht hierbei ein anderes Duftgemisch als im unberührten Gelände (vgl. Abschnitt 2.2.2.). Most hat in seinen Versuchen mit dem Fährtenrad, der Schwebebahn und dem Fährtenschuh bei Polizeihunden die Erfahrung gemacht, daß die Hunde solche Duftspuren, die durch mechanische Einwirkung auf die Geländeoberfläche entstehen, auch arbeiten.

Most und Brückner schrieben 1937, daß nach dem Stande der Polizeihundabrichtung des Jahres 1925 für den Hund weder der menschliche Art- noch der menschliche Individualgeruch leitend war beim Verfolgen einer Menschenfährte. Denn wenn, wie es mit Hilfe des Fährtenrades geschah, der gesamte menschliche Geruch aus der menschlichen Fährte herausgenommen ist und der Hund trotzdem diese, von Menschengeruch freie Fährte verfolgt, so kann es nicht anders möglich sein, daß andere Gerüche für den Hund fährtenleitend sein müssen. Dies wies auf die Tatsache hin, daß sich die Menschenfährte aus verschiedenen Geruchsbestandteilen zusammensetzt. Denn außer dem durch alte, getragene Stiefel hindurchdringenden und in der Fährte haften bleibenden menschlichen Art- und Individualgeruch enthält die menschliche Fährte noch folgende Gerüche: von zertretenen Pflanzen, eingedrückter Erde, von Leder- und Schuhpflegemitteln. Die weiteren Versuche ergaben, daß das Fehlen des einen oder des anderen Geruchsbestandteiles, aus denen sich die menschliche Fährte in der Regel zusammensetzt, den Hund nicht hindert, die Verfolgung der Fährte aufzunehmen, selbst dann nicht, wenn die Fährte nur einen einzigen, der ihr in der Regel entströmenden Geruchsbestandteile enthält, z. B. von eingedrückter Erde oder von zertretenen Pflanzenteilen.

Ein Hund mit gewöhnlicher Abrichtung hält sich, wie dies der häufige Wechsel des Fährtengeruchs infolge Wechselns der Erdoberflächenbeschaffenheit mit sich bringt, bald an den einen, bald an den anderen dieser Geruchsbestandteile, ist also nicht an einen bestimmten Geruchsbestandteil dieser Fährten sozusagen gebunden. Es wird jetzt klar, warum der Hund Gummischuh- und Fahrradfährten verfolgt. Ihn leiten dabei die Gerüche, die bei Verletzung des Erdbodens und der Erdoberfläche durch das Radfahren entstehen ..."

ANDERS (1957) kommt zu der gleichen Schlußfolgerung, indem er sich auf Versuche mit massiven Glasfüßen versehenen Stelzen von Forstmeister SEITZ bezieht: „... die Verwendung der vom Verfasser konstruierten, mit massiven Glasfüßen versehenen Stelzen hat gezeigt, daß der Hund bemüht sei, auch diesen zu folgen, selbst wenn sie sauber gereinigt und tagelang abgelüftet wurden. Wahrscheinlich böten die Eindrücke im Boden dem Wittrungsvermögen des Hundes hinreichenden Anhalt. Neue Stelzen von Kiefernholz ohne Wildläufe würden tadellos gehalten, Stelzen mit Wildläufen natürlich vorgezogen. Daß der Hund den Stiefeln seines Herrn folgt, gleichgültig, wer sie angezogen hat, sei bereits früher durch ROMANES nachgewiesen."

Trotz dieser Beweisführung, daß einzig die Bodenverwundung den fährtenleitenden Geruch ausmacht, bleibt die Frage, haben sich Absonderungen des Menschen (Schuppen, Haare usw.) in der Fährte befunden. Das ist nur völlig auszuschließen beim Fährtenrad, welches an einem Seil läuft. Dadurch ist auch die These berechtigt, daß ein Schweißhund allein der Bodenverwundung folgen kann. Vierjährige Versuche mit dem Fährtenschuh und völlig eingetrockneten Rotwildläufen ergaben, daß diese Fährten von meiner Bayerischen Gebirgsschweißhündin, Janne von der Jägerbucht, wie jede andere getretene Fährte sicher, auch noch nach 24 Stunden Stehzeit, gearbeitet wurde. Inwieweit nach so langer Stehzeit Geruchsstoffe des Fährtentreters die Fährte noch beeinflussen, ist nicht nachweisbar. An anderer Stelle führte ich bereits den Beweis, daß bei längerer Stehzeit für den Hund nicht interessant ist, wer die Fährte gelegt oder getreten hat (Hundeführer oder Helfer). Der fährtenleitende Geruch muß also durch die Geländegerüche bestanden haben. Diese Behauptung wird auch dadurch unterstützt, daß MOST bei seinen Versuchen mit Polizeihunden einen Menschen auf einem Schwebesitz ohne Bodenkontakt fahren ließ und die Körperwittrung die Ablagerung von Haaren, Schuppen usw. nicht groß genug war, damit eine Geruchsleitlinie für den Hund entstand.

Die Fährten und die *Krankwittrung* werden maßgeblich durch den Geruch der Drüsensekrete an den Schalen mitbestimmt.

An den Läufen des Schalenwildes befinden sich zahlreiche Drüsen, die Sekrete abgeben. Weiterhin sind gehäuft Drüsen an Körperflächen, die miteinander in Reibung stehen. Diese Drüsen erfüllen die Aufgabe, Haut oder Deckenflächen, die sich berühren, geschmeidig zu halten. Eine dieser Hautflächen ist der Zwischenklauenspalt, der sich zwischen den zwei Schalenhälften des Schalenwildes befindet. Diese Zwischenklauenhaut wird durch Nässe, Trockenheit, Kälte usw. stark beansprucht und wird darum immer geschmeidig gehalten. Das erfolgt durch die Drüsenabsonderung. TEMPEL untersuchte als erster die Drüsen der Zwischenklauenhaut beim Rind, Schaf, Reh, Hirsch, Muffel, Gemse und Wildschwein.

Er kam zu der Erkenntnis, daß in der Zwischenklauenhaut und oberhalb der Schalen rings um den Lauf Drüsen angeordnet sind, die eine Fettsäure abgeben, die als fettiges, schmieriges, gelblich bis graubraunes Sekret in Erscheinung tritt, das zu Schollen eingetrocknet sein kann. Beim Reh- und Gemswild befindet sich zusätzlich in der Klauenspalte der Hinterläufe oberhalb der Schalenspitzen eine Einstülpung der Zwischenklauenhaut, das Klauensäckchen (Klauendrüse) mit einer runden Öffnung (Abb. 17). Aus ihr ragt ein durch fettiges Sekret zusammengeklebtes Haarbüschel heraus. Das Klauensäckchen ist mit einer grauen fettartigen Masse

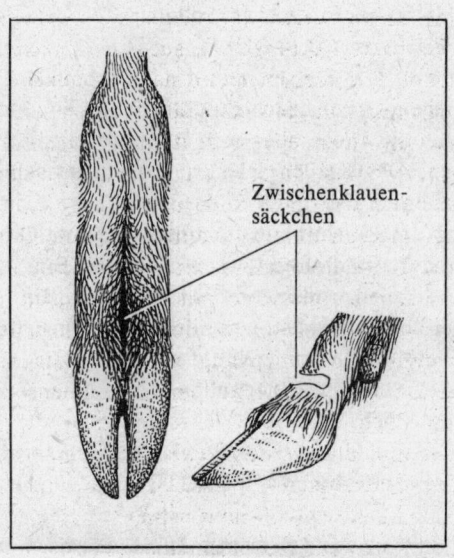

Abb. 17 Klauendrüse

ausgefüllt, welche salbenartige Konsistenz, süßlichen, kratzigen Geschmack und süßlichen Geruch besitzt.

Beim Rehwild ist der süßliche Geruch besonders auffällig. Das Muffelwild hat diese Klauendrüse an allen vier Läufen. Schwarzwild verfügt über keine Klauendrüse. Über die Klauendrüse beim Rotwild gehen die Meinungen auseinander. TEMPEL (1896) weist beim Rotwild keine Klauendrüse an den Hinterläufen nach, ebenso HERCZEG (1976). NICKEL, SCHUMMER und SEIFERLE (1976) schreiben, daß sich bei Reh, Hirsch und Gemse an den Hinterläufen Zwischenklauensäckchen befinden.

WAGENKNECHT (1980) vertritt die Auffassung: „Ein weiteres, allerdings nur schwach entwickeltes Drüsenfeld, die Zwischenzehendrüse liegt zwischen den Schalen in einer faltigen Einsenkung."

Untersuchungen an Rotwildläufen ergaben, daß ein Klauensäckchen nicht nachgewiesen werden konnte, aber Drüsengewebe in der Zwischenklauenhaut verstärkt anzutreffen ist. An den Vorderläufen ist es deutlicher ausgeprägt als an den Hinterläufen. Ähnlich ist es bei den anderen Schalenwildarten.

Neben der Klauendrüse befinden sich in der Zwischenhaut der Vorder- und Hinterläufe und oberhalb der Schalen Drüsen, die größer und zahlreicher sind als an anderen Körperstellen und die Duftstoffe absondern (Abb. 18).

Die Entleerung der Drüsen und des Zwischenklauensäckchens erfolgt vorwiegend mechanisch durch Reibung an Bodenbewuchs beim Auftreten der Läufe, aber auch durch Reizauslösung über die Nervenbahnen. Das Klauensäckchen wird hauptsächlich mechanisch entleert durch das Spreizen der Läufe. Darum sind auch die Eingriffe und die Fluchtfährte für unseren Schweißhund interessanter als eine Gesundfährte. Durch die tiefen Eingriffe und das Spreizen der Schalen wird mehr Drüsensekret an die Fährte abgegeben, als bei abspringendem gesundem Wild. Inwieweit die Drüsentätigkeit beim beschossenen Wild weiter angeregt wird und dadurch mehr Sekret bzw. in einer anderen Zusammensetzung produziert wird, ist noch nicht nachgewiesen. Aber die sogenannte *Angstwitterung* entsteht auch schon durch eine Mehrabgabe von Drüsensekreten, die ein anderes Duftfeld bilden als bei gesundem Wild.

NICKEL, SCHUMMER und SEIFERLE (1976) verweisen noch auf andere Drüsen, die den Fährtengeruch beim Wildschwein beeinflus-

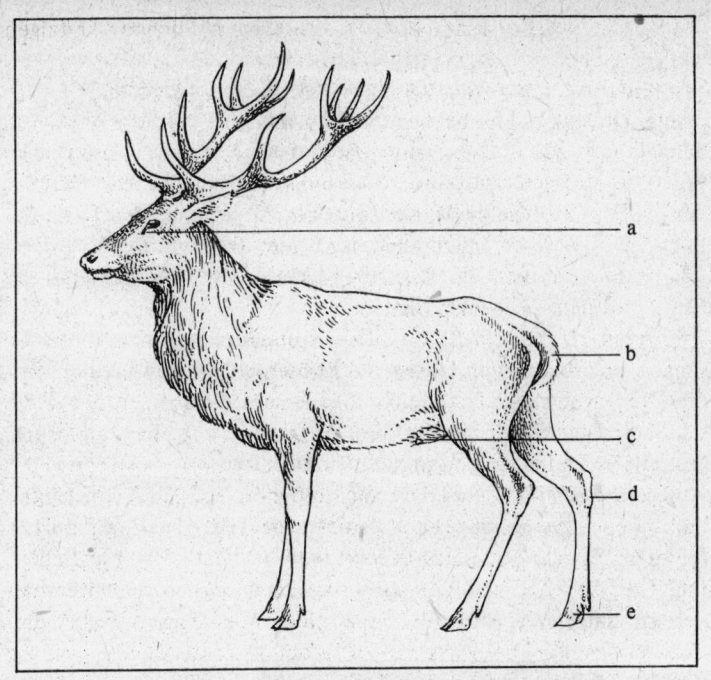

Abb. 18 Markierungsdrüsen beim Rothirsch
a Voraugendrüse, b Wedelorgan, c Brunftrute, d Metatasalorgan,
e Zwischenklauendrüse

sen. Die Wildschweine haben über den Afterklauen, unterhalb des Fersenbeins, Hautsäckchen, die 5 cm lang, 2 cm breit und bis 1 cm dick sein können und über 4 bis 5 punktförmige Austrittsöffnungen verfügen. Die Hautsäckchen sind mit einer schmierigen Masse aus Fett, Haaren, Epidermisschuppen und Sekret ausgefüllt. Dieses Markierungsorgan dient wahrscheinlich der sexuellen Stimulierung und der Fährtenmarkierung beim Schwarzwild (Abb. 19). Beim Rot- und Rehwild liegt unterhalb des Fußgelenkes ein Drüsenge-webe, das als dunkler Haarfleck sichtbar ist.

HERCZEG (1976) schreibt: „Diese Drüse besitzen alle geweih- und gehörntragenden Wildarten in mehr oder minder abgewandel-ter Form."

Das Schalenwild besitzt weitere Drüsen, die über der ganzen Körperoberfläche angeordnet sind. Zu erwähnen sind die Voraugendrüse des Rotwildes oder die Brunftfeigen hinter den Krukken der Gemse. In die Haarbälge münden Talgdrüsen und Schweißdrüsen, die ebenfalls ein fettiges Sekret abgeben.

Die Drüsensekrete haben die Aufgabe, die Decke, Schwarte, Schalen usw. geschmeidig zu halten und erfüllen Markierungsfunktion. Sie strömen einen art- und individualspezifischen Geruch aus, der das Kalb seine Mutter finden läßt oder den Frischling die Bache. Ohne diesen Individualgeruch wäre das nicht möglich. Der Artgeruch dient dem Zusammenhalt des Rudels, Sprunges oder der Rotte und dem Paarungsverhalten.

Für den *Fährtengeruch* ist neben der Bodenverwundung die Drüsenabsonderung an den Läufen ein Leitgeruch. An den Läufen sind die Drüsen besonders zahlreich. Dadurch wird Sekret in den Tritten und in der Bewegung am Erdboden, an Gräsern, Ästen usw. abgestreift und bildet eine fortlaufende Duftlinie.

Bereits FLEMMING (1749) versuchte die Ursache des Fährtengeruchs in seinem Buch „Der Vollkommene Teutsche Jäger" zu ergründen. Er schrieb: „Die Ursache, warum die Fußsohlen, Ballen und Laufklauen der wilden Tiere von Hunden gerochen werden, besteht darin: Da sich die faule Materie der Exkremente der

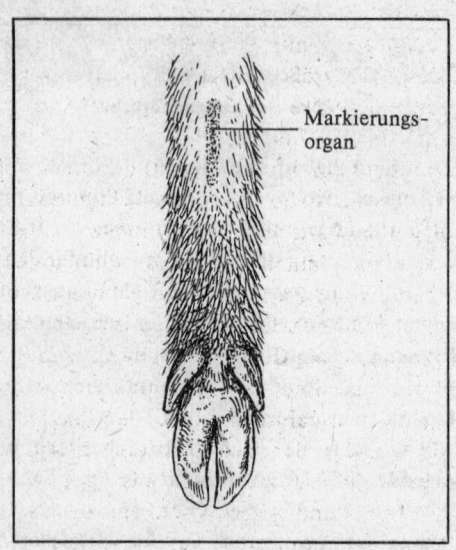

Markierungs-
organ

Abb. 19 Metatasalorgan (Laufbürste)

126

Schweißlöcher sammelt, senkt sich diese Feuchtigkeit aus dem Leib in die Läufe und sammelt sich zwischen den Laufklauen, wird endlich stinkend und durchdringend, so daß sie von den Hunden gefunden werden. Denn wo Wild geht, da drückt es mit den Fußstapfen die Atomas und Dünst, welche aus dessen Körper wie vorgemeldet in die Füße steigt zugleich in die Erde, die eine Zeit lang in der löchrigen Erde bleibt ..." Diese Beschreibung des Fährtengeruchs ist zweifellos überholt, war aber der erste Versuch, den Geruch der Fährte zu begründen. Neben der Veränderung der Geländeoberfläche und der Absonderung von Drüsensekreten der Läufe sinken Schuppen, Haare, Drüsenabsonderungen und Schweiß, Feist oder Weißes, Panseninhalt, Wildbretteile, Knochen und Knochenmark von beschossenem Wild in oder neben die Fährte bzw. sind als „Wittrung" in der Luft durch die Hundenase wahrnehmbar.

SCHMIDT (1984) beschreibt unter Bezug auf SYROTUCK und weitere 30 Autoren: „Der Geruch des Menschen oder eines Tieres stammt aus dem Inneren seines Körpers oder von der Körperoberfläche und ist an Körperzellen gebunden, die alle nur eine beschränkte Lebensdauer haben. Tote Zellen der Haut, von denen jeder Mensch etwa 40 000 je Min. verliert – wir nennen sie Schuppen – sowie Zellen des Atmungs- und Verdauungstraktes werden laufend abgestoßen. Die größeren Hautschuppen sind mit dem bloßen Auge zu erkennen. Ihre Größe beträgt nur $\frac{1}{100}$ mm und ihre Masse durchschnittlich 0,07 µg.

Sie haben eine flockenähnliche Gestalt, die ihnen aerodynamische Eigenschaften verleiht. So eine kleine Schuppe kann aus einer oder mehreren Zellen bestehen und ist meistens bakterienbeladen." Mit den Schuppen fällt ebenfalls abgestorbenes Haar aus. In der Zeit des Haarwechsels im Herbst und Frühjahr können ganze Haarbüschel in der Fährte zu finden sein. Hinzu kommen Drüsenabsonderungen, die als Talg (Fett) und Schweiß ständig vom Körper abgegeben werden. Sind die Talg- und Schweißdrüsen am Wildkörper auch nicht so zahlreich wie an den Läufen, so sondern sie doch ständig Hauttalg, der auch in Schuppenform vorkommen kann, ab. Die Schweißdrüsen geben ein wässriges Sekret aus Salzen, Harnstoff, Eiweiß und Abbauprodukten ab. Die Schuppen, Haare und Drüsenabsonderungen sinken nicht gleichmäßig zu Boden, sondern werden je nach den Windverhältnissen und der Bewegungsintensität des Wildes in die Umwelt verstreut. Dabei ist anzunehmen, daß die meisten Körperabsonderungen in unmittelbarer Nähe der Fährte liegen. Jeder kann sich davon bei der Arbeit eines Düngerstreuers in der Landwirtschaft überzeugen. Durch den Fahrtwind bildet sich eine Düngerwolke, die abgetrieben werden kann. Einzelne Düngerkörner fliegen sehr weit weg vom Fahrzeug, die meisten sinken aber hinter bzw. unmittelbar neben dem Fahrzeug zu Boden.

Ebenso ist es beim Wild, nur ist diese Wolke nicht sichtbar. Diese Duftwolke unterstützt den bereits beschriebenen Fährtengeruch. Hinzu kommt, daß die darin befindlichen Sink- oder Schwebestoffe mit Bakterien angereichert sind, die dann die allmähliche Zersetzung bewirken. Dieser Prozeß wird durch Wärme und Feuchtigkeit gefördert. Der *Geruch* bleibt so lange erhalten, bis die Bakterien das Zersetzungsprodukt aufgebraucht haben. Schweiß oder andere Wildteile, die durch die Schußverletzung als Pirschzeichen in oder neben der Fährte zu finden sind, unterliegen ebenfalls diesem Zersetzungsprozeß. Dabei können sie durch den Regen stark verdünnt werden und mit dem Auge nicht mehr sichtbar sein, trotzdem wird dieses Duftgemisch vom Hund wahrgenommen.

Die Auffassung, daß ein Hund morgens und abends besonders aktiv arbeitet, hängt einerseits mit seiner stammesgeschichtlichen Entwicklung zusammen, der Wolf ist Dämmerungsjäger, aber zum anderen damit, daß die Witterung morgens und abends intensiver ist, weil die Feuchtigkeit eine gute Voraussetzung für das Bakterienleben ist. In der größten Mittagsglut wird der Hund die Fährte lustlos verfolgen. Aus dieser Sicht ist auch falsch, ganz frische Fährten zu arbeiten. Wird der Hund sofort hinter dem Stück geschnallt, orientiert er sich an der Wildwitterung, also den Abbauteilchen, die sich in der Luft befinden (Abb. 20) und wird nicht mit tiefer Nase arbeiten. Oder die in der Luft befindlichen Teile sind zu Boden gesunken, ohne daß Abbauprozesse durch die Bakterien ein genügend großes Duftfeld erzeugt haben. Ist Schweiß in der Fährte, wird er als Fährtenleitgeruch wirken, aber wie bereits nachgewiesen, Schweiß allein ist selten Fährtenleitgeruch.

Nach welcher Zeit der Fährtengeruch am intensivsten ist, läßt sich nicht exakt nachweisen. Die Bedingungen für eine bakterielle Zersetzung müssen für die Entwicklung einer fährtenleitenden Geruchsfahne immer erst gegeben sein.

HS – Schweißhundtyp

HS – Leithundtyp

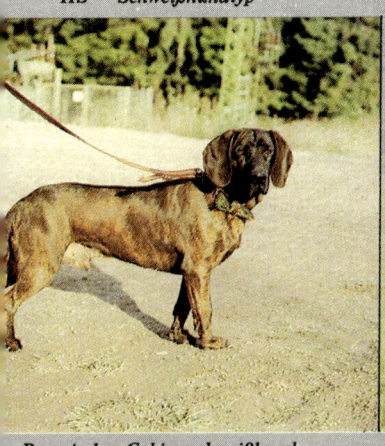

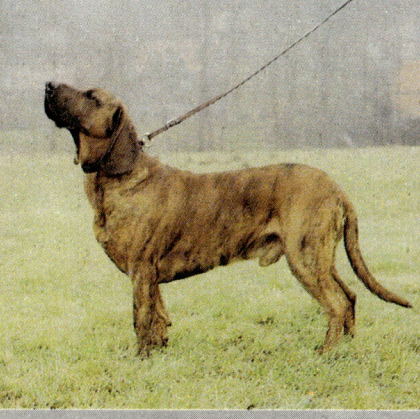

Bayerischer Gebirgsschweißhund

Wurf am Stück

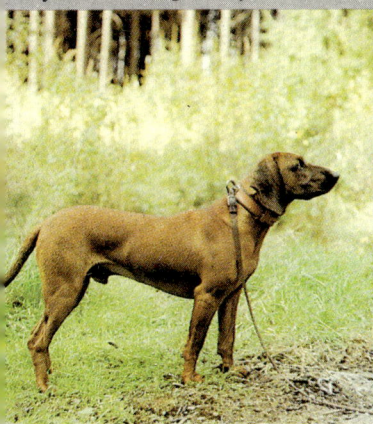

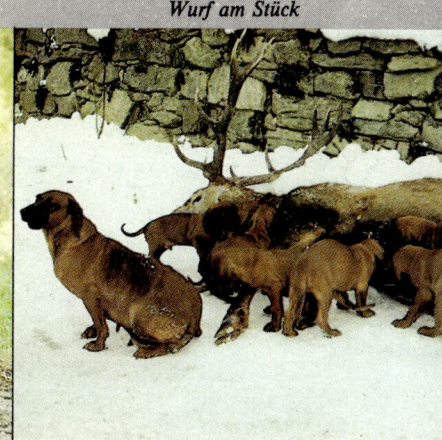

Schweißhund stellt einen Hirsch

Erfolgreiche Nachsuche

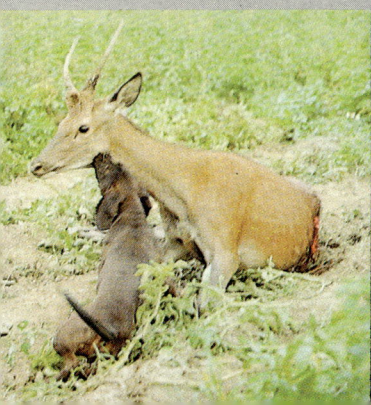

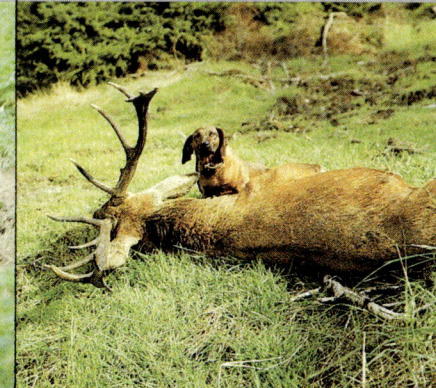

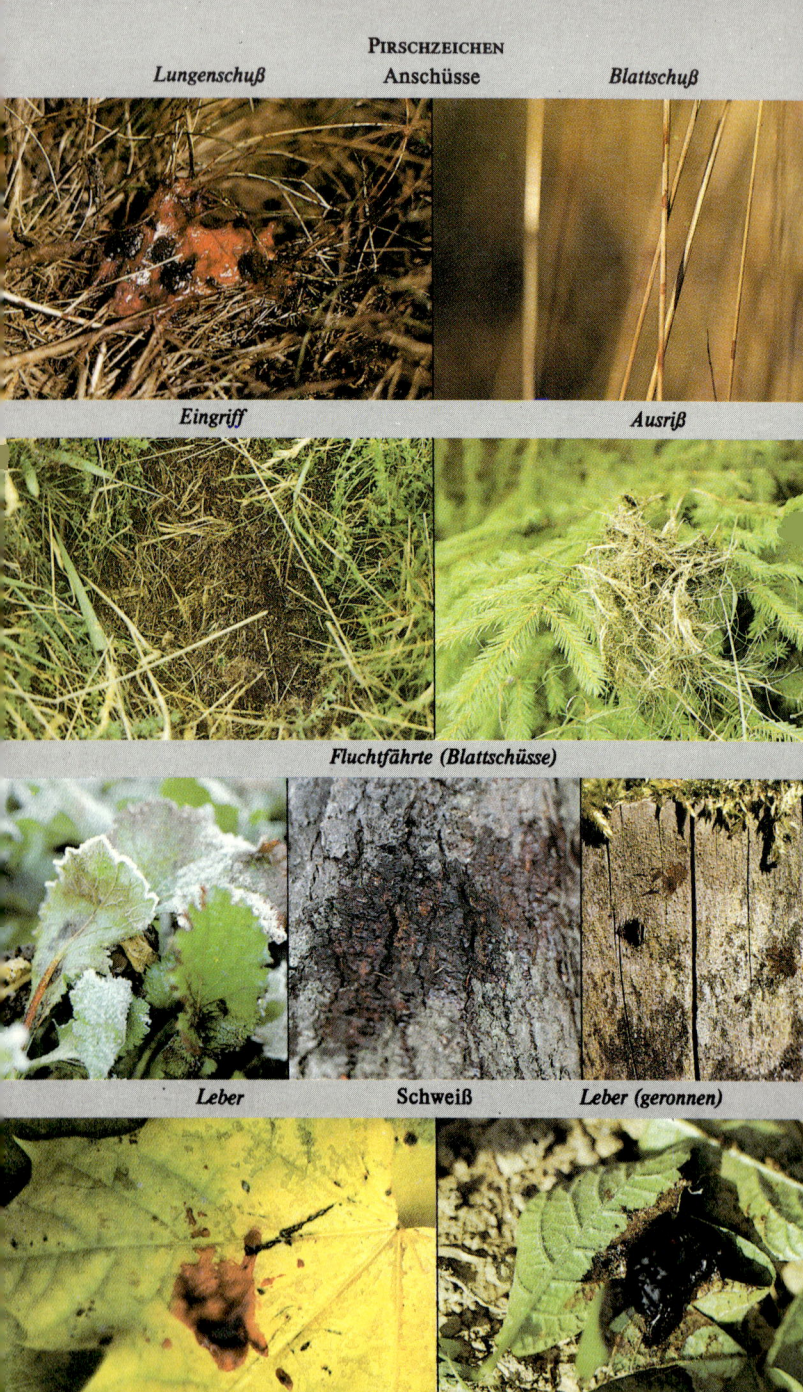

PIRSCHZEICHEN
Anschüsse

Lungenschuß *Blattschuß*

Eingriff *Ausriß*

Fluchtfährte (Blattschüsse)

Leber Schweiß *Leber (geronnen)*

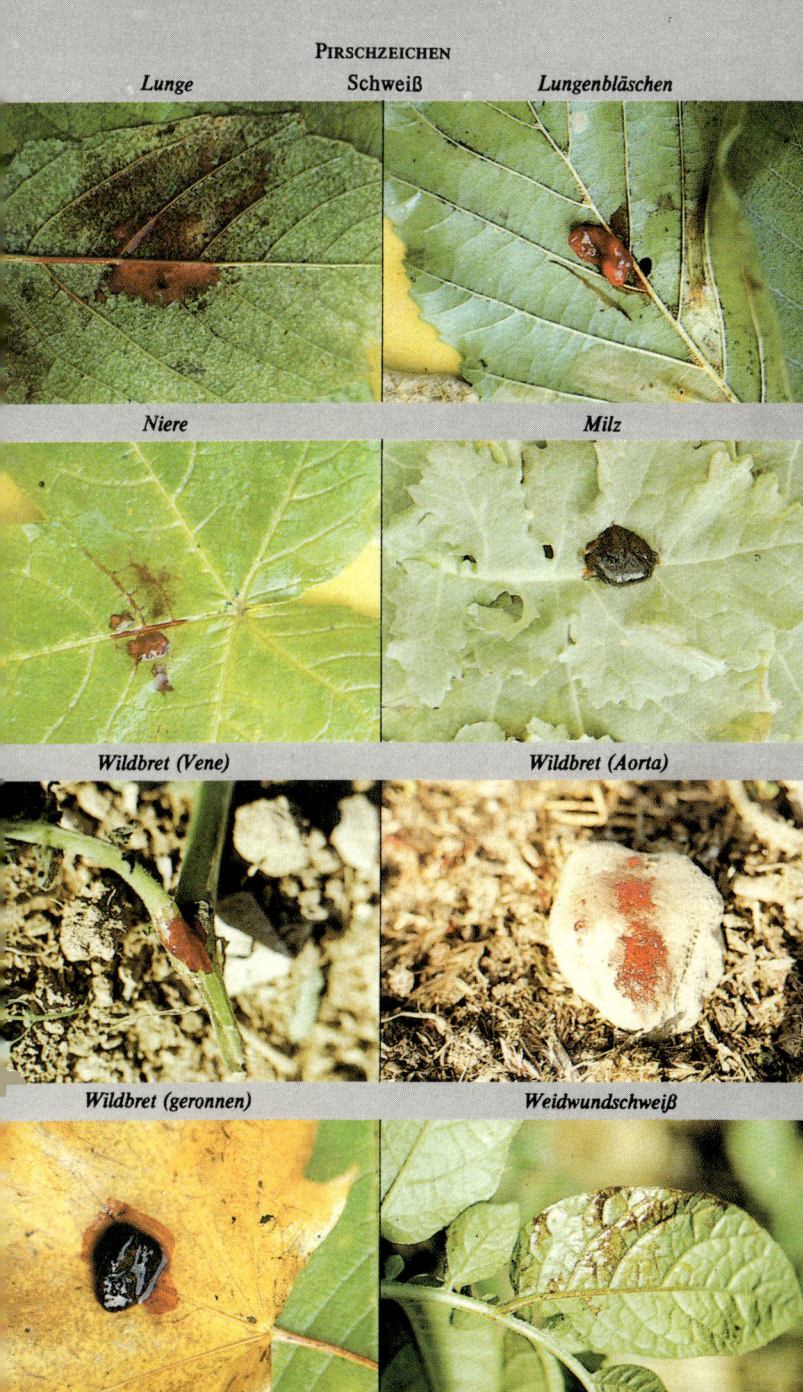

PIRSCHZEICHEN

Lunge Schweiß *Lungenbläschen*

Niere *Milz*

Wildbret (Vene) *Wildbret (Aorta)*

Wildbret (geronnen) *Weidwundschweiß*

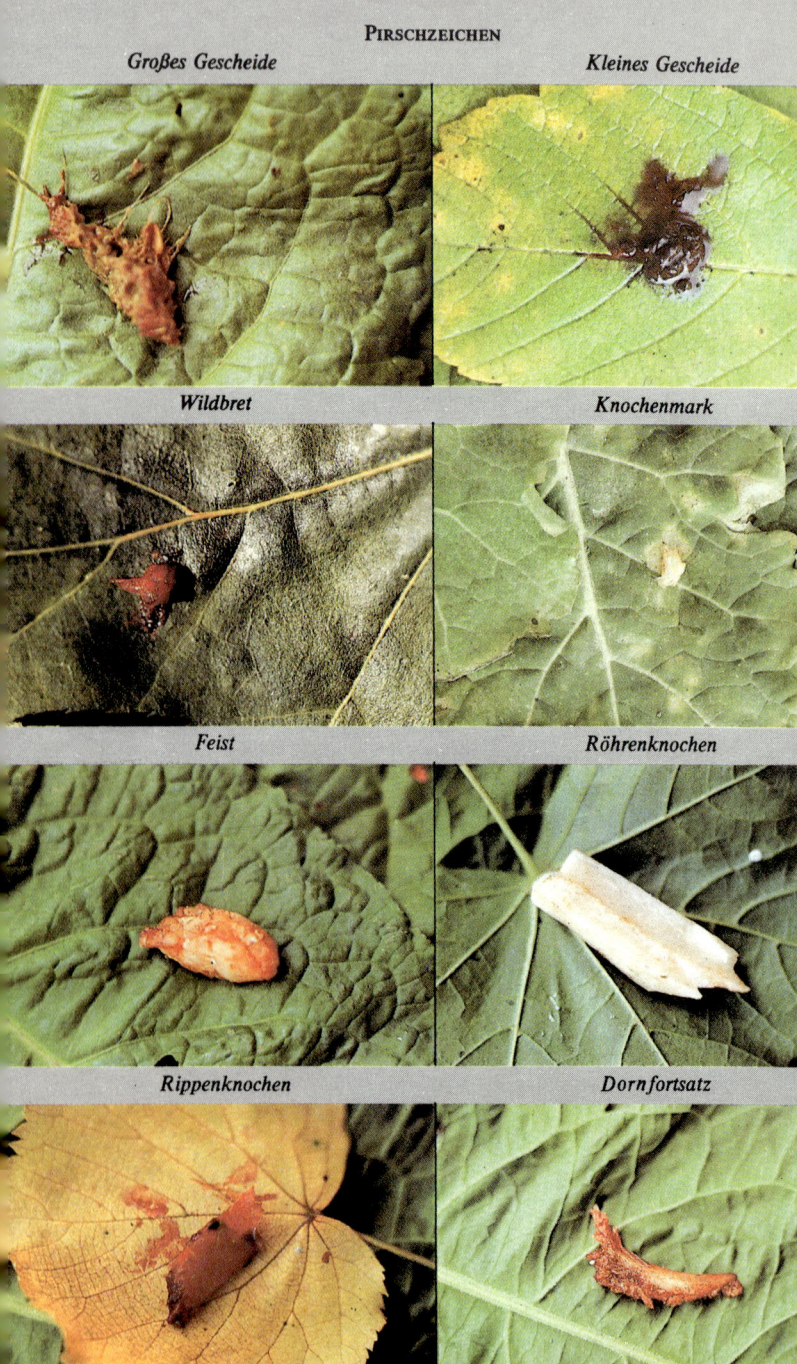

PIRSCHZEICHEN

Großes Gescheide · Kleines Gescheide

Wildbret · Knochenmark

Feist · Röhrenknochen

Rippenknochen · Dornfortsatz

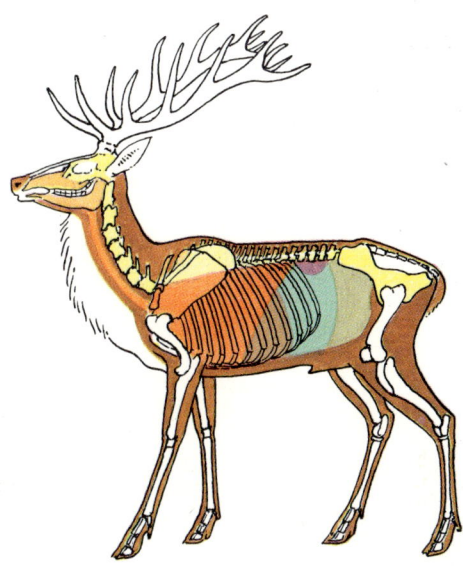

Wild bleibt im Feuer	Schuß durch das große Gescheide
Schuß durch Oberkiefer/ Unterkiefer, Krellschuß	Schuß durch das kleine Gescheide
Schuß durch Laufknochen	Schuß durch Drossel und Schlund
Blatt- oder Kammerschuß	Wildbretschüsse
Leberschuß	Nierenschuß

Weidwundschüsse

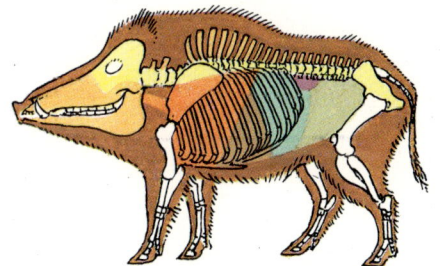

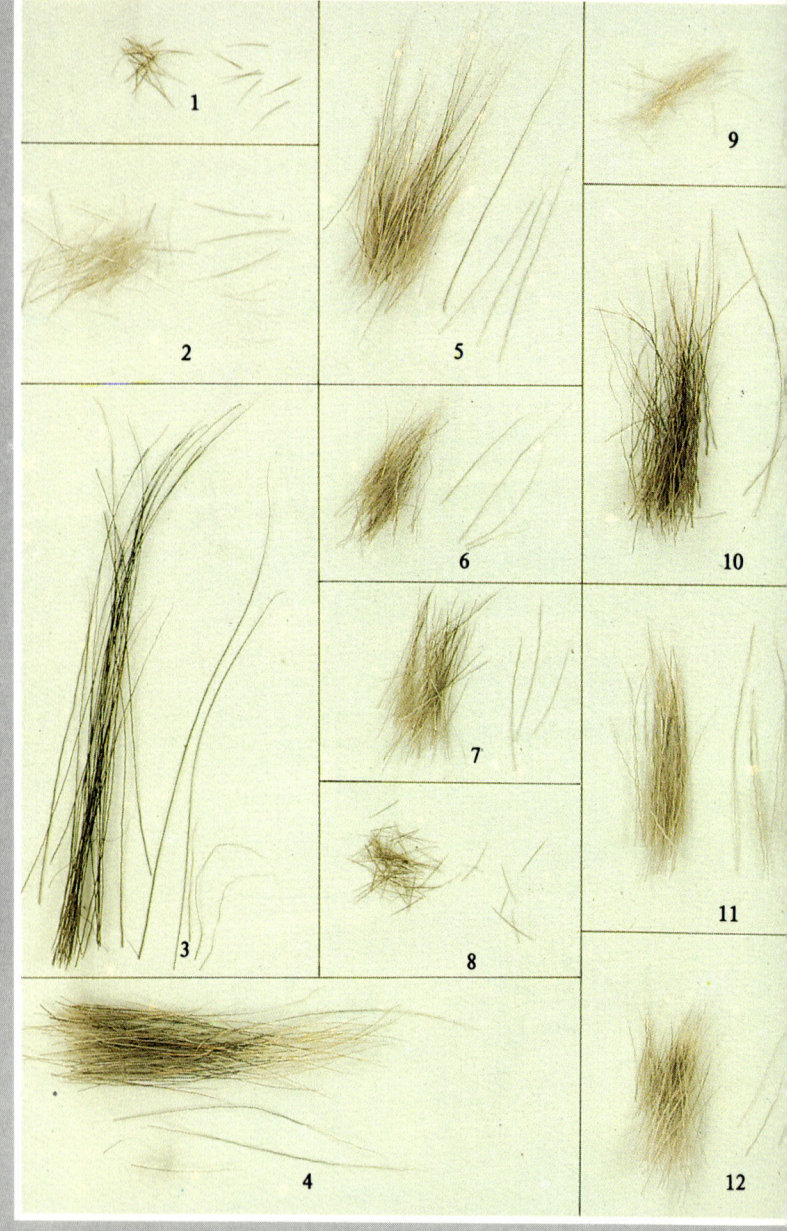

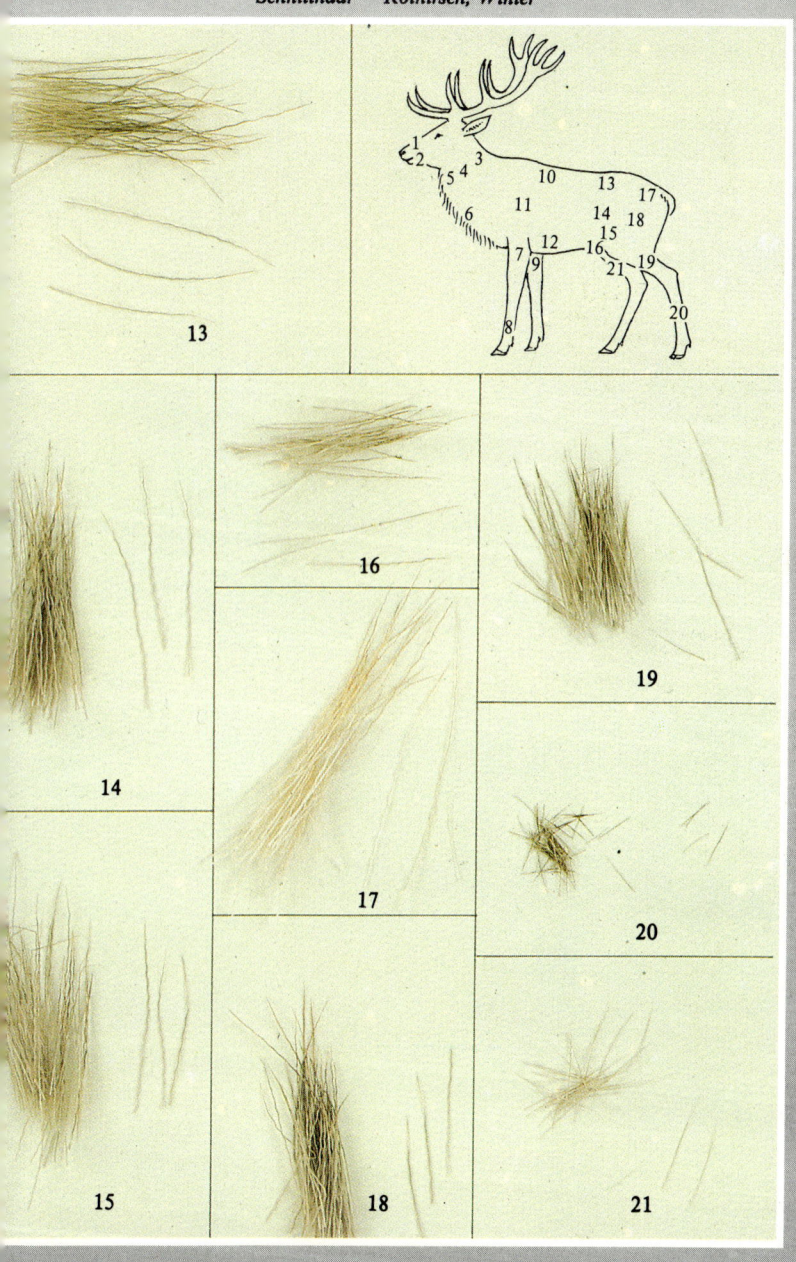

13

16

14

17

19

20

15

18

21

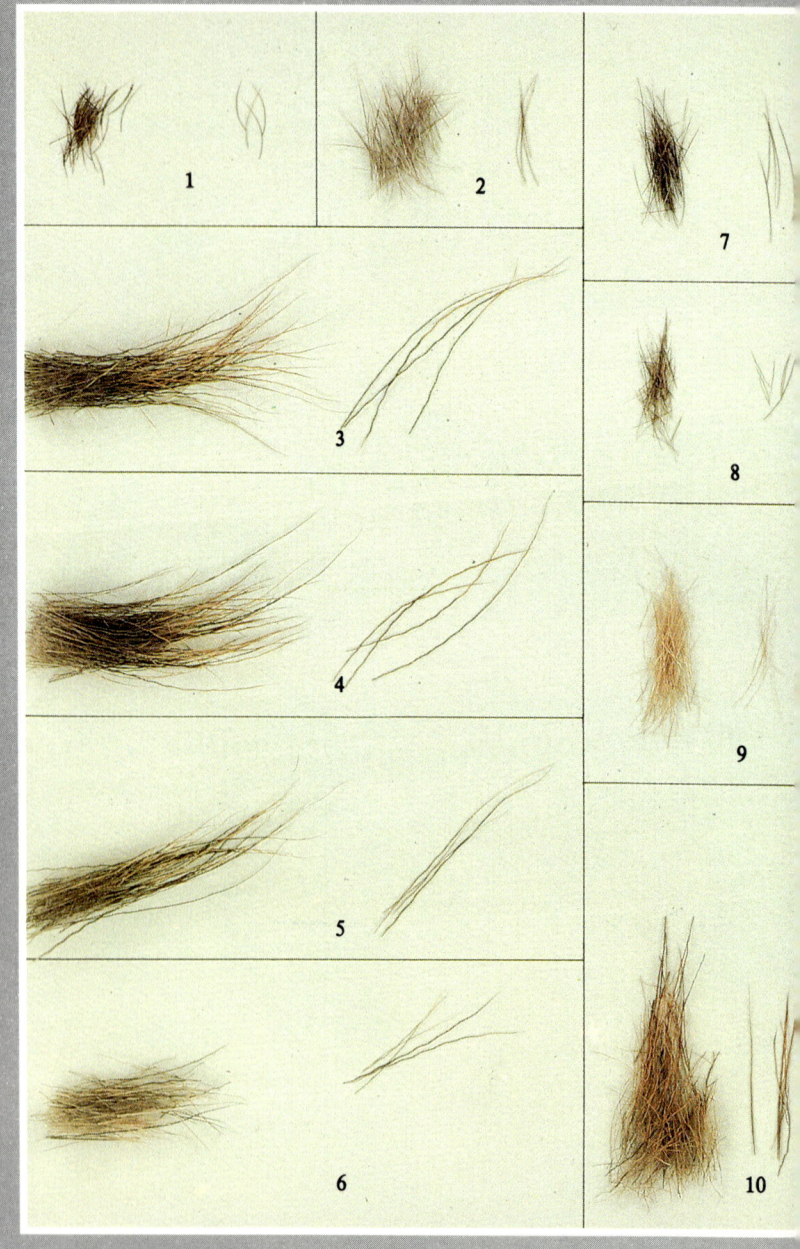

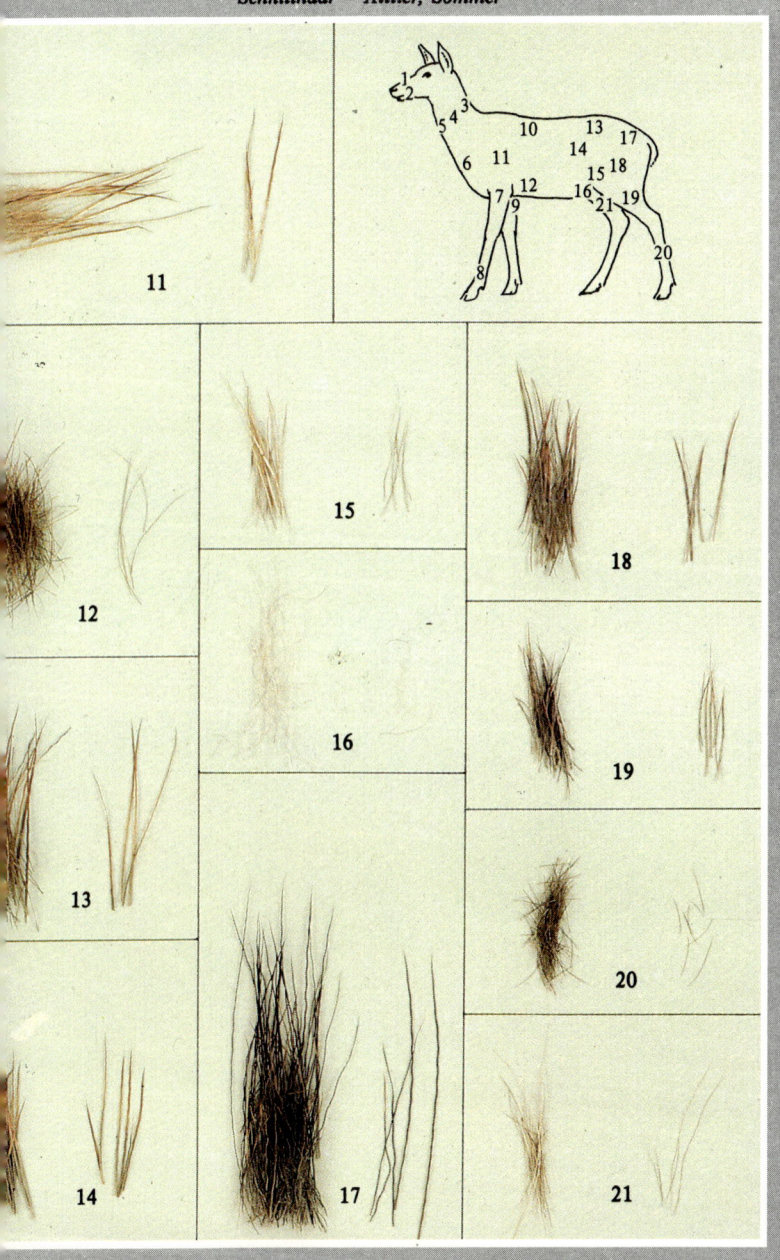

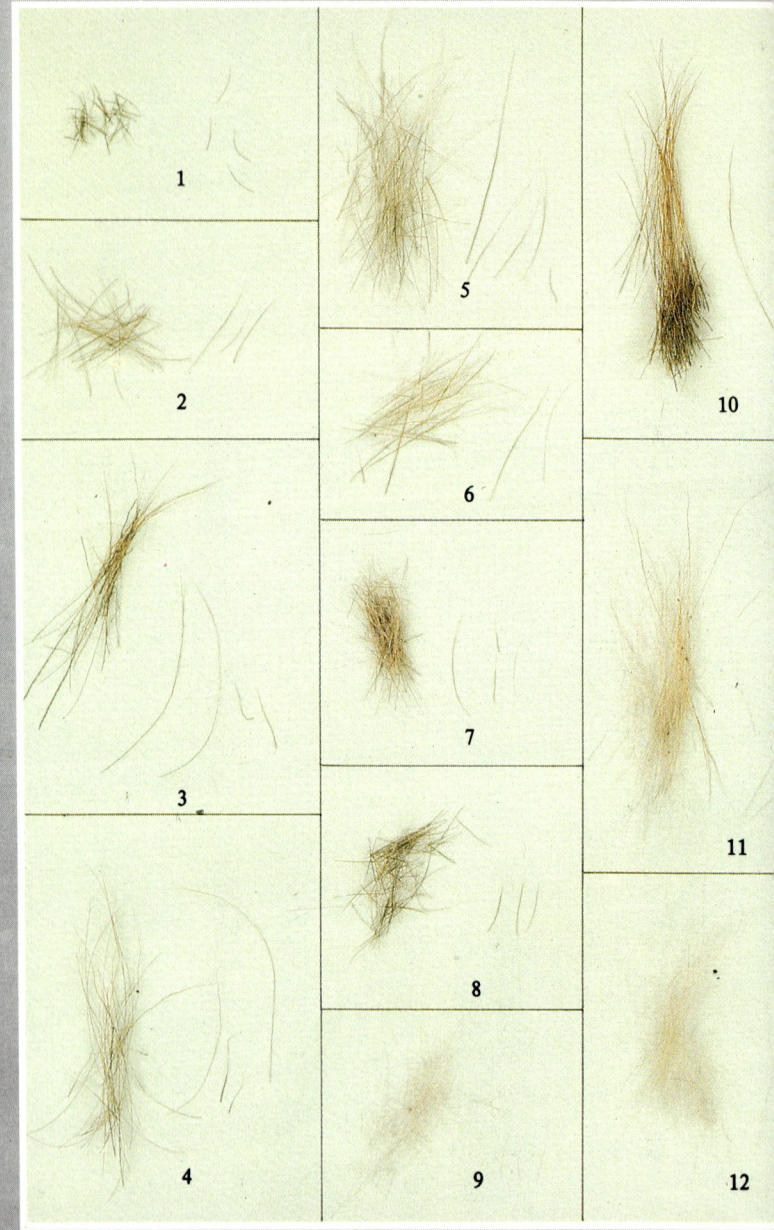

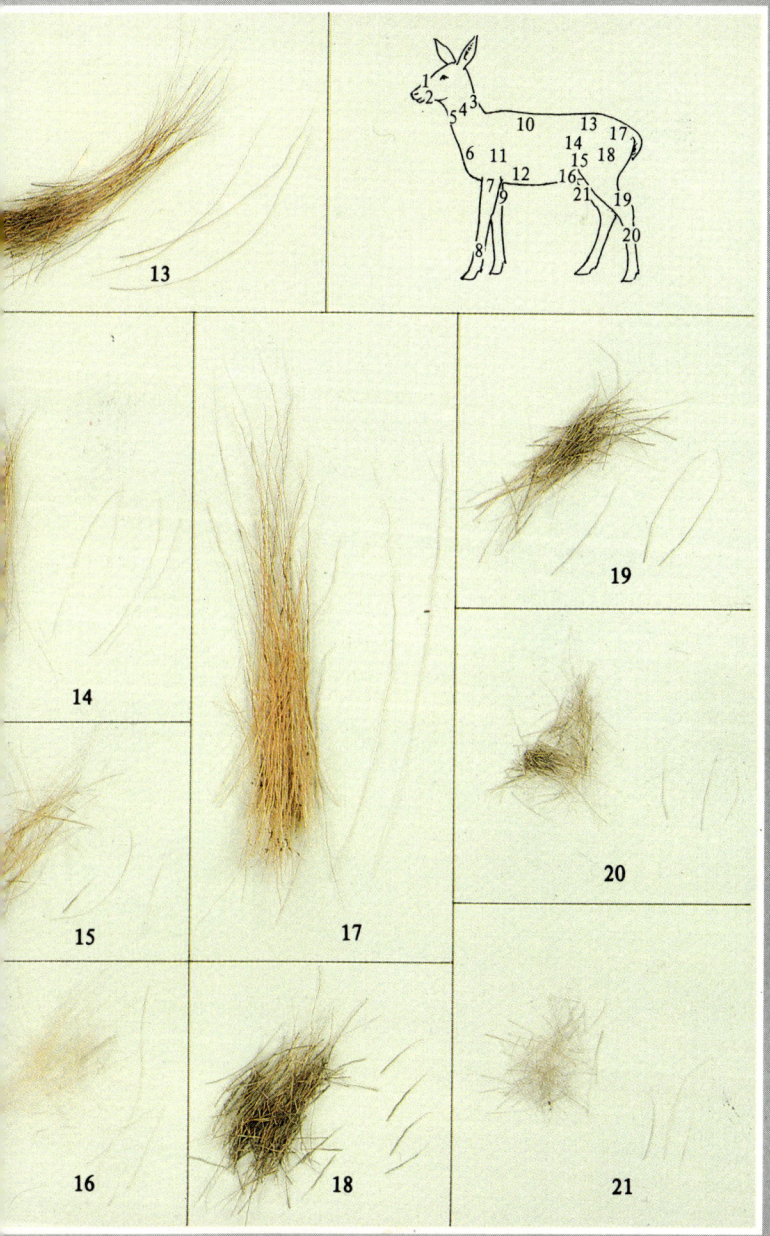

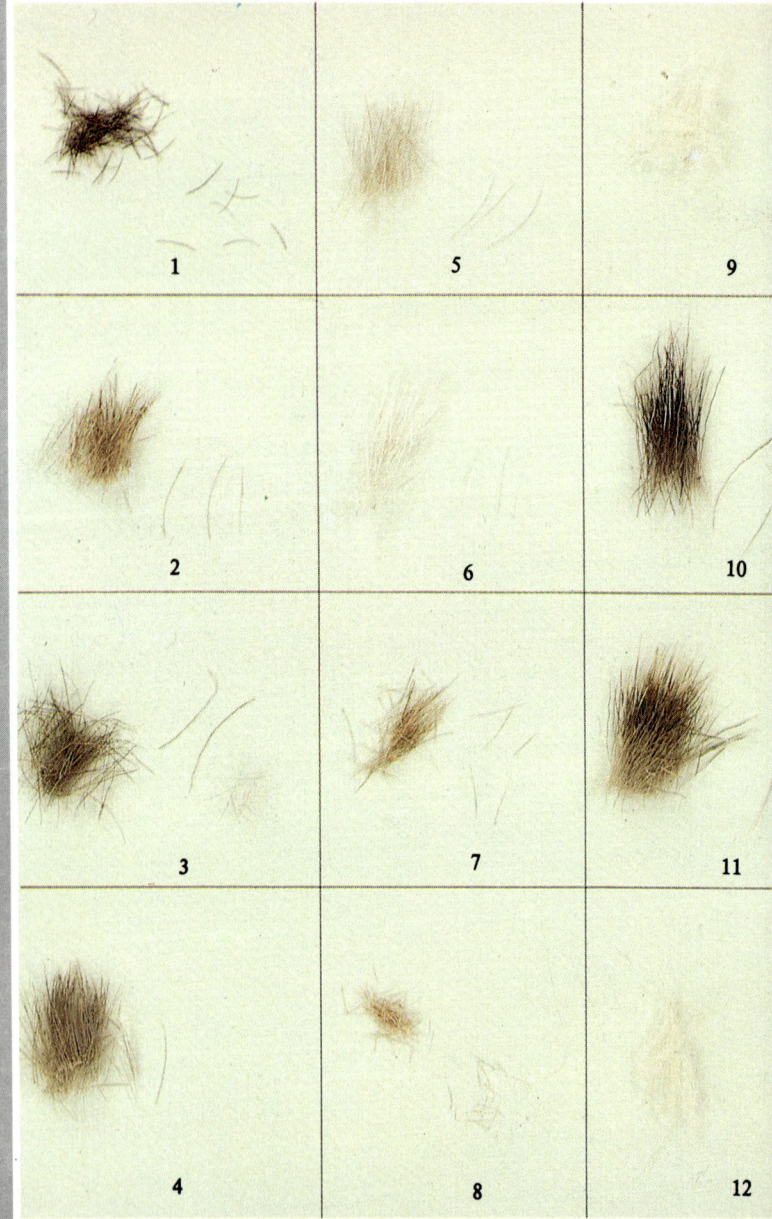

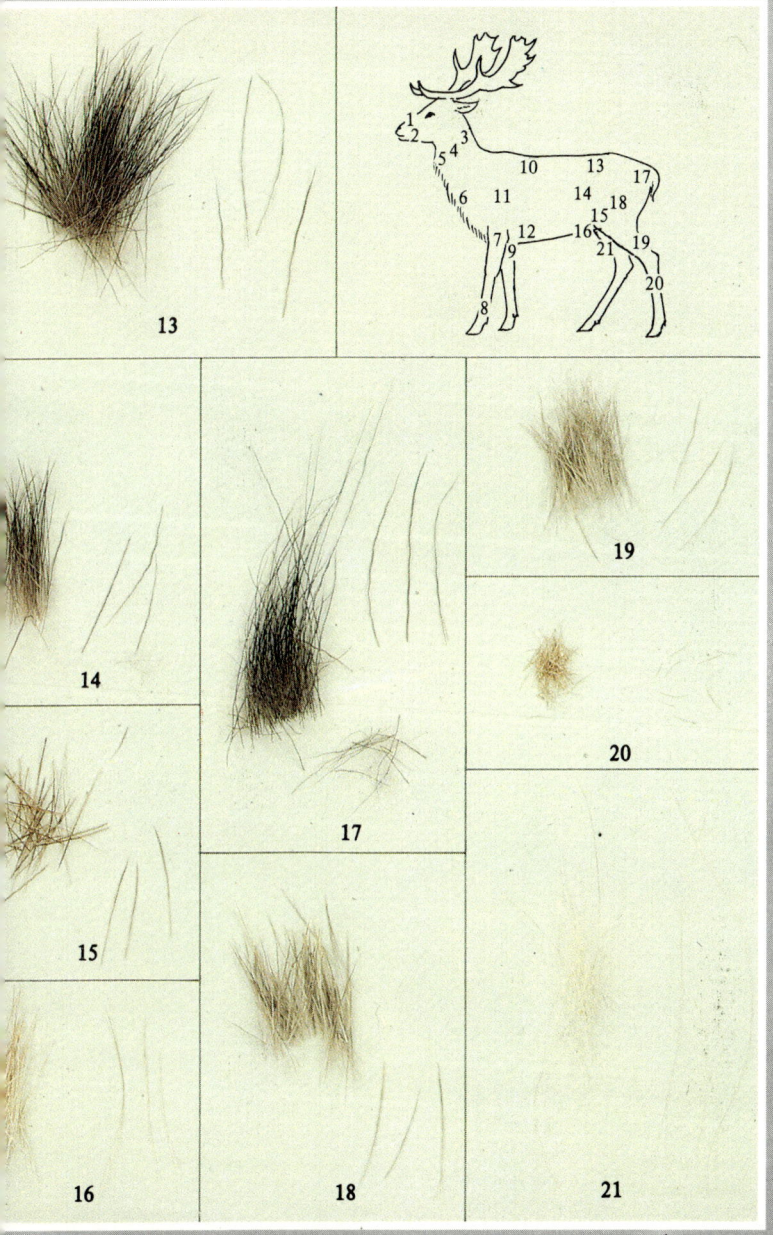

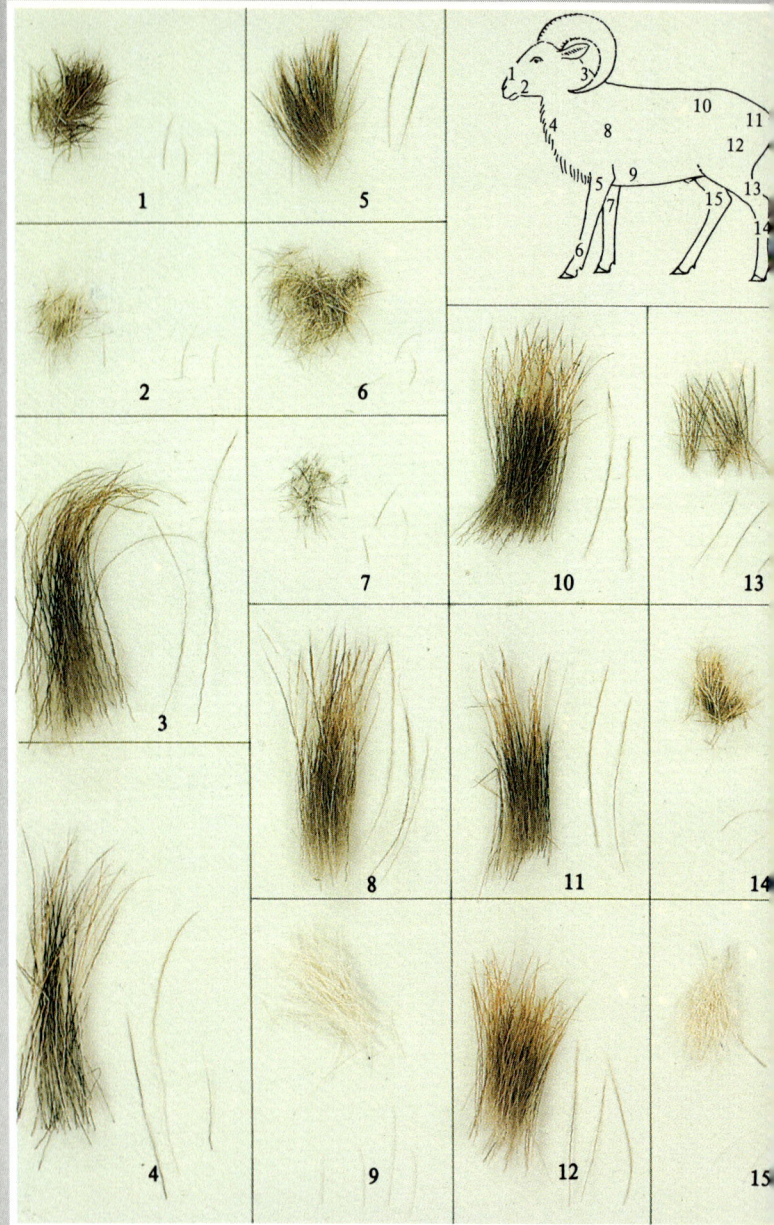

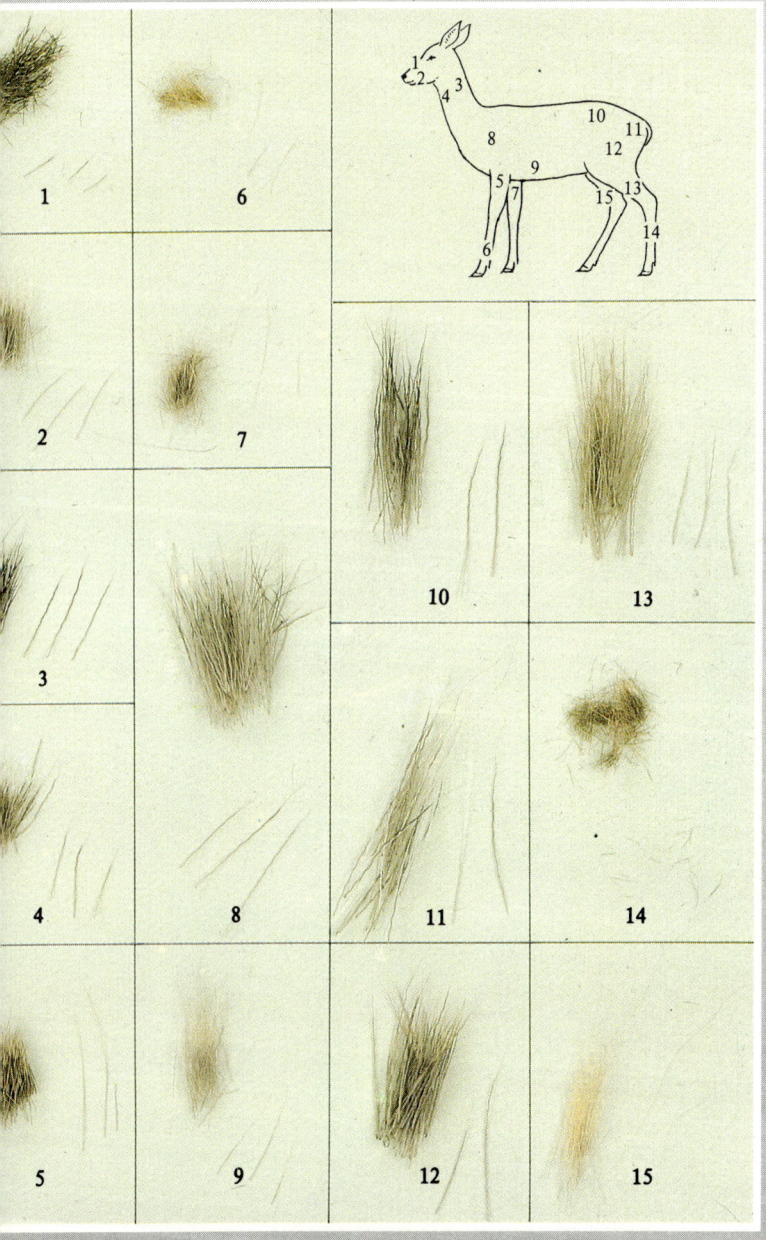

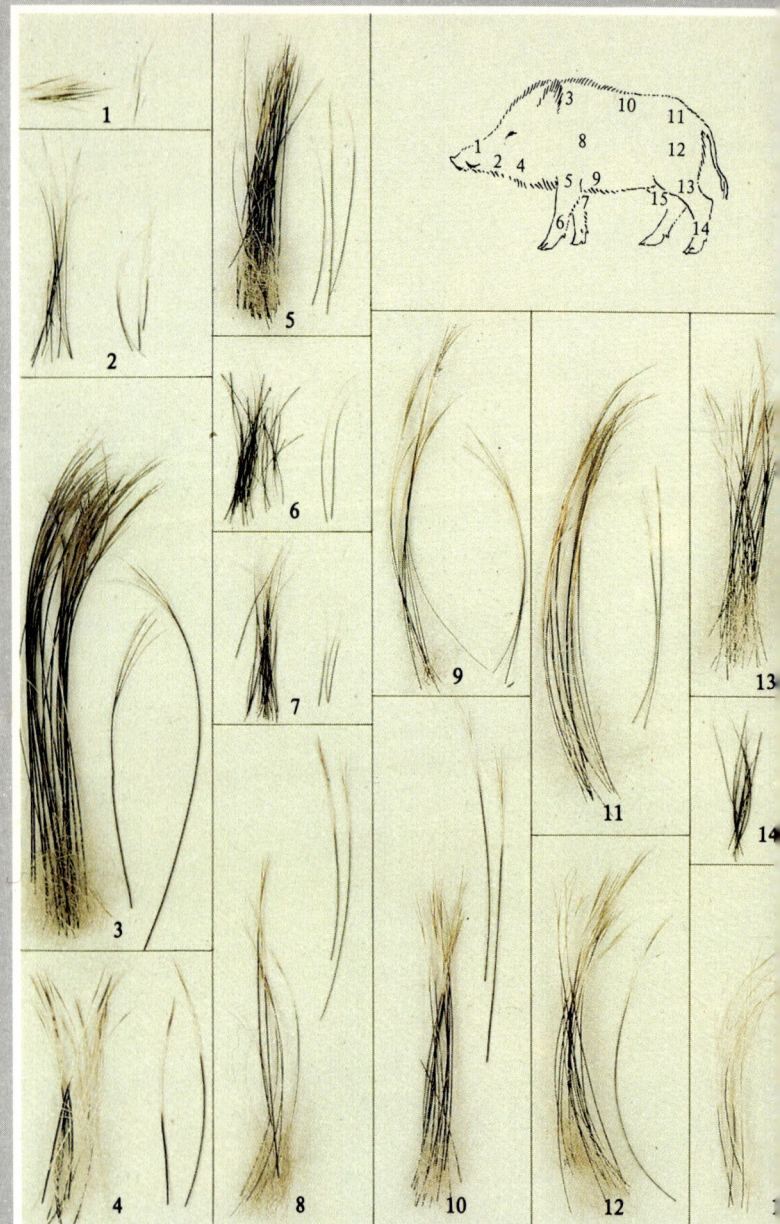

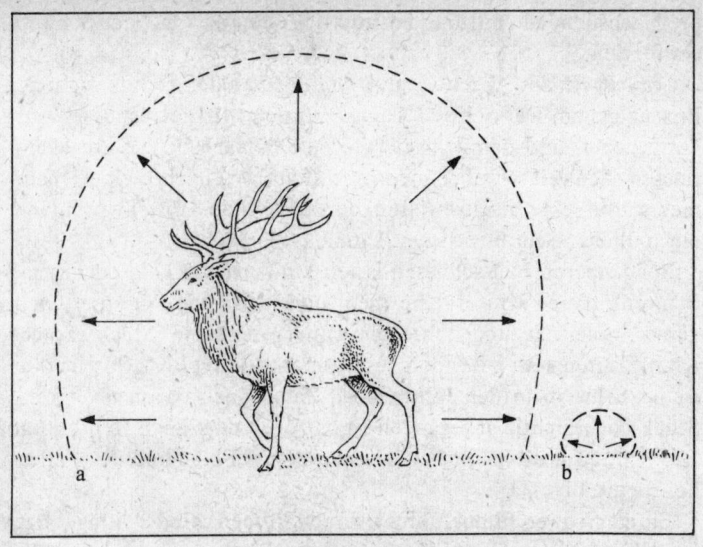

Abb. 20 Duftfeld
a der Wildwittrung, b der Fährtenwittrung

Ist es abends bei der Schweißarbeit sehr trocken und der Hund bringt die Fährte nicht voran, so kann der gleiche Hund nach längerer Stehzeit am nächsten Tag bei Tau diese Fährte viel besser voranbringen.

Aus dieser Kenntnis der bakteriellen Zersetzung der Fährtenbestandteile leitet sich auch ab, daß es bei der Schweißarbeit auf einige Stunden nicht ankommt, ehe mit der Arbeit begonnen wird. Das bedeutet nicht, daß Fährten unbegrenzt stehen, aber die Arbeit nach 24 Stunden ist noch normal. Es gibt Hunde, die Fährten auch nach 48 Stunden noch voranbringen.

Die Arbeit auf der Krankfährte nicht unter 3 Stunden, besser erst nach 4 Stunden zu beginnen, hat folgende Vorteile:
– das Stück kann krank werden;
– der Hund muß mit tiefer Nase suchen;
– es bildet sich genügend Fährtenwittrung;
– es können Jäger zum Abstellen des voraussichtlichen Einstandes hinzugezogen werden.

Wird ein starkes Schwein im Sommer krank geschossen, kann

die Nachsuche auch früher erforderlich sein, da sonst das Schwein verhitzt.

Schweiß ist am Anschuß und in der Krankfährte ein wichtiges Pirschzeichen. Der Schweiß kann über den Sitz des Schusses Auskunft geben und damit das Ergebnis der Nachsuche stark beeinflussen. Schweiß ist aber nicht das alleinige Pirschzeichen, mehrfach wurde schon nachgewiesen, daß auch ohne Schweiß zu finden, ein tödlicher Schuß vorliegen kann.

Bei sauberen Blattschüssen ist oft am Anschuß kein oder wenig Schweiß, später wird er dann mehr und mehr, wie mit einer Gießkanne verspritzt und führt bis zum verendeten Stück. Solche Krankfährten sind besonders für Schwarzwild typisch. Ob viel oder wenig Schweiß in der Fährte liegt, hängt auch davon ab, ob das Stück hochflüchtig abgegangen ist, gezogen oder auch verhofft hat. Der Schweiß wird hauptsächlich nach seiner Farbe und Beschaffenheit beurteilt.

Einige Schweißhundeführer nehmen Proben mit der Zunge. Hier ist mir aber die Unterscheidung immer versagt geblieben. Viel Schweiß ist auf der Ausschußseite der Krankfährte zu finden. Durch die Farbe des Schweißes ist nicht eindeutig zu bestimmen, woher der Schweiß stammt. Schweiß aus den Arterien wird immer heller sein als aus den Venen, aber an einige Regeln kann man sich schon halten (s. Tafel 2 bis 4).

Ist das *Herz* getroffen, ist der Schweiß dunkel- bis mittelrot und kann auch blasig sein.

Bei *Lungenschüssen* ist der Schweiß hellrot blasig bis schaumig und es können sich Lungenteilchen im Schweiß befinden. Lungenschweiß kann aber auch als geronnene Klumpen in der Drossel und ihren Verästelungen ausgehustet werden, so daß mancher Hundeführer vor einem Rätsel steht, mit welchem Schuß er es zu tun hat. Ist die Drossel mitgetroffen, wird der Schweiß blasig ausgestoßen und liegt rechts und links neben der Fährte.

Bei *Blattschüssen* wird der Schweiß am Anschuß spärlich sein und in der Fährte zunehmen, dabei finden sich Schweißspritzer, die durch die Herztätigkeit förmlich aus dem Wildkörper gestoßen werden. Bei *Leberschüssen* liegen große dunkle bis braunrote Tropfen in der Fährte. Auch bei diesen Schüssen kann der erste Schweiß erst nach einigen Metern vom Anschuß entfernt zu finden sein. Oft werden Leberstückchen mit gefunden, die sich grießig anfühlen. *Weidwundschüsse* ergeben meist wenig Schweiß in der Fährte, wenn doch welcher vorhanden ist, ist er oft mit Gescheideinhalt verunreinigt, so daß er rötlich, grün, grau vorkommt. Beim Schuß durch das große Gescheide, wenn die Milz mitgetroffen ist, ist ähnlicher Schweiß wie beim Leberschuß zu finden, die Tropfen haben aber mehr Zusammenhalt als Leberschweiß.

Nierenschüsse ergeben wenig Schweiß, der in großen dunkelroten, (heller als Leberschweiß) Tropfen vereinzelt in der Fährte liegt. Bei *Krellschüssen* sind nur einige Wildbretschweißtropfen zu finden, die nach kurzer Zeit ganz aufhören.

Liegt schleimiger Schweiß mit Speichelfäden in der Fährte, von hellroter bis wässriger Farbe, ist mit einem *Äser-* oder *Gebrechschuß* zu rechnen. Der Schweiß liegt meist rechts und links der Fährte und läßt nach einiger Zeit nach. *Schlundschüsse* ergeben wenig, oft grünlich gefärbten Schweiß mit Pflanzenresten. Beim Schuß auf den Stich ist häufig eine mehr oder weniger durchgehende Schweißspur in der Fährte zu finden. Ist das Herz oder die Lunge mit verletzt, wird der Schweiß heller und blasiger sein als bei einem reinen Wildbretschuß. Wildbretschüsse kommen häufig vor und verheißen manchem Jäger auch Weidmannsheil, weil sie hier oft vom Anschuß an reichlich Schweiß finden. In der Fährte wird der Schweiß dann immer weniger. Die Farbe ist von kräftigem Rot, liegt zwischen der von Lungen- und Herzschweiß. Besonders bei Keulen- und Laufschüssen verhoffen die Stücke oft. Sie gehen erst sehr weit, bevor sie ein Wundbett annehmen. An diesen Stellen findet sich ebenfalls reichlich Schweiß. Der Schweiß kann sogar wie Lungenschweiß aussehen, wenn Knochenmark in die Schweißlage gelaufen ist und zu kleinen weißen Perlen gerann. Bei Laufschüssen findet sich oft Schweiß in einem Trittsiegel. Schweiß ist an dem kranken Lauf heruntergelaufen. In hohem Gras, Getreidefeld oder in Schonungen kann an der Höhe des abgestriffenen Schweißes die Höhe des Ein- oder Ausschusses festgestellt werden. Darum gilt die Aufmerksamkeit des Schweißhundeführers nicht allein dem Erdboden, sondern der ganzen Fährte und jedem einzelnen Pirschzeichen. Zeigt mein Hund Pirschzeichen in der Fährte, wie Knochensplitter, Wildbret, Feist o. ä., versuche ich sie mitzunehmen, da sie oft dazu dienen, sich ein genaues Bild über die Schußverletzung auch bei einer Fehlsuche zu machen.

In der Krankfährte finden sich oft Wundbetten, wo sich das beschossene Wild niedergetan hat.

Stücke mit tödlichen Schüssen, wenn sie nicht beunruhigt werden, verenden meist im ersten Wundbett. Bei Leber- und Weidwundschüssen können mehrere Wundbetten angenommen werden, bevor das Wild verendet. Ebenso werden bei Wildbretschüssen Wundbetten gern angenommen. Nach Äser-, Gebrech- oder Knochenschüssen geht das Wild sehr weit, bevor es ein Wundbett annimmt. Die Wundbetten werden gründlich nach Pirschzeichen untersucht, es wird nicht in jedem Fall Schweiß gefunden. Verweist der Hund keinen Schweiß, wird mit einem weißen Tuch das Wundbett abgetupft. Oft befindet sich Schweiß am Rande des Wundbettes. Die Wundbetten geben auch Auskunft, ob das kranke Wild unmittelbar vor dem Nachsuchengespann weggezogen ist. Wann ein Wundbett verlassen wurde, erkennt man durch Abfühlen mit der Hand bzw. am Verhalten des Hundes. In der Regel wird der Hund am warmen Wundbett geschnallt. Günstig ist, noch einige Meter am Riemen nachzuhängen, bis der Hund die gerechte Fährte wieder bestätigt und ihn dann erst zu schnallen. Dies hat zwei Vorteile, erstens ist es möglich, daß das Bett von einem gesunden Stück stammt und zweitens gewöhnt sich der Hund an die frische Wildwitterung und wird der Fährte sofort folgen, sonst kann es passieren, daß er sich nur schwer vom Wundbett löst und erst ziellos sucht. Pirschzeichen und Schußwirkung beim Rotwild sind in Tabelle 5 dargestellt.

3.4. Physische und psychische Anforderungen an den Schweißhundeführer

Einen guten Schweißhund erkennt man an seiner natürlichen Ruhe. Er kann lebhaft, aber nicht schreckhaft sein. Auf der Fährte arbeitet er bedächtig mit tiefer Nase und läßt sich durch nichts von der gerechten Fährte abbringen. Diese „Sturheit", gepaart mit einem ausgeprägten Willen die Fährte voranzubringen, ist eines der Geheimnisse der erfolgreichen Arbeit der roten Hunde. Zu solchen Hunden gehört der passende Führer. Der Schweißhundeführer benötigt Kondition, um am langen Riemen stundenlang durch schwieriges Gelände oder regennasse Dickung und Getreidefelder seinem treuen Gefährten zu folgen. Ob eine Fährte abgebrochen wird oder nicht, entscheidet der Hundeführer, nicht der Hund. Für jeden Schweißhundeführer ist ärgerlich, wenn er nach drei Stunden auf der Fährte zum Schluß kommt, daß das Stück doch nicht zur Strecke kommt, da die Pirschzeichen immer weniger werden, Pilzsucher aber nach 14 Tagen nur 100 m weiter das verluderte Stück finden. Also Durchhaltewille wird auch vom Führer verlangt. Es ist auch nicht jedermanns Sache, der Bail kilometerweit zu folgen, immer von dem Gedanken beseelt, den Hetzlaut nicht zu verlieren. Ohne Passion, Liebe zum Hund und Verantwortungsbewußtsein für weidgerechtes Jagen wird man kein Schweißhundeführer. Trotzdem wird es Fehlsuchen geben, wird Lehrgeld gezahlt werden müssen.

Auch bei der Einschätzung seines Charakters sollte sich jeder überlegen, ob er die Voraussetzung besitzt, einen Schweißhund zu führen. Übernervöse, hektische und jähzornige Jäger bringen keine Fährte voran. Ihr Verhalten überträgt sich auf den Hund. Ruhe und Beherrschung sind Voraussetzung, um mit dem Hirschmann ein gutes Gespann zu werden. Die Zeit, die man sich für seinen Hund nimmt, spielt eine entscheidende Rolle. Das oft zitierte Zeitproblem ist meist Bequemlichkeit. 24 Stunden am Tag arbeitet selten jemand und der Hund ist schon dankbar, wenn sich sein Führer täglich einige Minuten mit ihm beschäftigt. Dabei darf man die Zeit oder sprich Abkömmlichkeit eines Schweißhundeführers nicht unterschätzen. Es fallen eben nicht nur Nachsuchen am Wochenende an. Jeder weiß selbst, auch bei optimistischer Schilderung der Pirschzeichen durch die Schützen, dauern Nachsuchen meist Stunden. Über geregelte Freizeit am Tage verfügen Schichtarbeiter. Auch Revierförstern kann die Möglichkeit der Nachsuche am Tage eingeräumt werden. Die Führung eines Schweißhundes ist ja keine Hobbybeschäftigung, sondern jagdliche Pflicht.

Zur Passion der Schweißhundeführung gehören jagdliche Kenntnisse. Schweißhundeführer besitzen auf Grund ihrer Nachsuchenpraxis oft große Erfahrungen im praktischen Jagdbetrieb, aber gerade darum ist die Erweiterung ihres Wissens auf jagdkynologischen und anderen Gebieten der Jagdwissenschaften erforderlich, um sachliche Auskünfte und Hinweise erteilen zu können und nicht als Alleskönner und Besserwisser aufzutreten.

Ist die Frage der Haltung des Schweißhundes entschieden, werden einige Anforderungen an die jagdliche Kleidung und Ausrüstung der Schweißhundeführer gestellt. Daß Nachsuchen ebenfalls in jagdlicher Kleidung und nicht in auffälliger Bekleidung durchge-

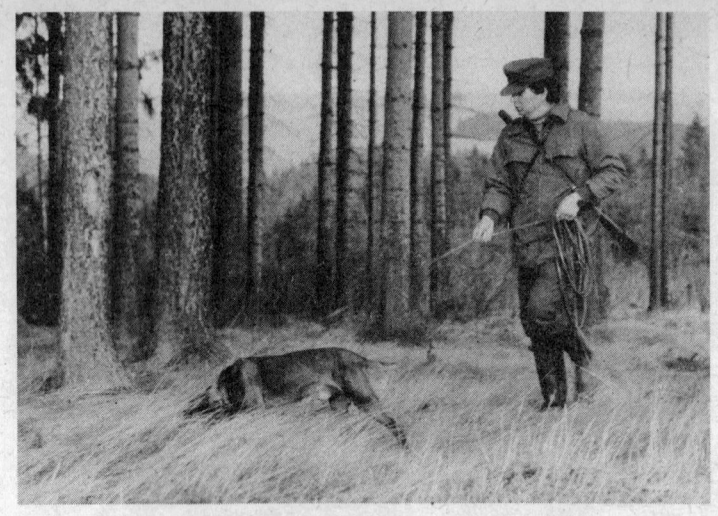

Abb. 21 Schweißhundeführer bei der Arbeit

führt werden, versteht sich von selbst. Zweckmäßig ist Jagdklei-
dung, die am Körper anliegt. Der Lodenmantel eignet sich nicht
dafür. Eine kurze Joppe oder Jacke mit verschließbaren Taschen
behindert nicht beim Durchkriechen einer Dickung. Die Klei-
dungsstücke sollten auch am Hals anliegen. Zu empfehlen sind
Gummistiefel, im Gebirge Bergschuhe und im Winter Lederstiefel.
Die Witterung und das Nachsuchengelände spielen für die Kleidung eine große Rolle. So leistet eine Gummihose in regennassen
Getreidefeldern gute Dienste. Bei trockner Witterung und dorni-
gem Gelände werden häufig Lederhosen getragen. Als Kopfbedek-
kung ist die Mütze dem Hut vorzuziehen. Günstig ist, sie mit
einem Sturmriemen zu tragen. Kapuzen sind ungeeignet, sie schützen zwar gut gegen Regen, aber man hört nichts und das Wegbrechen von Wild oder das Blasen der Sau sind nun einmal wichtige
Pirschzeichen. Als Augenschutz eignen sich gut Drahtbrillen, wie
sie in Steinbrüchen getragen werden. Leichte Lederhandschuhe leisten im Dornengestrüpp gute Dienste. Stulpenhandschuhe, wie sie
Motorradfahrer tragen, sind unzweckmäßig, einmal hindern sie
beim schnellen Schießen oder Benutzen der blanken Waffe. Bei
nassem Wetter läuft das Wasser von den Ärmeln direkt in die
Handschuhe.

Die Verbindung zwischen Hund und Führer auf der Fährte wird durch den Schweißriemen einschließlich der Schweißhalsung hergestellt (Abb. 21). Suchengeschirre, wie bei der Fährtenarbeit der Polizeihunde, haben sich in der jagdlichen Praxis nicht durchgesetzt.

Der Schweißriemen ist ein 8 bis 10 m langer und 15 bis 25 cm breiter Lederriemen (Abb. 22), der mit der Schweißhalsung, die ebenfalls aus Leder besteht und 3 bis 4 cm breit sein soll, mit einem Wirbel und einer Schnalle verbunden ist. Schweißriemen und Schweißhalsung sind eine Einheit. Wird der Hund geschnallt, wird immer die Schnalle der Halsung gelöst.

Der Schweißriemen hat seinen Ursprung im „Hängeseil" der Leithundeführer des 16. und 17. Jahrhunderts.

Die Besuchsknechte folgten ihren Hunden an einem aus Haaren gefertigten Leitseil. FLEMMING (1749) beschreibt das Hängeseil aber bereits als langen Riemen „Daran der Leithund geführt wird". Der Lederriemen benötigt regelmäßige Pflege durch Einfetten. Häufig benutzen Schweißhundeführer auch runde Lederriemen oder Riemen aus Stoff. Der Schweißriemen darf nicht zu schmal sein. Je schmaler er ist, umso schneller verfitzt er sich. Günstig ist, wenn der Schweißriemen aus einem Stück besteht und nicht aus lauter kurzen Enden zusammengesetzt ist. Ist es nur möglich, ihn aus mehreren Stücken anzufertigen, muß er zusammengenäht werden. Genietete Schweißriemen lassen sich schlecht aufdocken und bleiben schneller in Ästen, Wurzeln o. ä. hängen. Das Ende des Schweißriemens sollte glatt ohne Schlaufe oder Handhabe sein.

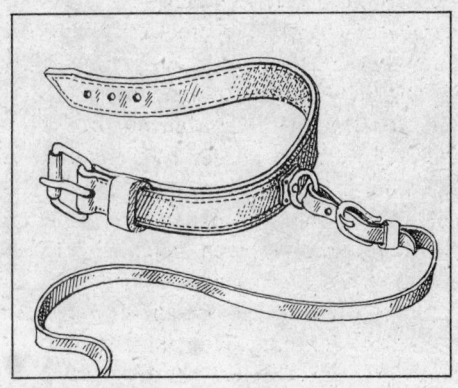

Abb. 22 Schweißhalsung mit Wirbel und Schweißriemen

135

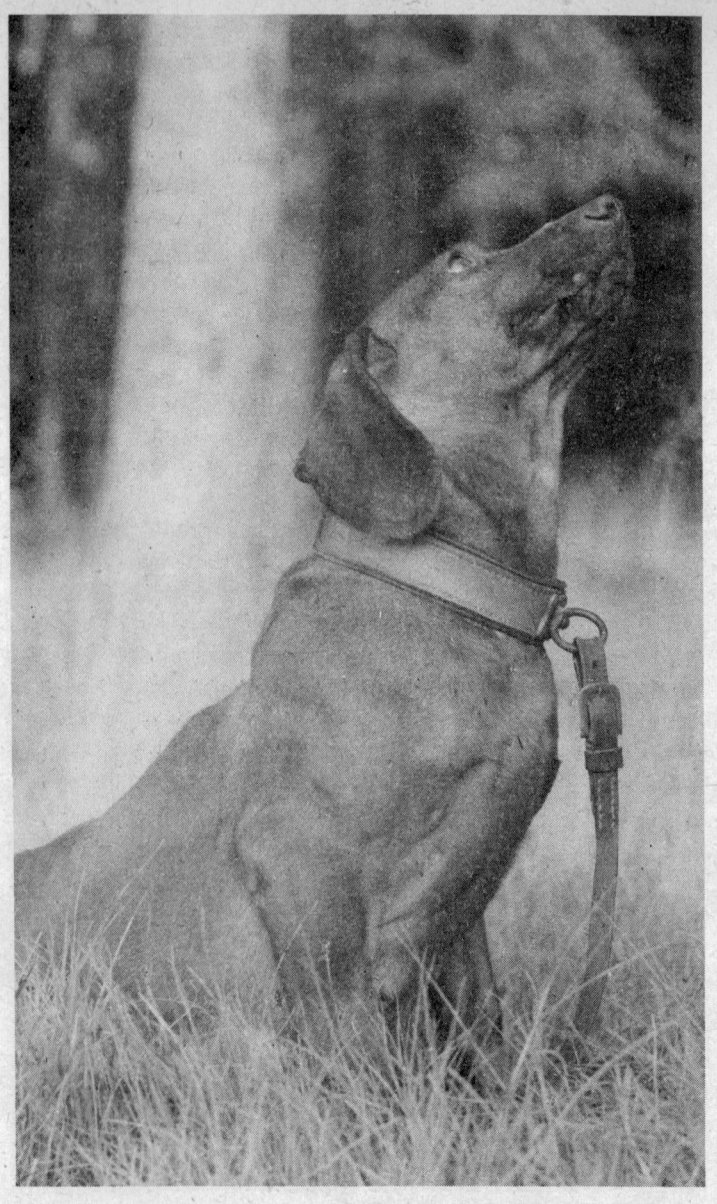

Abb. 23 Bayerischer Gebirgsschweißhund mit Schweißhalsung

Die im Handel erhältlichen werden mit Schlaufe geliefert, die sich aber bei der Arbeit störend auswirkt, denn das Ende des Schweißriemens schleift meist am Boden und bleibt dann an jedem Hindernis hängen.

Die Schweißhalsung besteht aus derbem Leder, ist aber von innen mit weichem Leder abgefüttert (Abb. 23). Die Breite von 3 bis 4 cm oder breiter soll den Druck des auch einmal straffen Schweißriemens besser verteilen und auch dem Wirbel genügend Halt geben. Schmale Schweißhalsungen schneiden am Hals ein und behindern dadurch den Hund. Oft sieht man auch Schweißhalsungen von unterschiedlicher Breite, dabei ist aber zu beachten, daß die breiteste Stelle bei der roten Arbeit am Nacken des Hundes sitzen muß. Meistens wird aber der Wirbel dort aufgenietet und die Halsung wird gerade verkehrt herum getragen. Das ist besonders bei den im Handel angebotenen Schweißhalsungen der Fall. Der *Wirbel,* der das Verdrehen des Schweißriemens verhindert, sitzt auf der Halsung, so daß er nach unten zeigt, und die Schnalle der Halsung sich auf der rechten Halsseite des Hundes befindet, so kann er am schnellsten geschnallt werden. Der Wirbel wird auf die Schweißhalsung aufgenietet. Der Durchmesser des Ringes des Wirbels muß mindestens zwei cm betragen, damit der Schweißriemen bequem durchpaßt. Der Schweißriemen wird generell am Wirbel mit einer Schnalle befestigt, oft sieht man, daß die Verbindung mittels Karabinerhaken erfolgt, das ist unweidmännisch. Der Karabinerhaken kann aufgehen und dann ist der Hund mit der Halsung weg. Beim Schnallen wird ebenfalls der „bequeme" Weg gewählt. Der Karabinerhaken wird geöffnet und der Hund mit Halsung zum Hetzen angerüdet, das kann den Verlust des Hundes bedeuten, wenn er an Ästen im Wirbel oder in der Halsung hängenbleibt.

Bei der roten Arbeit läuft der Schweißriemen zwischen den Vorder- und Hinterläufen unter dem Hund durch. Als Führerleine wird der Schweißriemen aufgedockt über der rechten Schulter getragen, so daß die Docke auf der linken Körperseite nach außen zeigt. Die Bedeutung der Führung des Hundes am aufgedockten Riemen liegt darin, daß der Riemen durch Abdocken einiger Schlingen beim Reviergang länger gemacht werden kann und der Hund dadurch vorsucht und uns Fährten verweist.

Die Bayerischen Gebirgsschweißhunde und Hannoverschen Schweißhunde werden so geführt, daß sie beim Reviergang auf der linken Seite vor dem Führer laufen, um Fährten zu zeigen und nach Aufforderung ihnen auch einige Meter nachhängen, bis ein deutliches Trittsiegel gefunden wird, das ein Ansprechen des Stükkes ermöglicht.

Das Aufdocken des Schweißriemens erfolgt nach Abbildung 24: Das Ende des Riemens wird in die linke Hand genommen und nach oben gehalten. Danach werden vier bis sechs Schlaufen über den Unterarm oder auch kürzer gelegt. Es ist darauf zu achten, daß die Schlaufen genau übereinander liegen und das Ende des Schweißriemens an der nach unten hängenden Schlaufenseite zu fassen ist. Diese Schlaufen werden auf der ganzen Länge wiederum von oben beginnend mit der glatten Lederseite nach außen umwickelt. Das Umwickeln wird so weit fortgesetzt, daß der Schweißriemen gerade noch unten durch die zusammengelegten Schlaufen gezogen werden kann, mit der rauhen Seite zueinander. Die Docke wird vor der Brust gehalten und die einzelne Schlaufe soweit gezogen, bis der Arm ausgestreckt ist. Der restliche Riemen wird vom durchzogenen Teil beginnend in Schlingen um die Docke gelegt, mit der glatten Seite nach außen bis ans Ende der Docke. Durch die einzelne Schlinge (Tragschlaufe) wird der Schweißriemen über die rechte Schulter gelegt, so daß die Docke links mit den Schlingen nach außen getragen wird. Bei sachgemäßem Aufdocken ist der restliche Riemen so lang, daß die Halsung auf dem Boden aufliegt. Hängt sie in der Luft, ist der Riemen zu kurz aufgedockt. Durch weitere Schlingen oder Abdocken kann die Länge korrigiert werden. Ist der restliche Riemen zu lang, können über die bestehenden Schlingen weitere gelegt werden. Wird der Hund nicht am Riemen geführt, wird die Halsung an die Tragschlaufe geschnallt. Beim Abdocken ist die Tragschlaufe zurückzuziehen und das Ende des Schweißriemens wird aus der Docke gezogen, dadurch ziehen sich die Schlaufen heraus und die Wicklung und Schlingen lösen sich.

Das geht aber nur, wenn der Riemen keine Nähte oder sonstige Verbindungen aufweist, und wenn er nicht zu straff aufgedockt wurde. Ansonsten wird er in der umgedrehten Reihenfolge abgedockt, wie er aufgedockt wurde.

Bei jeder Nachsuche ist ungeschriebenes Gesetz: Der Schweißhundeführer gibt den Fangschuß.

In den meisten Jagdgesellschaften stehen Doppelflinten und

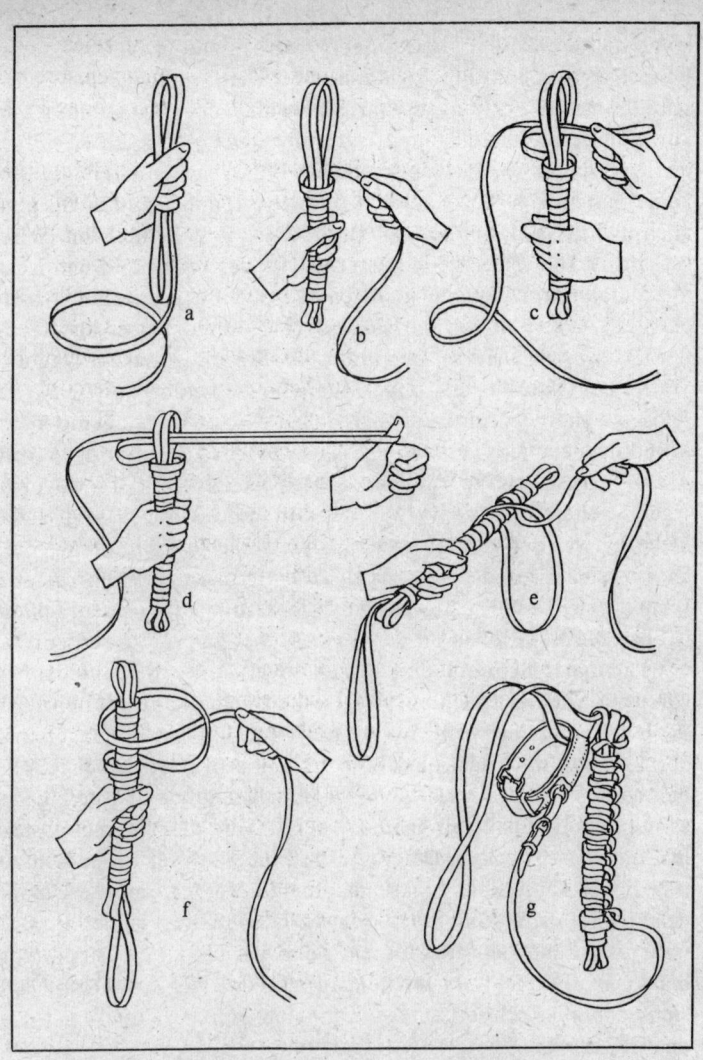

Abb. 24 Aufdocken des Schweißriemens
a vom Ende beginnend werden vier bis sechs Schlaufen gelegt,
b Umwickeln der Schlaufen mit dem Riemen,
c und d Durchziehen des Riemens durch das oberste Ende der Schlaufen
auf eine Armlänge, e Legen der Schlingen für die Docke,
f Aufdocken des Schweißriemens an der Trageschlaufe beginnend,
g fertig aufgedockter Schweißriemen

kombinierte Waffen, meist Gebrauchsdrillinge, zur Verfügung. Beim Fangschuß ist der Kugelschuß nicht erforderlich. Der Fangschuß wird in Dickungen und Stangenhölzern sowieso nur auf kurze Entfernungen angetragen. Dafür eignet sich auch das Flintenlaufgeschoß. Es hat den Vorteil, daß es sich nicht zerlegt, also keine Splitter den Schweißhund verletzen können, und es reagiert auch nicht so empfindlich auf Hindernisse in der Flugbahn. Wird gefehlt, ist seine Flugweite kürzer als die der Kugel und damit ist die Unfallgefahr generell geringer. Werden Büchsen als Nachsuchenwaffen geführt, eignen sich Kipplaufwaffen besser als Repetierbüchsen, wo sich oft Äste hinter das Schloß verhaken. Daß die Waffe bei Nachsuchen ohne Zielfernrohr geführt wird, dürfte selbstverständlich sein. Lange Zeit hatte ich Probleme mit dem Mündungsschoner. Die Mündung ist gegen das Eindringen von Ästen, Schnee usw. zu schützen. Gleich wie ich die Waffe trug, bei jeder zweiten Nachsuche war der Mündungsschoner weg. Jetzt klebe ich vor der Nachsuche Leukoplast über die Mündung, welches haltbar ist und doch schnell zu entfernen und wenn es ganz schnell gehen muß, kann es durchschossen werden. Zu beachten ist, daß die Klebstellen an der Waffe vorher gut entölt werden.

Es gibt auch Schweißhundeführer, die als Waffe die Saufeder bevorzugen. Meines Erachtens wiegen die Nachteile die Vorteile der Saufeder gegenüber dem Gewehr nicht auf. Bei dem Abfangen mit der Saufeder muß das Stück schwerkrank sein oder den Jäger annehmen. Ist es aber doch noch einigermaßen auf den Läufen, kann es nur vor die Schützen gebracht werden, die die Wechsel abstellen, um es zu strecken. Der Vorteil ist, die Saufeder ist einfach zu tragen und kann nicht funktionsuntüchtig werden und die Unfallgefahr für andere (außer dem Schweißhundeführer) ist gering. Gewehr und Saufeder mitzuführen, halte ich für zu belastend. Als blanke Waffe reicht ein feststehendes Jagdmesser aus. Damit läßt sich auch alles schwerkranke Wild abfangen oder abnicken, wenn das Gewehr nicht benutzt werden kann.

Zur Ausrüstung des Schweißhundeführers gehört ebenso das *Jagdhorn.* Oft entfernt sich das Nachsuchengespann weit von den übrigen Jägern, so daß das Horn als Verständigungsmittel unentbehrlich ist. Schon im frühen Mittelalter verständigten sich die Jäger mit Hilfe des Jagdhorns. Dadurch wurde neben dem Hirschfänger die Hornfessel zum Zeichen eines hirschgerechten Weidmannes.

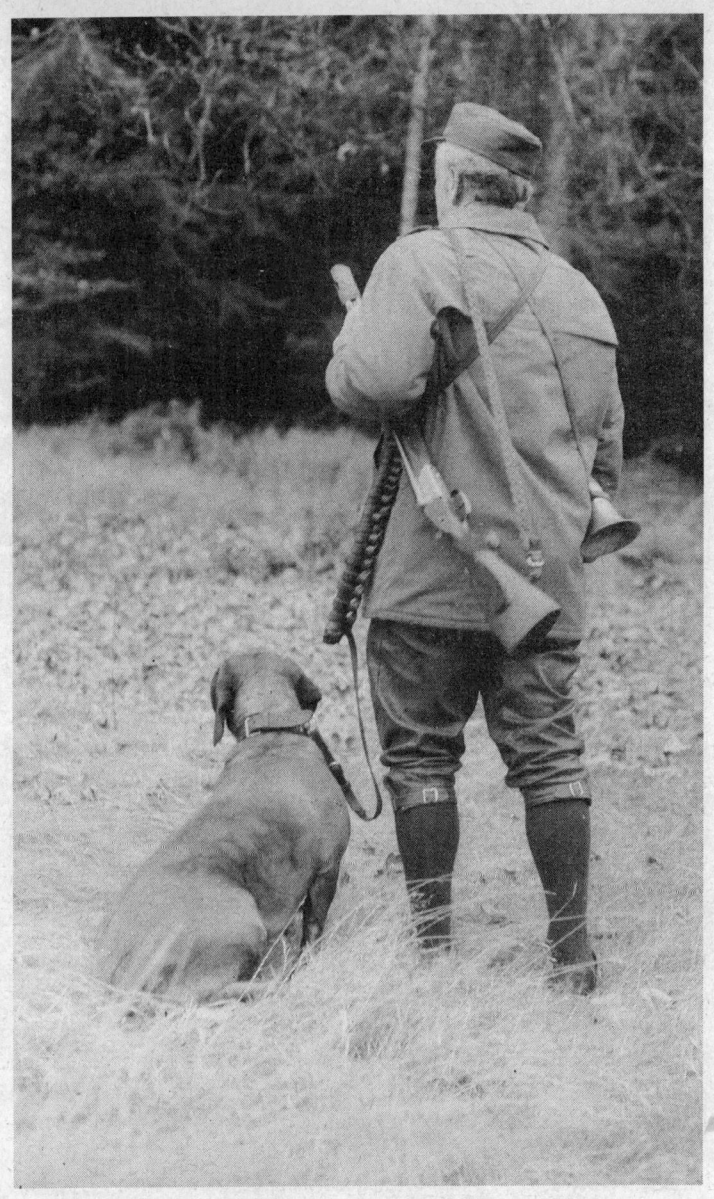

Abb. 25 Schweißhundeführer mit Ausrüstung und Jagdhorn

FLEMMING (1749) schreibt, daß ein Hundejunge nach „drei Jahren Lehrzeit den Titel eines Jägerburschen, würdig den Hornfessel zu tragen", erhält. Seit dem 19. Jahrhundert wird vorwiegend das Pleßhorn durch die Schweißhundeführer benutzt. Es ist handlicher als die Wald- und Parforcehörner. Bei der Schweißarbeit wird es an der Hornfessel über der linken Schulter auf der rechten Seite mit der Schallöffnung nach hinten und unten getragen (Abb. 25). Geblasen werden nach erfolgreicher Nachsuche das „Tot" Signal der jeweiligen Wildart, „Jagd vorbei" und das „Halali". Zum Mindestrepertoire eines Schweißhundeführers gehören die „Tot"-Signale. Das Blasen zu erlernen verlangt wie die Arbeit auf der Fährte Willen und Geduld. Nicht jeder Jäger beherrscht die Noten und kann dadurch die Jagdsignale erlernen.

REDSLOB und FREVERT haben zu jedem Jagdsignal einen Merkvers verfaßt, der gesungen werden kann und dadurch bei musikalischem Verständnis nachgeblasen wird. Am einfachsten geht es heute durch Abhören einer Platte oder Kassette mit Jagdsignalen, die dann mitgeblasen werden.

Das Verblasen des gestreckten Wildes hat auch jagdästhetischen Wert. Welches Jägerherz schlägt nicht höher, wenn es nach den Anstrengungen auf der roten Fährte das Signal „Hirsch tot" hört. Auf die Bedeutung eines *weißen Tuches* und einer *Lupe* zum Untersuchen des Anschusses und der Wundbetten wurde bereits eingegangen, auch das *Schnitthaarbuch* sollte nicht fehlen. *Verbandszeug* gehört zu jedem Jäger, besonders bei Nachsuchen sind Jäger und Hund Verletzungsgefahren ausgesetzt.

Das Erkennen der Bedeutung der *Bruchzeichen* gehört ebenfalls zum Einmaleins des Schweißhundeführers. Die Bruchzeichen haben eine einheitliche Bedeutung und sind damit für jeden Jäger und Schweißhundeführer ein wichtiges Verständigungsmittel. Alle Erklärungen und Beschreibungen des Anschusses können zu Verwechslungen führen, der Anschußbruch aber ist für jeden eingeweihten Weidgenossen verständlich. Die Brüche werden nach ihrer Bedeutung für die Schweißarbeit gegliedert. Wir unterscheiden den Hauptbruch, den Leitbruch, Anschußbruch, Fährtenbruch, Standplatzbruch, Inbesitznahmebruch, letzten Bissen und den Schützenbruch. Das jagdliche Brauchtum kennt weitere Brüche, die aber nicht unmittelbar mit der roten Fährte zusammenhängen. Für das Legen der Brüche ist der Schütze verantwortlich, bei der Fährtenarbeit der Schweißhundeführer oder ein von ihm bestimmter Gehilfe. Die Brüche sollen dem Schweißhundeführer helfen, den Anschuß schnell zu finden, sie haben immer ihre Berechtigung, auch wenn der Schütze in der Regel bei der Nachsuche anwesend ist, dienen Brüche der sicheren Orientierung. Aus dieser Sicht halte ich es für richtig, Brüche von Holzarten zu nehmen, die selten im Revier anzutreffen sind, sonst wird im Fichtenaltholz jeder heruntergefallene Ast zum „Leitbruch". Die ausschließliche Verwendung der 5 „gerechten" Holzarten (Eiche, Erle, Kiefer, Fichte, Tanne) entspricht darum nicht der jagdlichen Praxis. Es gibt auch keinen Grund, die Buche oder Birke geringer zu schätzen als die oben angeführten Holzarten. Außer den unter Naturschutz stehenden Gehölzen können alle anderen Holzarten als Brüche verwendet werden. Wie der Name „Bruch" schon aussagt, wird ein Ast oder Zweig abgebrochen und erhält durch Legen, Indenbodenstecken oder Aufhängen jagdliche Bedeutung (Abb. 26). Der Hauptbruch ist armlang und befegt (die Rinde ist entfernt). Er setzt ein deutliches Achtungszeichen und wird auf den Boden gelegt, gesteckt oder auch aufgehangen. Vom Hauptbruch werden Leitbrüche gelegt, die halbarmlang und ebenfalls befegt sind. In die einzuschlagende Richtung der Leitbrüche zeigt die gewachsene Spitze. Leitbrüche leiten den Jäger oder Hundeführer zum Anschuß, zu gestrecktem Wild oder zum Sammelplatz. In der kranken Fährte liegt der Fährtenbruch. Er ist ebenfalls halbarmlang aber nicht befegt. Lemke (1977 und 1981) gibt an, der Fährtenbruch hat ein gebrochenes Ende.

Frevert und Bergien (1979) schreiben, daß das gebrochene Ende mit dem Weidmesser angespitzt wird.

Am Anschuß wird das nicht nötig sein, da der Fährtenbruch durch den Anschußbruch deutlich zu erkennen ist. Auf der Fährte ist es aber zweckmäßig, die Fährtenbrüche anzuspitzen, damit sie von anderen Ästen auf der Fährte unterschieden werden können. Der Fährtenbruch zeigt beim männlichen Wild mit der angespitzten Seite in Fluchtrichtung, beim weiblichen Wild mit der gewachsenen Spitze. Am Anschuß wird der Fährtenbruch in die Eingriffe gelegt, auf der Fährte bei Pirschzeichen oder dem Überfallen von Wegen und Schneisen. Um eindeutig sichtbar zu machen, ob es sich um männliches oder weibliches Wild handelt, wird der Fährtenbruch mit einem kleinen Querbruch versehen, so daß der Buchstabe T entsteht. Die untere Seite des T zeigt in Fluchtrichtung. Ist

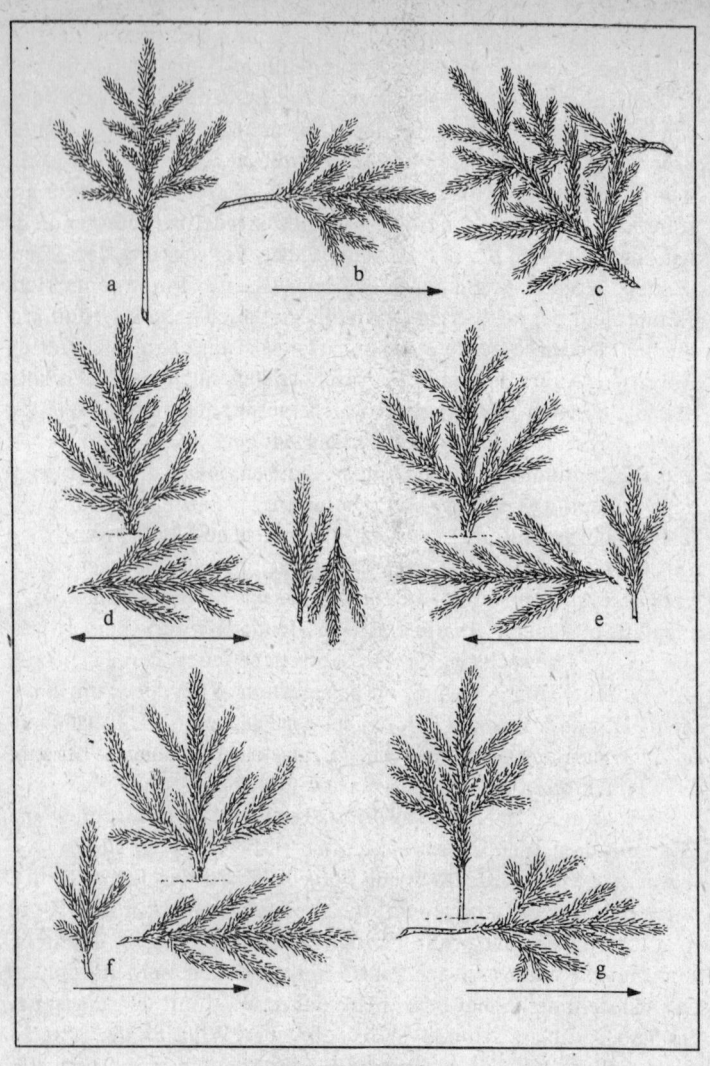

Abb. 26 Brüche

a Hauptbruch, Achtung (armlang befegt), b Leitbruch, gewachsene Spitze
zeigt in die einzuschlagende Richtung, (halbarmlang befegt), c Wartebruch,
d Anschußbruch mit Fährtenbruch, männliches Wild, Fluchtrichtung unbekannt, e Anschußbruch mit Fährtenbruch, weibliches Wild, nach links
geflüchtet, f Anschußbruch mit Fährtenbruch, weibliches Wild, nach
rechts geflüchtet, g Standplatzbruch mit Leitbruch, der die Folge angibt

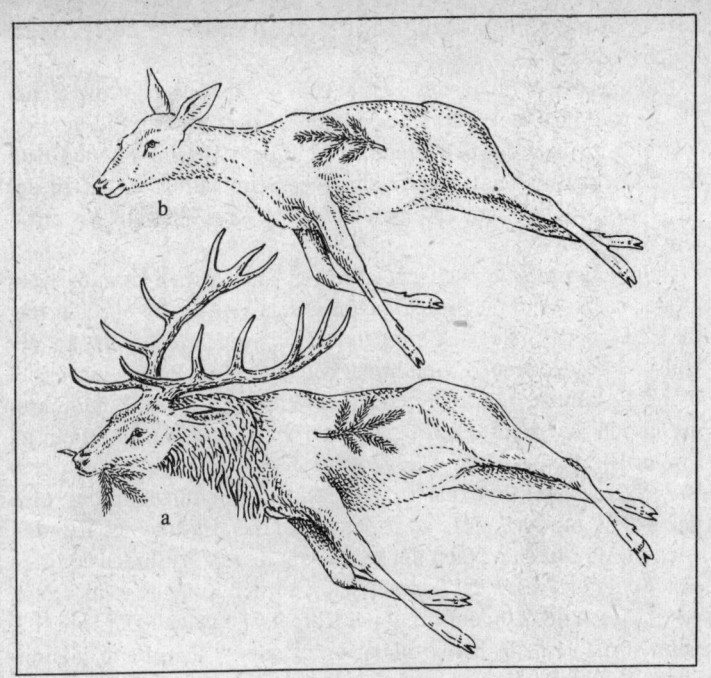

Abb. 27 Inbesitznahmebruch
a Hirsch mit Inbesitznahmebruch
(halbarmlang, gebrochene Spitze zeigt zum Haupt) und letztem Bissen,
b Kahlwild mit Inbesitznahmebruch
(gewachsene Spitze zeigt zum Haupt)

die Fluchtrichtung unbekannt, wird ein doppelter Querbruch gelegt. Am Anschuß wird hinter dem Fährtenbruch ein halbarmlanger nichtbefegter Bruch in den Boden gesteckt. Auch wenn der Anschuß durch den Schützen nicht genau zu bestimmen ist, und er darum keinen Fährtenbruch legen kann, leistet der Anschußbruch als Anhalt für die kommende Nachsuche gute Dienste, da in diesem Bereich die Vorsuche erfolgen kann. Zur genauen Bestimmung des Anschusses dient auch der Standplatzbruch des Schützen. Der Standplatzbruch wird auch zur Kennzeichnung des Schützenstandes bei Treib- und Drückjagden verwendet. Hier besteht er aus einem Kahlbruch mit Leitbruch, der die Folge anzeigt. Zur Standortbestimmung des Schützen bei der Abgabe des Schusses auf ein Stück Wild wird ein Bruch wie am Anschuß ohne Fährten-bruch verwendet.

Kommt der Schütze des gestreckten Wildes nach erfolgreicher Nachsuche mit dem Schweißhundeführer zum Stück, wird dem erfolgreichen Jäger der Schützenbruch auf dem abgenommenen Hut, Mütze oder Weidblatt überreicht. Der Schützenbruch hat in der Regel drei Blätter oder Zweige und ist mit dem Schweiß des erlegten Wildes benetzt.

Beim Überreichen nach erfolgreichen Nachsuchen kann er etwas größer sein, da der Schütze davon einen kleinen Zweig abbricht und diesen dem Schweißhundeführer überreicht, der ihn an der Halsung seines treuen Gefährten befestigt. Auf Prüfungen erlebt man oft, daß nach erfolgreicher Schweißarbeit dem Hundeführer durch den Oberrichter ein Bruch überreicht wird, der ihn dann an seinen Hut steckt. Jeder weidgerechte Jäger wird sich nur mit dem Bruch zieren, der ihm zusteht und das ist der Schützenbruch. Nach der Arbeit auf der Fährte ziert der Bruch die Halsung des Hundes, auch auf Prüfungen. Nach der roten Arbeit, dem Aufbrechen durch den Schützen, wird der Inbesitznahmebruch auf das weidgerecht gestreckte Wild, d.h. auf die linke Körperseite gelegt. Der Inbesitznahmebruch ist ein halbarmlang unbefegter Bruch, beim männlichen Wild zeigt die gebrochene Spitze zum Haupt, beim weiblichen die gewachsene Spitze (Abb. 27).

Männliches Wild erhält noch einen letzten Bissen von oben nach unten in den Äser. Das ist ein handlanger, unbefegter Bruch. Zum besseren Auslüften werden Brüche in die Bauchhöhle gelegt, die Luft soll in den Wildkörper gelangen. Ebenso sollte beim Lüften der Blätter verfahren werden. Schweres Wild wird auf starke Brüche gelegt, damit ebenfalls von unten Luft an den Körper strömen kann.

Zum Inbesitznehmen des Stückes gehört gleichfalls das Verblasen des gestreckten Wildes durch den Schweißhundeführer.

4.

Spezialisten auf der Rotfährte

Die beiden Schweißhunderassen, der Hannoversche Schweißhund und der Bayerische Gebirgsschweißhund, sind die unumstrittenen Spezialisten bei Nachsuchen auf Rot-, Schwarz-, Dam-, Gams- und Muffelwild. Sie werden seit jeher nur auf der Fährte geführt und sind dafür gezüchtet worden. Von ihren Anlagen bringen sie eine hervorragende Nase, den Fährtenwillen und die ruhige Art zur Arbeit bei genügender Wildschärfe mit. Ihr Einsatz erfolgt nach dem Schuß. Sie sind dabei auf die Aufgabe spezialisiert, krankgeschossenem Schalenwild am Riemen zu folgen und wenn erforderlich, dieses zu hetzen, zu stellen und ausdauernd zu verbellen. Diese Einseitigkeit der Arbeit ist bei den Schweißhunden bewußt herausgezüchtet worden, um den fährtensicheren Schweißhund für schwierige Nachsuchen einsetzen zu können.

Fährtensicherheit bedeutet, daß der Schweißhund eine einzelne Fährte über frische Fährten, Fährten und Spuren anderen Wildes, ja sogar anderer Krankfährten, voranbringt und auch noch nach Stunden sicher zum kranken Stück führt. Der Schweißhund arbeitet die „Individualwittrung" des einzelnen Wildes (vgl. Abschnitt 3.3.4.). Auf Grund dieses speziellen Aufgabengebietes werden Schweißhunde nur in Schalenwildrevieren geführt. Sie benötigen als Spezialisten auf der Rotfährte „Arbeit". Es reicht aus, wenn ein einsatzbereiter Schweißhund in einem Jagdgebiet steht. Mit der Erhöhung des Abschusses, besonders bei Schwarzwild, aber auch bei Rot-, Dam- und Muffelwild ist der Wunsch vieler Weidgenossen gewachsen, einen Schweißhund zu führen. Durch die Verbesserung der Waffentechnik wird weiter geschossen, das hat aber oft

147

schwierige Nachsuchen zur Folge. Gegenwärtig kann der Bedarf an Schweißhunden nicht gedeckt werden.

Das in den letzten Jahren zahlenmäßige Ansteigen bei beiden Rassen steht in keinem Verhältnis zu den gewachsenen Einsatzmöglichkeiten. Zur Zeit werden etwa 70 Hannoversche Schweißhunde (HS) und etwa 110 Bayerische Gebirgsschweißhunde (BGS) geführt. Sie sind hauptsächlich im Erzgebirge, Vogtland, Thüringer Wald, Harz und im Mecklenburger Raum zu finden.

Folgende Übersicht zeigt den Bestand an Schweißhunden nach Bezirken (Stand 01. 01. 1986):

Bezirk	Insgesamt	Davon HS	BGS
Rostock	2	—	2
Schwerin	10	5	5
Neubrandenburg	15	10	5
Frankfurt/O.	7	5	2
Potsdam	22	5	17
Magdeburg	17	5	12
Cottbus	7	3	4
Leipzig	2	1	1
Halle	10	1	9
Erfurt	9	4	5
Dresden	8	3	5
Karl-Marx-Stadt	15	7	8
Gera	16	—	16
Suhl	36	17	19
Gesamt	176	66	110

Auch in anderen Ländern (der ČSSR, Polen, Ungarn, Jugoslawien, der BRD, Österreich, der Schweiz, Frankreich und den Niederlanden) werden Schweißhunde erfolgreich geführt und gezüchtet. Die Schweißhunde haben durch ihre hohe Leistungsfähigkeit ein weites Verbreitungsgebiet gefunden. Da aber trotz der Entwicklung der Rassen die Population klein geblieben ist, ist der Inzuchtgrad hoch. Die Forderungen an die Leistungszucht der Schweißhunde gehen dahin, neben der gerechten Führung, für die weitere Erhaltung und Verbreitung der Rassen Sorge zu tragen.

4.1. Entwicklung der Schweißhunde als anerkannte Rassen

Bereits im 17. und 18. Jahrhundert leisteten Leithunde Schweißarbeit und sie wurden untereinander verpaart (Abb. 28).

HARTIG schrieb 1811 in einem Vorläufer des Lexikons für Jäger und Jagdhund: „Kann man keinen reinen Schweißhund von verschiedenen Geschlechts haben, so schadet es nichts, wenn man die Schweißhunde mit einem Leithund oder umgekehrt belegen läßt." Daraus leitet sich ab, die Schweißhunde stammen von den Leithunden ab (vgl. die Abschnitte 1.2. und 1.3.). In sie sind auch andere Bracken eingekreuzt worden.

Im 18. Jahrhundert kam es auf Grund der bestehenden Eigentumsverhältnisse zu einem Rückgang der Leit- und Schweißhunde. Mit der bürgerlichen Revolution 1848 in Deutschland wurde die Jagdgerechtigkeit auf fremdem Grund und Boden aufgehoben und das Jagdrecht auf eigenem Grund und Boden festgelegt. Damit war die Jagd wiederum an Besitz gebunden, aber die Bauern konnten ebenfalls die Jagd ausüben. Großzügig wurde mit dem Aufheben von Jagdbeschränkungen und Schonzeiten verfahren. Die Waffentechnik hatte sich mit der industriellen Entwicklung verbessert. Die Schießjagd stand im Vordergrund.

Es kam zu einem Rückgang des Wildbestandes. Gleichfalls fiel in diese Zeit die Trennung von Forst und Jagd in einigen Gebieten Deutschlands. Damit war der besitzenden Klasse, der Bourgeoisie, die Möglichkeit gegeben, die Jagd nach subjektiven Merkmalen zu betreiben. Die Bauern wurden wieder von der Jagd ausgeschlossen. Im preußischen Recht wurde verankert, daß nur der Grundeigentümer das Jagdrecht hat, der über mindestens 75 ha Grund und Boden verfügt. Es bildeten sich viele kleine Jagdgebiete heraus. Die Folge war, daß der Bestand an Rot- und Schwarzwild stark zurück ging. Eine Bewirtschaftung dieser Wildarten stieß in diesen kleinen Jagdgebieten auf Grenzen und der Wildschaden war zu hoch. Durch diese Entwicklung bestand kein Bedarf an Spezialisten bei den Jagdhunden. Es wurden Jagdhunde eingesetzt, die alle anfallenden Arbeiten leisteten. Die Zucht war stark von den Vorstellungen der jeweiligen Jagdbesitzer oder Pächter beeinflußt. In dieser Zeit wurden neben anderen Spezialisten die Leithunde völlig von anderen Rassen aufgesogen. Ähnlich erging es den Hunden, die für

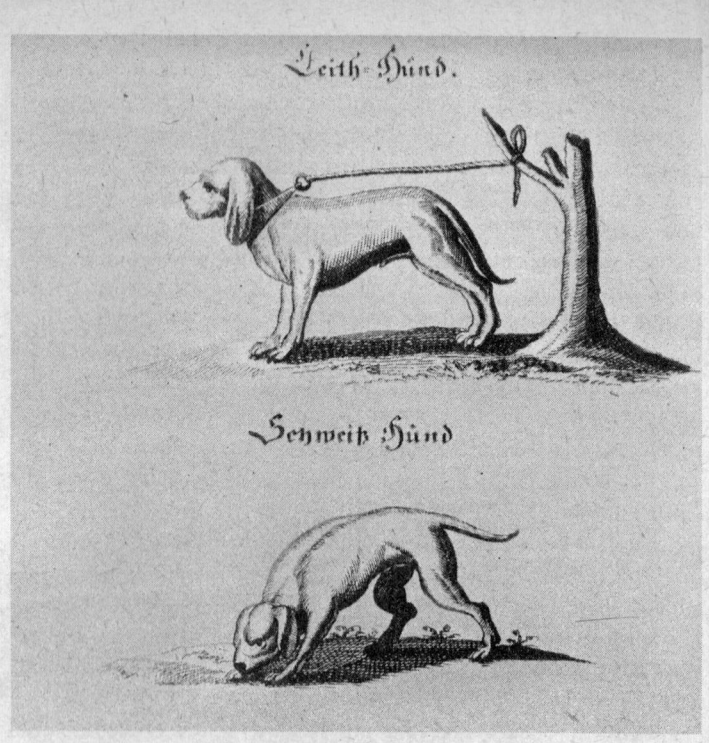

Abb. 28 Leithund und Schweißhund
(aus FLEMMING „Der Vollkommene Teutsche Jäger")

den Verwendungszweck Schweißarbeit bereits herausgezüchtet waren.

Die Berufsjäger und Jägerhöfe verschwanden, die bis ins 19. Jahrhundert Leithunde und Schweißhunde führten und sich Verdienste bei der Zucht erwarben. Eine Ausnahme bildete der Jägerhof in Hannover, der seit dem 18. Jahrhundert Schweißhunde züchtete. Die Zucht wurde im 19. Jahrhundert aufrechterhalten. BARTH (1978): „Das Königreich Hannover wurde dank der Beibehaltung alter Traditionen, dank der straff organisierten Jägerei zu einer Art Refugialgebiet für unsere Hunderasse" (Hannoverscher Schweißhund). Im Hannoverschen Jägerhof wurde bis ins 19. Jahrhundert von den Schweißhunden Leithundearbeit (Vorsuche, Bestätigen, Lancieren) verlangt. Daneben sind die gleichen Hunde für Nachsu-

chen und Hetzen eingesetzt worden. Die Einarbeitung dieser
Schweißhunde erfolgt wie beim Leithund auf der kalten Gesundfährte und ist bis heute die Einarbeitungsmethode der Schweißhunde geblieben. Mit dem Ausgang des Preußisch Österreichi-
schen Krieges 1866 wird Hannover von der preußischen Monarchie
annektiert. Die Hannoverschen Jagdeinrichtungen fallen an Preu-
ßen. Auch nach dieser Zeit widmet man sich der Schweißhunde-
zucht. Der damalige Forstdirektor von Hannover wies alle Jagdver-
walter an, daß in Hochwildrevieren Schweißhunde zu halten sind.
Damit wurde der Tradition des Hannoverschen Jägerhofs folgend
der Hannoversche Schweißhund weitergezüchtet und seine Führungsmethoden erhalten. Mit der Leistung des Hannoverschen Jägerhofs ist eine Schweißhunderasse erhalten worden, die in Hun-
derten von Jahren aus dem Leithund herausgezüchtet wurde. Die
im Harz vorhandenen Schweißhunde waren ein leichter Schlag, der
hoch auf den Läufen stand und meistens dunkel war. Weitere
Schweißhunde standen im Solling und in der Lüneburger Heide.
Sie unterschieden sich im Habitus voneinander, so daß von 3 lokalen Schlägen gesprochen werden kann.

Die erste offizielle Rassebezeichnung für den Schweißhund
wurde durch die Delegierten-Commission 1879 in Hannover festgelegt. Diese Delegierten-Commission entstand auf Anregung der
Jagdhundevereine, die sich 1879 auf einer Hundeausstellung in
Frankfurt trafen. Ihr Ziel war es, eigenständige deutsche Jagdhunderassen zu entwickeln, da bis zu diesem Zeitpunkt hauptsächlich
nach Verwendungszweck gezüchtet wurde. Die angestrebte Rein-
zucht stellte in den Mittelpunkt den Habitus des Hundes. Rassen
wurden durch die Delegierten-Commission erst anerkannt, wenn
mindestens 12 Hunde auf einer Hundeausstellung vorgeführt wurden und ein einheitliches Bild (Form) abgaben. Die Delegierten-
Commission gab 1880 erstmals das Deutsche Hundestammbuch
heraus. Darin konnten auf Antrag des Besitzers alle Hunde eingetragen werden, deren Rasse durch die Delegierten-Commission bestätigt war. In diesem Hundestammbuch findet sich auch eine Abteilung Schweißhunde.

Aus den lokalen Schlägen wurde 1885 die Rassekennzeichnung
neu formuliert. Es wurden zwei Schläge unterschieden, der schwere
Leithundtyp und der leichtere Schweißhundtyp. Am 17. 6. 1894
wurde in Erfurt der Verein Hirschmann gegründet. Er hatte sich

auf seine Fahnen geschrieben, die Zucht und Führung der Hannoverschen Schweißhunde zu pflegen und die Tradition zu erhalten. Eine seiner ersten Aufgaben war die Erarbeitung eines Zuchtregisters, so daß von diesem Zeitpunkt an von einer planmäßigen Landeszucht gesprochen werden kann.

Für die Schweißarbeit im Hochgebirge war der Schweißhund zu schwer und unbeweglich. Aus diesem Grund kreuzte man in den Jahren 1860 bis ans Ende des 19. Jahrhunderts Schweißhunde mit Wildbodenhunden in Bayern zu Bayerischen Gebirgsschweißhunden. Die Wildbodenhunde waren ein Stamm der Jura-Laufhunde Bruno. Sie kamen am Rhein, im Schwarzwald und in der Schweiz vor. Im Aussehen ähnelten sie dem Bayerischen Gebirgsschweißhund, in der Farbe waren sie schwarz-rot oder schwarz-gelb. Verfolgt man ihre Geschichte weiter zurück, so gibt es auch hier Hinweise, daß Hunde aus dem Kloster Andaun in den Ardennen Eingang in diese Rasse gefunden haben. Der Jura-Laufhund Bruno hatte eine Linie, die aus dem Jura-Laufhund St. Hubertus stammt. Das alte Leithundblut fließt auch in den Adern des Bayerischen Gebirgsschweißhundes.

Durch die Kreuzung des ursprünglichen Schweißhundes und Wildbodenhundes wurde ein leichter Schweißhund gezüchtet, der im Gebirge besser voran kam, beweglich war und eine größere Hetzlust besaß. Die erste Rassekennzeichnung erfolgte 1884.

Die Größe der Rüden betrug 50 cm und die der Hündinnen 45 cm. Abgeführt wurde der Bayerische Gebirgsschweißhund ähnlich dem Hannoverschen Schweißhund. Für die Arbeit in für den Menschen schwer zugänglichem Gelände verfolgte der Bayerische Gebirgsschweißhund die Fährte nur mit der Halsung ohne Riemen. Fälschlicherweise wird oft davon gesprochen, daß der Bayerische Gebirgsschweißhund „frei sucht". Der Bayerische Gebirgsschweißhund kommt auf der Fährte zum Stück, nur dem Führer ist es überlassen, wie er zum Stück gelangt. „Freie Suche" würde bedeuten, daß der Bayerische Gebirgsschweißhund stöbert und die Wildwitterung ausnutzt, um zu finden. Der exakte Begriff wie der Bayerische Gebirgsschweißhund zum Stück führt, lautet: „frei – ohne Riemen". Er folgt der Fährte ruhig und sicher. Auf das Kommando „Halt" bleibt er stehen, um den Führer herankommen zu lassen. Hetzen darf er erst, wenn ihm die Halsung abgenommen und er angerüdet wird.

Mit dem Entstehen einer zweiten Schweißhunderasse war erforderlich, dem ursprünglichen Schweißhund einen weiteren Namen hinzuzusetzen. Durch seine Entwicklung im Hannoverschen Jägerhof wurde er 1885 auf einer Delegiertenversammlung des „Vereins zur Veredlung der Hunderassen in Deutschland" als Hannoverscher Schweißhund anerkannt. Zu Beginn des 20. Jahrhunderts betreuten zwei Zuchtverbände die beiden Schweißhunderassen. 1930 schlossen sich in Leipzig der „Verein Hirschmann", der „Club für Bayerische Gebirgsschweißhunde", der Ungarische und der Österreichische Schweißhundeverein zu einem internationalen Schweißhundeverband zusammen.

In den meisten Ländern gibt es gegenwärtig nur einen Zuchtverband, der beide Rassen vertritt. In der DDR ist es die Zuchtleitung „Schweißhunde". Beide Schweißhunderassen werden bei uns nach gleichen Bedingungen geprüft und bewertet. Nach einer einheitlichen Prüfungsordnung erfolgt die Bewertung der Hannoverschen Schweißhunde und Bayerischen Gebirgsschweißhunde auch in der ČSSR. Die Bedingungen für Vor- und Hauptprüfung sind unseren Prüfungsanforderungen ähnlich. In der BRD gibt es für jede Schweißhunderasse eine eigene Prüfungsordnung. Die Vorprüfung des Vereins Hirschmann (Hannoversche Schweißhunde) erfolgt auf kalter gesunder Schalenwildfährte. Die Anforderungen bei der Hauptprüfung entsprechen unseren Prüfungsbedingungen. International wird nach keiner einheitlichen Prüfungsordnung gearbeitet.

Die meisten Schweißhundeverbände führen aber eine Vor- und Hauptprüfung für die Leistungsbewertung beider Rassen durch.

4.1.1. Rassekennzeichen des Hannoverschen Schweißhundes

Der Hannoversche Schweißhund ist ein mittelgroßer Hund von ruhigem und ausgeglichenem Temperament. Er ist wesensstark und verfügt über die notwendige Ruhe und Konzentrationsfähigkeit Fährten voranzubringen. Sein Fährtenwille ist ausgeprägt. Die Arbeit mit tiefer Nase und das Bögeln auf der Fährte sind ihm angewölft. Die Veranlagung zum Hetzen ist vorhanden. Da die Leithunde nicht für die Hetze eingesetzt wurden, kann es bei den Hannoverschen Schweißhunden vorkommen, daß die Hetzfreude und der Hetzlaut erst im dritten bis vierten Behang durchbrechen.

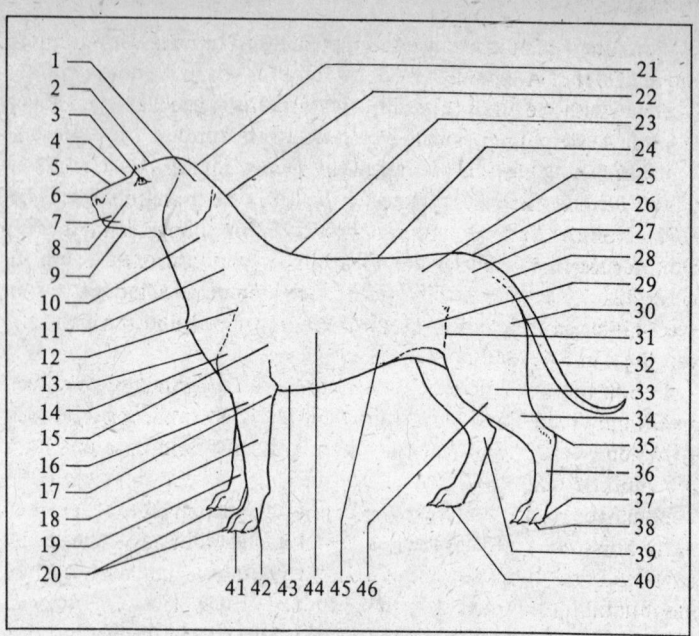

Abb. 29 Bezeichnung der Körperteile eines Jagdhundes
1 Ohrenansatz, 2 Stirn, 3 Auge, 4 Stirnansatz, Stop, 5 Nasenrücken,
6 Nasenschwamm, 7 Oberlefze, 8 Maske, 9 Unterlefze, 10 Hals,
11 Halsansatz, 12 Schulter, 13 Bug, 14 Vorbrust, 15 Brust, 16 Oberarm,
17 Ellenbogen, 18 Unterarm, 19 Vorderfußwurzelgelenk, 20 Kralle,
Vorderzehe, 21 Hinterhauptbein, 22 Nacken, 23 Schulterhöhe, Widerrist,
24 Rücken, 25 Lende, Nierenpartie, 26 Kruppe, 27 Hüfte,
28 Rutenansatz, 29 Flanke, 30 Keule, 31 Leistengegend, 32 Rute,
33 Oberschenkel, 34 Unterschenkel, 35 Fersenhöcker, 36 Hintermittelfuß,
37 Hinterpfote, 38 Ballen, 39 Sprunggelenk, 40 Kralle, Hinterzehe,
41 Vorderpfote, Ballen, 42 Vordermittelfuß, 43 Unterbrust,
44 Rippenpartie, 45 Bauch, 46 Kniegelenk,

Wildschärfe ist generell vorhanden. Ihre Schärfe ist oft beim Verteidigen des Stückes zu beobachten. Schweißhunde besitzen eine enge Führerbindung, sie sind leichtführig und bei der Ausbildung ist starker Zwang zu vermeiden.

Gesamterscheinung: Der Hannoversche Schweißhund ist bei mittlerer Größe und harmonischer Linienführung ein kraftvoller, langbehangener Hund. Rassetypisch sind neben der roten Grundfarbe, die faltige Stirn und die ausdrucksvollen dunklen Augen.

Rüden und Hündinnen weisen geschlechtstypische Unterschiede auf (s. Tafel 1, Abb. 29).

Widerristhöhe: Rüden – 50...55 cm, Hündinnen – 48...53 cm, ± 2 cm Abweichung ist zulässig.

Kopf: Oberschädel bei nach hinten zunehmender Breite flach gewölbt. Stirn leicht faltig. Hinterhauptsbein wenig ausgeprägt. Stirnabsatz von der Seite gesehen deutlich sichtbar. Fang breit und etwa 50 % der Kopflänge betragend. Oberlefzen breit überfallend und abgerundet. Nasenrücken fast gerade oder leicht gewölbt (beim Rüden stärker gewölbt). Nasenschwamm groß, breit und schwarz. Nasenflügel gut geöffnet.

Gebiß: Scheren- oder Zangengebiß. Vollzählig und kräftig. Bakkenzähne gut aufeinander passend. Kräftige Kieferknochen (Abb. 30).

Augen: Bei gutem Lidschluß klar vorliegend und ausdrucksvoll, mit dunkler Iris.

Behänge: Hoch und breit angesetzte, lange Behänge. Ohne Drehung dicht am Kopf herabhängend. Unten stumpf abgerundet.

Hals: Lang und kräftig. Kehlhaut voll und locker, ohen Wammenbildung. Zur Brust sich allmählich erweiternd.

Brust, Bauch: Brust mehr tief als breit, geräumig. Rippen gut gewölbt, hinterer Brustumfang geringer. Bauch in allmählich aufsteigender Linie leicht aufgezogen (s. Abb. 31).

Vorderläufe und -pfoten: Schulterblätter flach anliegend, beweglich, hart bemuskelt. Lange Oberarmknochen. Ellenbogengelenke nach hinten gelagert und anliegend. Gerade, gut bemuskelte Unterarme. Mittelfußknochen breit, fast gerade; nie völlig steil gestellt. Pfoten kräftig, rund und geschlossen. Große derbe Ballen. Gut gewölbte Zehen mit kräftigen, dunklen Nägeln (s. Abb. 32, 34).

Rücken, Nierenpartie, Kruppe: Rücken kräftig und elastisch. Nierenpartie bei leichter Wölbung breit und gut bemuskelt. Kruppe breit und lang, zum Rutenansatz leicht abfallend (s. Abb. 31).

Hinterläufe und -pfoten: Breites geräumiges Becken. Breit angesetzter, gut bemuskelter Oberschenkelknochen. Unterschenkel gerade und trocken. Kräftige, gut gewinkelte Sprunggelenke. Mittelfußknochen fast senkrecht zum Boden stehend. Pfoten rund, dicht geschlossen, mit derben Ballen. Zehen gut gewölbt mit kräftigen, dunklen Nägeln (s. Abb. 33, 34)

Rute: Hoch angesetzt. Bis zur Mitte des Mittelfußknochens herabreichend und nur wenig gebogen.

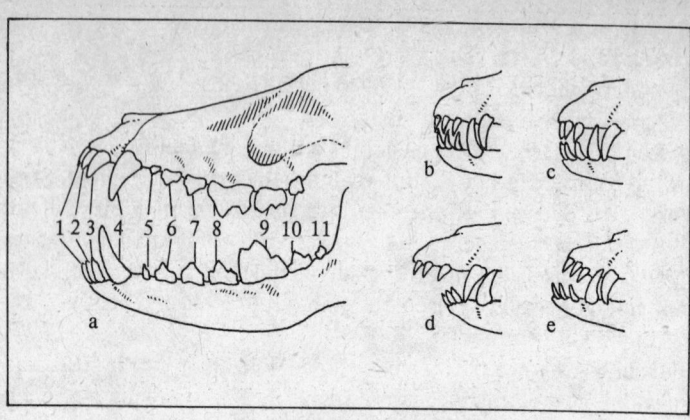

Abb. 30 Gebiß des Hundes, Gebißformen
a eine Seite des Ober- und Unterkiefers mit 21 Zähnen,
1 bis 3 Schneidezähne (Incisivi), 4 Fangzähne (Canini),
5 bis 8 Backenzähne (Prämolaren), 9 bis 11 Mahlzähne (Molaren),
b Scherengebiß, die oberen Schneidezähne stehen über den unteren
Schneidezähnen in Reibung (erwünscht), c Zangengebiß, die oberen und
unteren Schneidezähne stehen aufeinander,
d Rückbiß, der Oberkiefer ragt über den Unterkiefer,
e Vorbiß, der Unterkiefer ragt vor den Oberkiefer

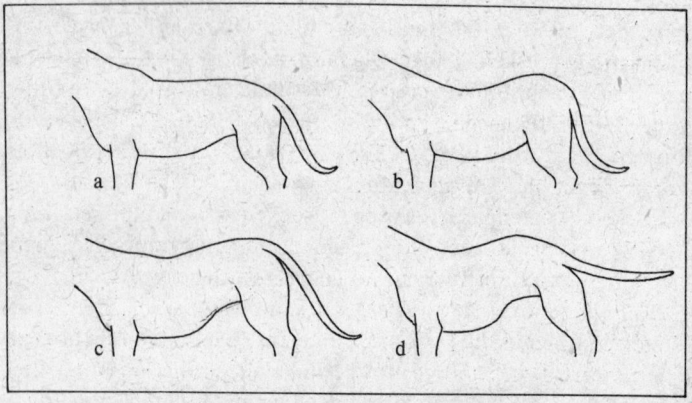

Abb. 31 Rücken, Bauch und Rutenform
a Knickrücken, Bauch leicht aufgezogen, normale Rute,
b Senkrücken, Hängebauch, zu tief angesetzte Rute,
c hinten überbaut, Bau aufgezogen, zu hoch angesetzte Rute,
d Karpfenrücken, stark aufgezogener Bauch, zu hoch getragene Rute

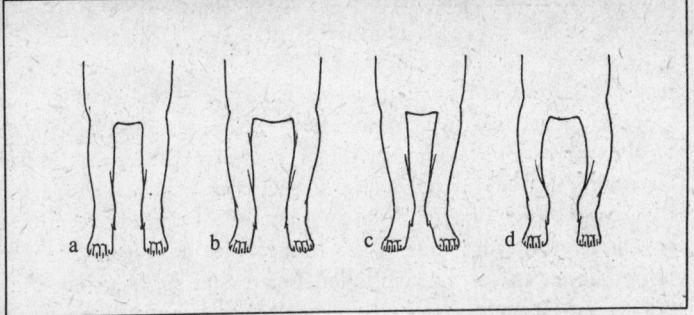

Abb. 32 Stellung der Vorderläufe
a normal, b ausgewinkelt, krumm, c enger Stand, d faßbeinig

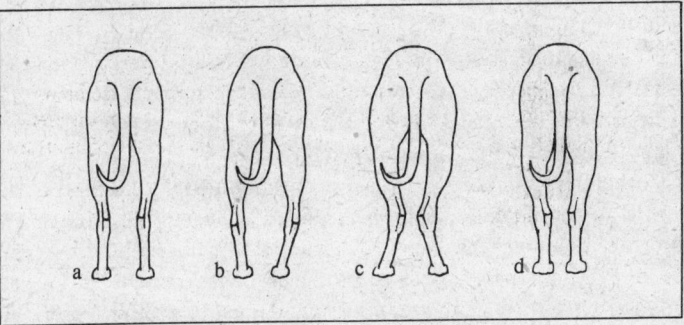

Abb. 33 Stellung der Hinterläufe
a normal, b faßbeinig, O-Stellung, c kuhhessig, X-Stellung,
d enger Stand

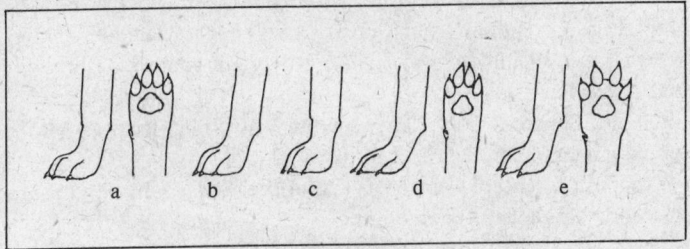

Abb. 34 Pfotenformen
a normale Stellung, Pfote geschlossen,
b Katzenpfote, kurze und runde Pfote, c steiler Stand,
d Hasenpfote, lange und ovale Pfote, e offene oder Spreizpfote

4.1.2. Rassekennzeichen des Bayerischen Gebirgsschweißhundes

Der Bayerische Gebirgsschweißhund ist ein leichter, mittelgroßer, jedoch nicht zu niedrig gebauter Hund. Er besitzt ein ausgeglichenes Wesen bei lebhaftem Temperament. Sein Fährtenwille, seine Hetzfreude und Wildschärfe sind ausgeprägt. Der Bayerische Gebirgsschweißhund ist leichtführig und stellt die gleichen Anforderungen an Führung und Abrichtung wie der Hannoversche Schweißhund. In seinen jagdlichen Eigenschaften ist er ebenfalls dem Hannoverschen Schweißhund gleichzusetzen. Das macht die Auswertung der Prüfungsergebnisse am Schluß dieses Abschnittes sichtbar. Durch die geringe Größe und seine Wendigkeit ist er bei Nachsuchen auf Schwarzwild weniger gefährdet als der schwere Hannoversche Schweißhund. Er besitzt einen lockeren Hals und läßt sich gut als Totverbeller ausbilden. Ein weiterer Unterschied zum Hannoverschen Schweißhund besteht in seiner Kletterfreudigkeit, die ihn besonders für den Einsatz im Hochgebirge, aber auch in Bruchholzrevieren unentbehrlich macht.

Gesamterscheinung: Der Bayerische Gebirgsschweißhund ist ein mittelgroßer, leichter, sehr beweglicher, muskulöser Hund. Der Körper ist etwas langgestreckt, hinten leicht überhöht. Im Wesen ist er agil, in der Bewegung schwungvoll und elastisch. Im Verhältnis der einzelnen Körperteile zueinander ist er wohlproportioniert (s. Tafel 1, Abb. 35).

Widerristhöhe: Rüden – 47...52 cm, Hündinnen – 45...50 cm.

Kopf: Oberschädel verhältnismäßig breit, flach und gewölbt. Nicht zu schwer. Angedeuteter Stop. Fang beträgt etwa 50 % der Kopflänge, nicht zu spitz. Nasenrücken fast gerade, Nasenschwamm breit und schwarz. Nasenflügel gut geöffnet. Obere Lefzen überfallend.

Gebiß: Scheren- oder Zangengebiß. Vollzählig, kräftig. Backenzähne gut aufeinander passend. (Abb. S. 30)

Augen: Bei gutem Lidschluß klar vorliegend, nicht zu groß und zu rund. Möglichst dunkelbraune Iris.

Behänge: Etwas über mittellang (höchstens bis zum Nasenschwamm), hoch und breit angesetzt. Ohne Drehung dicht am Kopf herabhängend, unten stumpf abgerundet.

Hals: Mittellang, kräftig, ohne Wammenbildung.

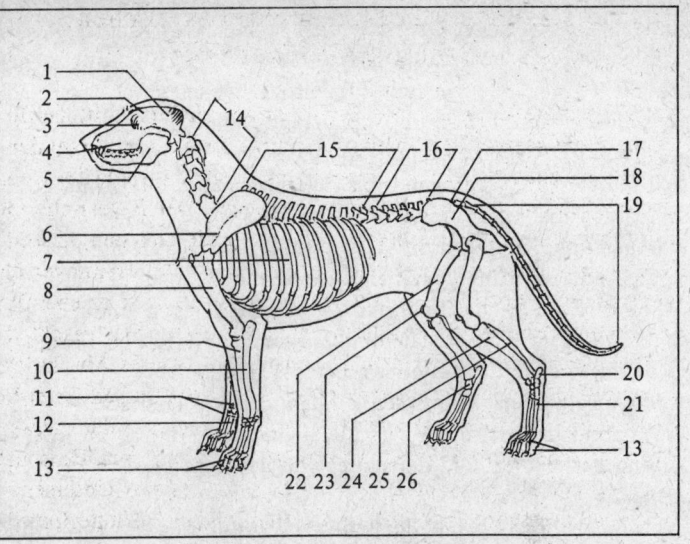

Abb. 35 Skelett des Schweißhundes
1 Schläfengrube, 2 Hirnschädel, 3 Augenhöhle, 4 Oberkiefer,
5 Unterkiefer, 6 Schulterblatt, 7 Brustkorb, 8 Oberarm,
9 Speiche, 10 Elle, 11 Vorderfußwurzel, 12 Mittelfußknochen,
13 Zehenknochen, 14 Halswirbel, 15 Brustwirbel, 16 Lendenwirbel,
17 Kreuzbein, 18 Becken, 19 Schwanzwirbel, 20 Fersenbein,
21 Mittelfußknochen, 22 Oberschenkelbein, 23 Kniescheibe,
24 Schienbein, 25 Wadenbein, 26 Hinterfußwurzelgelenk

Brust, Bauch: Brust nicht zu breit, Rippenkorb tief und lang.
Bauch in allmählich aufsteigender Linie leicht aufgezogen
(Abb. 31).

Vorderläufe und -pfoten: Schräg gestellte Schultern mit langen
Oberarmknochen. Ellenbogengelenke nach hinten gelagert und anliegend. Unterarm starkknochig, aber nicht plump. Von vorn gesehen gerade und gut bemuskelt. Pfoten oval, nicht übermäßig stark,
Zehen gut geschlossen. Nägel kräftig und schwarz (Abb. 32, 34).

Rücken, Nierenpartie, Kruppe: Rücken nicht zu kurz, kräftig.
Nierenpartie leicht gewölbt, und gut bemuskelt. Kruppe lang und
flach, zum Rutenansatz leicht abfallend (Abb. 31).

Hinterläufe und -pfoten: Am langen, geräumigen Becken breitangesetzter und langer Oberschenkelknochen. Gut bemuskelt. Unterschenkel verhältnismäßig lang, mäßig stark, Mittelfußknochen senkrecht zum Boden gestellt. Pfoten oval, Zehen geschlossen, Nägel schwarz. Ballen rauh und widerstandsfähig (Abb. 33, 34).

Rute: Hoch angesetzt, am Ansatz stärker, zum Sprunggelenk sich allmählich verjüngend bis herabreichend, horizontal oder schräg abwärts getragen. (Abb. 31)

Behaarung: Kurz und dicht, glatt anliegend. Am Hinterrand der Keulen und der Unterseite der Rute oft etwas länger und gröber.

Farbe: Dunkel- bis hellhirschrot, fahlgelb, auch dunkel gestichelt. Auf dem Rücken oft dunkler, am Fang und den Behängen nicht selten ganz dunkel oder schwarz (Maske).

Im Ansatz kräftig, zur Spitze allmählich verjüngend (s. Abb. 31).

Behaarung: Kurz, dicht und mit mattem Seidenglanz. Am Hinterrand der Keulen und der Unterseite der Rute etwas länger und gröber.

Farbe: Dunkel- bis hellhirschrot oder auf rotbraunem Grund mehr oder minder stark gestromt. Mit und ohne Maske. Ein kleiner weißer Fleck am Brustkern wird toleriert.

Gang: Raumgreifend, schwungvoll und elastisch.

Auswertung von Prüfungsergebnissen:

Schweißhunderasse	Preise (von Hundert)			
	I	II	III	ohne
Hannoverscher Schweißhund (n 35)	34,3	34,3	28,6	2,8
Bayerischer Gebirgsschweißhund (n 52)	26,9	40,4	23,1	9,6

4.2. Aufzucht und Haltung

Schweißhunde werden in der Regel mit 8 bis 10 Wochen vom Züchter abgegeben. In den meisten Fällen wird der Schweißhundeführer den Wurf bereits angeschaut und „seinen Hirschmann" ausgewählt haben. Ob man sich für einen Rüden oder eine Hündin entscheidet, ist Ansichtssache. Die Arbeit auf der roten Fährte berührt das nicht. Hündinnen sind manchmal etwas sensibler. Durch die zweimalige Hitze im Jahr können sie dem Führer Probleme bereiten.

Jeder Jäger, der eine Hündin hält, muß sich bewußt sein, daß sie für die Zucht eingesetzt werden kann. Auf Grund der kleinen Population ist jeder zuchttaugliche Hund zu nutzen.

Bevor der Schweißhund vom Züchter geholt wird, ist in der Familie zu klären, wer welche Aufgaben bei der Haltung übernimmt und es sind die Voraussetzungen für Unterbringung und Fütterung des Hundes zu schaffen. Wird der Welpe vom Züchter geholt, sollte man ihm schon seine ganze Zuwendung geben. Wenn es sich einrichten läßt, fährt man nicht selbst, sondern läßt sich fahren.

Da ein Welpe alle Eindrücke geruchlich verarbeitet, nimmt man ein „Stück" Geruch von seiner Meute mit. Ein Stück Decke oder ein Lappen, den der Züchter einige Tage vor der Abgabe der Welpen in die Wurfkiste legte, wird ihm in seiner neuen Umgebung als ein vertrauter Geruch vorkommen und damit die Eingewöhnung erleichtern. Ein Welpe braucht viel Liebe, Beschäftigung und Bewegung. Partner ist dabei der Schweißhundeführer. Er reicht ihm auch das Futter. Aber auch die Ehefrau und die Kinder sollten Kontakt zum Schweißhund haben. Hunde besitzen ein größeres Schlafbedürfnis als der Mensch. Dem Junghund ist ein Platz einzuräumen, wohin er sich zurückziehen kann. In der Regel wird das der Zwinger sein. Bei Stubenhaltung braucht er in der Wohnung einen festen Platz. Dieser Platz liegt in einer ruhigen Ecke in der Wohnung. Es gibt Schweißhundeführer, die ihre Hunde vor die Schlafzimmertür legen. Dieser enge Kontakt mit dem Hundeführer wirkt sich fördernd auf die Arbeit des „Gespanns" aus. Es gibt aber auch eine Reihe Nachteile, so daß die Zwingerhaltung vorzuziehen ist. Durch die Stubenhaltung ist der Hund nicht mehr so widerstandsfähig gegenüber Witterungseinflüssen, das Haar bildet keine Unterwolle. Er friert im Revier.

Oft wird der Hund in der Wohnung gestört, er kann sich nicht zurückziehen. Die Zwingerhaltung ist vorteilhafter, da sie den natürlichen Bedingungen der Hunde am besten entspricht. Trotzdem gehört die Wohnung zu seinem Revier.

4.2.1. Zwinger

Ein Zwinger besteht aus der Hundehütte, einem überdachten Teil und dem Auslauf. Ist vorgesehen zu züchten, wird noch ein Wurfraum benötigt. Die Zwingeranlage sollte so errichtet werden, daß die offene Seite nach Süden oder Südwesten zeigt. Auf keinen Fall setzt man den Zwinger in die Hauptwindrichtung. Der Standort des Zwingers ist so zu wählen, daß der Hund wenig gestört wird, aber nicht abgekapselt gehalten wird. Er soll viele Eindrücke verarbeiten können und den Führer und die Familie oft sehen. Günstig ist, wenn der Zwinger von der Wohnung aus eingesehen werden kann. Der Zwinger wird auch nicht unmittelbar an der Grundstücksgrenze oder an belebten Straßen errichtet, da der Hund dadurch Einflüssen unterliegen kann, die nicht zu kontrollieren sind. Die Größe der Zwingeranlage hängt davon ab, ob der Hund überwiegend im Zwinger gehalten wird oder der Zwinger nur sein Schlafplatz ist. Generell ist für jeden Hund ein Zwinger zu errichten, der eine offene Seite besitzt und in dem an der hinteren Wand die Hundehütte steht. Dieser Zwinger ist überdacht und besitzt einen Holzfußboden. Alles andere Fußbodenmaterial bewährt sich nicht. Beton ist zu kalt und es kann vorkommen, daß sich beim Junghund die Pfoten nicht schließen. Ist ein Betonboden vorhanden, ist mindestens ein Teil des Zwingers mit einer Bretterlage zu versehen. Für die geschlossenen Seiten kann Holz oder auch Mauerwerk verwendet werden. Das Dach wird aus Holz hergestellt. Die offene Seite kann mit Maschendraht bespannt werden bzw. aus Rundeisenstäben im Abstand von 4 cm bestehen. Die Grundfläche beträgt mindestens 2,50 m × 3,00 m. Die Höhe wird so gewählt, daß der Führer aufrecht darin stehen kann, in der Regel etwa 2,00 m. Soll der Hund vorwiegend im Zwinger gehalten werden, ist ein Auslauf mit vorzusehen. Der Auslauf schließt sich an die offene Seite des Zwingers an. Die Seiten bestehen aus Maschendraht oder Rundeisenstäben. Der Auslauf wird nicht überdacht und der Fußboden ist befestigt, damit sich der Hund nicht durchgraben kann und der Zwinger gut zu reinigen und zu desinfizieren ist. Dazu gibt man dem Boden etwas Gefälle. Die Breite des Auslaufs ist abhängig von der Zwingerbreite, aber sie soll 2,50 m nicht unterschreiten, die Länge des Auslaufs ist ebenfalls mindestens 3,00 m zu wählen (Abb. 36).

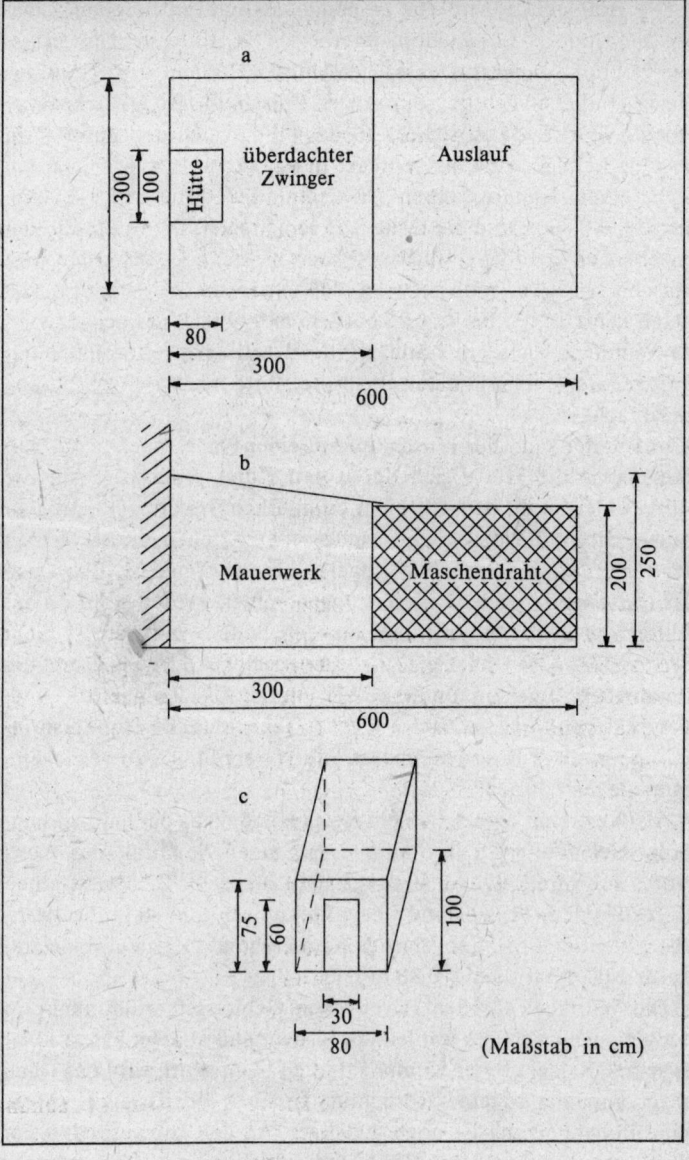

Abb. 36 Zwingeranlage
a Grundriß, b Seitenansicht, c Hütte

Die Hundehütte wird aus gespundeten Brettern hergestellt, damit der Hund keiner Zugluft unterliegt. Die Hütte steht im hinteren Teil des Zwingers. Das waagerechte Dach dient dem Hund als Liege- und Beobachtungsplatz. Der Einschlupf ist seitlich anzubringen. Die Hütte ist so groß zu bauen, daß sich der Hund darin bequem bewegen und ausgestreckt liegen kann.

Bei einem Hannoverschen Schweißhund wird die Länge 1,00 m, die Breite 0,80 m und die Höhe 0,75 m betragen. Die Hütte für den Bayerischen Gebirgsschweißhund kann kleiner gebaut werden. Der Einschlupf wird so groß gelassen, daß der Hund ihn gerade so passieren kann, in der Breite 0,25 bis 0,30 m und 0,60 m hoch. Ein extra Windfang ist nicht nötig, da beim seitlichen Einschlupf der Zwinger als Windfang dient. Steht die Hütte frei, ist ein Windfang angebracht.

Im Winter kann der Einschlupf mit einer Plane zugehangen werden, damit die Hütte sich durch den Hund erwärmt. Steht die Hütte unter Dach, ist auch nicht erforderlich, sie doppelwandig zu bauen. Sie muß trocken und windgeschützt stehen. Kälte verträgt der Hund, wenn er an die Zwingerhaltung gewöhnt ist. Das Dach der Hütte wird so gebaut, daß es abgenommen werden kann. In der Hütte liegt der Hund auf dem blanken Boden. Einstreu ist nicht zweckmäßig. Das Ungeziefer wird nur angelockt oder es besteht die Gefahr der Augenentzündung beim Hund. Die Zwingertür ist so anzuschlagen, daß sie nach innen aufgeht. Manche Hunde springen gegen die Tür und wenn der Führer vergißt, sie zu verriegeln, kann sie sich öffnen.

Als Wurfraum eignet sich ein festes Hundehaus oder ein vorhandenes Gebäude wie z. B. Stall oder Scheune. Die Größe des Wurfraums soll mindestens 2,50 m × 2,50 m betragen. Er besitzt einen Holzfußboden, Fenster und Lichtanschluß. In ihm steht die Wurfkiste, die für den Hannoverschen Schweißhund folgende Maße aufweist: 1,00 m × 1,00 m × 0,80 m hoch.

Die Wurfkiste für den Bayerischen Gebirgsschweißhund ist in der gleichen Größe zu wählen. Das Dach muß abnehmbar sein. Ist es sehr kalt oder gibt es Komplikationen beim Wurf, wird das Dach abgenommen und eine Rotlichtlampe über die Kiste gehangen. Eine Bodenheizung ist noch günstiger. An den Innenwänden der Wurfkiste wird in 10 cm Höhe und 5 bis 7 cm Abstand von der Wand eine Leiste befestigt, damit die Hündin keine Welpen an der

Wand erdrückt. Die Größe des Einschlupfes ist wie bei der Hütte zu wählen. Beim Bau der Hütte und des Zwingers dürfen keine phenol- und formaldehydhaltigen Stoffe verwandt werden, da sie schädigend auf den Hund wirken.

4.2.2. Fütterung

Die Fütterung entscheidet wesentlich über die Leistungsfähigkeit des Hundes. Verfettete Hunde haben neben dem unästhetischen Anblick eine geringe Leistungsfähigkeit. Hündinnen, die zur Zucht verwendet werden sollen, nehmen oft nicht auf. Hunde, die in der Jugendentwicklung nicht ausreichend gefüttert werden, sind nicht in der Lage, diesen Verlust wieder aufzuholen. Gebäudeschäden sind in der Regel die Folge. Der Hund ist wie sein Urahn, der Wolf, ein Fleischfresser. Seine Geschmacksnerven sind nicht so ausgeprägt wie die des Menschen. Er schlingt den Fraß hinunter. Bei der Jagd der Meute kam es darauf an, in kurzer Zeit viel von dem Beutetier zu fressen. Auf ein in kurzer Zeit großes Nahrungsangebot und wieder tagelanges Hungern ist der Wolf eingerichtet. Sein Magen ist in der Lage, in kurzer Zeit viel Fleisch zu verdauen. Durch die Übersäuerung des Magens kann er auch Aas gut verdauen. Von diesen Freßeigenschaften des Wolfes hat sich beim Hund viel erhalten, einiges aber auch geändert. Er ist gewöhnt, regelmäßig sein Futter vom Mensch zu bekommen. Die Nahrungszusammensetzung ist anders geworden. So erhielt der Leithund des Mittelalters nur Fleisch beim Genossenmachen. Sein Futter bestand aus eingeweichtem Roggenbrot und selten aus Hirschschweiß. Aber auch diese Hunde brachten gute Leistungen. Hunde verschmähen pflanzliche Kost nicht. Fleischfresser bedeutet also nicht, daß der Hund nur Fleisch bekommt. Der Wolf deckte seinen Nahrungsbedarf mit Fleisch, Blut, Innereien einschließlich des Panseninhalts und Fett, Knochen und auch Haaren. Damit war der Wolf in der Lage, seinen Energiebedarf zu decken. Diese Zusammensetzung können wir in den wenigsten Fällen dem Hund verabreichen. Als Bestandteile der Hundenahrung sind Proteine, Fette und Kohlehydrate zu nennen. Fette und Kohlehydrate sind Energieträger. Über die Nahrung wird tierisches Eiweiß (Innereien, mageres Fleisch, Fisch, Molkereiprodukte, Eier) und pflanzliches Eiweiß (Haferflocken, Soja, Reis) gegeben. Durch die darin enthaltenen Eiweißbausteine (Aminosäuren) kann der Hund körpereigenes Eiweiß aufbauen. Dabei gibt es essentielle Aminosäuren, die der Hund nicht selbst produzieren kann. Sie müssen ihm mit der Nahrung verabreicht werden. Eiweiß wird für die Bildung und Erhaltung der Körpersubstanz des Hundes benötigt. Ein Zuviel an Eiweiß wird im Gegensatz zu Kohlehydraten und Fetten nicht als körpereigenes Fett angesetzt, sondern ausgeschieden. Der Hauptanteil in der Nahrung besteht aus Eiweiß und Kohlehydraten. Fett ist meist sowieso im Futterfleisch eingelagert.

Für die Berechnung der Zusammensetzung der Futterration ist der Energiebedarf des Hundes ausschlaggebend. Schweißhunde benötigen je Kilogramm Körpermasse 218 bis 287 kj oder 52 bis 68 kcal Energie (Tab. 6).

Tabelle 6   *Energiebedarf beim erwachsenen Hund*

Körpermasse kg	Energiebedarf kcal	kj
15	1 027,5	4 305
20	1 370,0	5 740
25	1 475,0	6 175
30	1 770,0	7 410
35	1 820,0	7 630
40	2 080,0	8 720

In der Jagdzeit steigt dieser Bedarf um das Doppelte. Im Winter bei Kälte und während der Trächtigkeit um das Eineinhalbfache bis Doppelte (nach KNORR und SEUPEL 1984).

Neben dem Energiegehalt der Futterstoffe entscheidet ihre Zusammensetzung über den Einsatz. Im Gegensatz zu anderen Tier

Multiplikationsfaktoren bei Leistungsanforderungen:

Dauerarbeit	2,0...4,0
Kälte	1,5...2,0
Hitze	1,2
Trächtigkeit 3. bis 6. Woche	1,5...2,0
Trächtigkeit 7. bis 9. Woche	1,2...1,5
Laktation erste bis zweite Woche	2,0...3,0
Laktation dritte bis fünfte Woche	3,0...4,0
Deckleistung der Rüden	1,2...2,0

Tabelle 7   Nährstoffgehalt ausgewählter Futtermittel

| Futtermittel | Verdauliche Nährstoffe/kg | | | Energie | |
| | Eiweiß | Fett | Kohle-hydrate | | |
	g	g	g	kcal/kg	kj/kg
Kalbfleisch	180	30		1017	4255
Pferdefleisch	180	40		1110	4644
Rindfleisch	200	20		1006	4209
Schweinefleisch	200	70		1471	6155
Pansen (frisch)	130	20	20	801	3351
Trachten	120	140		1794	7506
Euter	120	162	20	2081	8707
Lunge	155	50		841	3519
Leber	190	43	30	1302	5448
Herz	170	60		1255	5251
Milz	162	30		943	3946
Blut	170			697	2916
Fisch	170			697	2916
Ei	140	110	7	1626	6803
Quark	250	70	40	1826	7640
Milch voll	33	25	46	557	2330
Milch mager	34	0,3	48	339	1418
Milch Butter	35	5	40	355	1485
Vollkornbrot	60	10	540	2553	10682
Haferflocken	120	66	680	3894	16292
Reis	80	10	760	3537	14799
Kartoffeln	18	1	190	862	3607
Möhren	8	3	67	335	1402

arten ist die energetische Ausnutzung des Futters durch den Hund gut. Ähnlich ist die Verdaulichkeit des Rohproteins zu bewerten. Das im Futter enthaltene verdauliche Rohprotein wird durch den Hund verwertet (Tab. 7).

Je Kilogramm Körpermasse benötigt der erwachsene Hund 4,4 g Eiweiß und 10 g Kohlehydrate. Der im Wachstum befindliche Hund braucht etwa die doppelte Menge. Ebenso Hunde, die besondere Leistungen zu bringen haben.

Weiterhin sind der Nahrung Vitamine, Mineralstoffe und Spurenelemente zuzufügen. Diese kommen auch in den Eiweißträgern, Kohlehydraten und im Fett vor. Reich an Vitaminen ist Obst und Gemüse. Viel Mineralstoffe sind in den Molkereiprodukten, Knochen, Innereien und im Fisch enthalten.

Die Zusammensetzung des Hundefutters besteht beim erwachsenen Hund aus etwa 26% Eiweiß, 8% Fett, 61% Kohlehydrate und 5% Mineralstoffe, bezogen auf den Trockensubstanzanteil. Die Ration eines 20 kg schweren Bayerischen Gebirgsschweißhundes an Erhaltungsfutter errechnet sich folgendermaßen:

Energiebedarf	5 740 kj (1 370 kcal)	
500 g Pansen	1 676 kj	(401 kcal)
250 g Haferflocken	4 073 kj	(974 kcal)
50 g Möhren	70 kj	(17 kcal)
Summe	5 819 kj (1 392 kcal)	

Energieseitig ist eine Absicherung vorhanden. Wie aus der Tabelle 8 ersichtlich ist, ist in der Ration die Nährstoffversorgung ausreichend. Eiweiß ist mit 31,2%, Fett mit 8,6% und Kohlehydrate mit 60% vertreten.

Während der Jagdzeit ist durch die Aufbrüche genügend Hundefutter vorhanden. Am wertvollsten ist der Pansen, da er neben Eiweiß und Kohlehydraten auch Vitamine enthält. Er wird roh und ungewaschen dem Hund verfüttert. Der Aufbruch kann ebenfalls roh verfüttert werden. Die Gefahr des Anschneidens besteht beim Schweißhund sowieso nicht, da er am Riemen zum Stück findet. Lunge und Leber vom Schalenwild und den Paarhufern sollten gekocht verfüttert werden, da sie Überträger des dreigliedrigen Bandwurms sein können. Das Futterfleisch hält sich auch im Sommer in einem eingegrabenen Steinguttopf oder Faß an einem schattigen

Tabelle 8   Beispiel für eine ausreichende Nährstoffversorgung

Nährstoffabsicherung	Nähstoffanteil g		
	Eiweiß	Fett	Kohlehydrate
Bedarf (erwachsener Hund 20 kg)	88	26	200
Ration:			
500 g Pansen	65	10	10
250 g Haferflocken	30	16	170
50 g Möhren	—	—	3
Summe:	95	26	183

Ort im Garten eine Woche. Pansen wird in Streifen geschnitten und an der Luft getrocknet. Er ist dann wochenlang haltbar. Getrockneter Pansen kann sofort oder in Wasser aufgeweicht, verfüttert werden.

Ein ausgewachsener Hund wird abends gefüttert. Der Wolf geht auch am Abend auf Jagd. Bei vielen Hunden hat sich dieses Verhalten erhalten. Sie fressen abends oder nachts.

Das Fleisch wird vom Stück direkt an die Hunde verfüttert. Dadurch besitze ich immer die Kontrolle, daß sie fressen und wenn ein Hund die Brocken herumträgt, bekommt er nichts mehr. Dadurch liegt kein Fleisch im Zwinger oder Garten herum. Wasser, Haferflocken, ab und zu ein Ei, Quark, Käse und Obst erhalten sie im Zwinger ebenfalls am Abend. Das Futter soll nicht heiß, aber auch nicht gefroren sein. Der Hund nimmt diesen Unterschied nicht wahr, da er das Futter hinunterschlingt. Verdauungsstörungen sind die Folge.

Futterreste werden weggeräumt, um den Hund zur zügigen Futteraufnahme zu erziehen. Ein wöchentlicher Fastentag für den Hund entspricht der natürlichen Haltung. Der Wolf schlägt nicht jeden Tag Beute. Wölfe überstehen Hungerperioden unbeschadet. Ein Hungertag bewirkt eine Entschlackung des Körpers und regt ihn zu neuer Freßlust an. Wasser wird dem Hund auch am Fastentag gereicht.

Nach der Fütterung benötigt der Hund 10 bis 12 Stunden, um den Fraß zu verdauen. Nach dieser Zeit ist ihm Gelegenheit zu geben, sich zu bewegen, damit er sich lösen kann und den Zwinger sauber hält. Ähnlich ist es bei der Stubenhaltung. Auch hier hängt die Stubenreinheit davon ab, ob sich der Hund 12 Stunden nach dem Fressen lösen kann. Hunde bevorzugen zum Lösen immer die gleichen Stellen. Für die Erziehung zur Stubenreinheit oder der Sauberkeit im Zwinger wird das ausgenutzt. Löst sich der Hund doch im Zwinger, wird die Stelle desinfiziert, damit kein Geruch von dort ausgehen kann. Erfolgt keine Desinfektion, wird der Hund durch die Geruchsmarke immer wieder zum Lösen veranlaßt.

Am Kot kann auch gesehen werden, ob der Hund in der richtigen Zusammensetzung gefüttert wird. Werden zuviel Knochen gefressen, ist der Kot hart und weiß, bei der Fleischfütterung ist er breiig. Der richtig gefütterte Hund setzt den Kot länglich geformt in bräunlicher Farbe ab.

Hunde können auch mit Fertigfutter ernährt werden. Fertigfutter aus Gläsern ist mit Kohlehydraten (Haferflocken) anzureichern. Trockenfutter ist ein Alleinfutter. Wird der Hund damit gefüttert, steigt sein Flüssigkeitsbedarf auf das Doppelte bis Dreifache. Pellets besitzen einen hohen Trockensubstanzgehalt. Die Zusammensetzung der Pellets entspricht den Fütterungsanforderungen.

4.2.3. Krankheiten

In der Jugendentwicklung und im Alter ist die Krankheitshäufigkeit des Hundes am größten. Ebenfalls können Verletzungen und Vergiftungen auftreten. Bei allen Anzeichen eines gestörten Verhaltens des Hundes ist ein Tierarzt zu konsultieren. Verstärktes Durstgefühl, Freßunlust, trübe Augen, trockener Nasenschwamm und anderes sind äußere, sichtbare Zeichen. Die Körpertemperatur ist bei einer Erkrankung ein weiteres Anzeichen. Hunde haben eine höhere Körpertemperatur als der Mensch. Sie schwankt bei Schweißhunden zwischen 38° und 39°. Die Einteilung des Fiebers erfolgt in geringgradiges bei 39,5 °C, mittelgradiges bis 40,2 °C, hochgradiges bis 41,2 °C und sehr hochgradiges über 41,2 °C. Diese Werte gelten für erwachsene Hunde. Bei Junghunden liegen die Werte 0,2 °C höher (nach KNORR und SEUPEL 1984). Fieber wird mit einem normalen Thermometer oder einem Hundefieberthermometer (hier ist die Scala höher) rektal gemessen. Das Thermometer ist, bevor es eingeführt wird, mit Vaseline gleitfähig zu machen. Nach 3 Min. kann die Temperatur abgelesen werden.

Jeder Hundeführer sollte sich eine kleine Notapotheke zulegen. Dazu gehören neben dem Thermometer, Verbandszeug, Schere, Pinzette, Lupe, Desinfektionsmittel, Wundpuder oder Salbe, Augentropfen und Öl. Zur Dosierung von flüssigen Medikamenten eignet sich gut eine kleine Plasteflasche. Damit kann das Medikament dem Hund in den Fang gespritzt werden. Eine weitere Möglichkeit, flüssige Medikamente zu verabreichen ist, die Lefzen etwas hochziehen und die Medizin mit einem Löffel in diese entstandene Tasche zu geben. Tabletten schlucken die meisten Hunde mühelos, klappt es nicht, wird die Tablette mit einem Fleischhappen verabreicht.

Am häufigsten wird der Schweißhundeführer mit *Verletzungen* des Hundes konfrontiert. Kleinere Blessuren werden mit Wundpuder bestreut und heilen aus. Oft sticht sich der Hund Dornen ein, die mit einer Pinzette entfernt werden. Es kann sein, daß dazu eine Lupe verwendet werden muß. Wurde ein Hund schwer geschlagen und ist der Brustkorb geöffnet, wird sofort die Wunde luftdicht verschlossen. Das ist erforderlich, um den Überdruck im Brustraum zu stabilisieren, sonst setzt die Lungenfunktion aus. Das Abdichten erfolgt mit einer Gummiunterlage. Die Hülle der Verbandspäckchen eignet sich dazu und wird mit Binden fest umwickelt. Danach ist sofort ein Tierarzt aufzusuchen. Ähnlich ist es beim Öffnen der Bauchhöhle. Hierbei fallen meist Darmteile vor. Sie sind nicht zurück in die Bauchhöhle zu schieben, sondern sauber abzudecken, damit sie nicht verunreinigt werden. Es ist ebenfalls sofort ein Tierarzt aufzusuchen. Muß der Hund selbst noch laufen, sind bei Brüchen an den Läufen Schienen anzubringen, die das Ruhigstellen der Gelenke neben der Bruchstelle garantieren. Sind Schlagadern verletzt, ist ein Druckverband anzulegen, der die Blutung unterbindet. Besteht die Gefahr einer *Vergiftung*, ist sofort ein Tierarzt aufzusuchen. Alle gutgemeinte Hilfeleistung hat zu unterbleiben. Vergiftungen deuten sich durch akute Kreislaufschwäche, Weitung der Pupillen und andere Krankheitssymptome an.

Häufige Krankheiten

Acanthosis: Hautkrankheit, in deren Ergebnis an den Innenflächen der Vorder- und Hinterläufe, der Unterbrust und am Unterhals die Haare ausfallen und sich eine schwammige Lederhaut bildet.

Analbeutelentzündung: Schwellung rechts und links des Weidloches oder auch einseitig. Durch Ausdrücken der Analbeutel kann die Ursache, die in einer Verstopfung der Analbeutelgänge liegt, beseitigt werden.

Ansteckende Leberentzündung (H. c. c.): Viruserkrankung, die vorwiegend Junghunde befällt. Das Krankheitsbild ist dem der Staupe ähnlich. Es beginn mit Temperaturerhöhung, Apathie, Durstgefühl und Erbrechen. Die Mandeln können geschwollen sein sowie Krämpfe und Durchfall auftreten. In schweren Fällen kann der Tod nach 24 Stunden eintreten. Die Übertragung erfolgt durch die Ausscheidung erkrankter Tiere. Sie können noch ein halbes Jahr nach Abklingen der Krankheit Ausscheider von Viren sein. Die H. c. c. tritt als Einzeltiererkrankung auf und nicht als Seuchenzug. Durch die Ähnlichkeit mit der Staupe kann auch eine zweiseitige Infektion der Hunde beobachtet werden. Die Behandlungsaussichten richten sich nach der Schwere der Erkrankung und dem Alter der Hunde. Am gefährdetsten sind Welpen. Ab der 10. Lebenswoche ist eine Schutzimpfung möglich.

Arthrose: Verschleiß der Gelenkknorpel, oft Folge chronischer Gelenkentzündung. Es kann zur Gelenkversteifung kommen, die die Bewegungsfreiheit des Hundes einschränkt. Tritt meist beim älteren Hund ein.

Bandwürmer: Setzen die Leistungsfähigkeit des Hundes herab. In schweren Fällen kann es zu Abmagerung und Krämpfen kommen. Bandwürmer kommen im Hundedarm in 7 Arten vor. Ihre Länge beträgt 2,5 mm bis zu mehreren Metern. Die Bandwurmeier und -glieder passieren mit dem Kot den Dickdarm und benötigen für ihre Entwicklung einen Zwischenwirt. Dazu zählt z.B. der Hundefloh, Kaninchen, Feldhase, Schalenwild, Schaf, Rind und Schwein. Im Zwischenwirt entwickeln sich die Finnen, die der Hund mit dem Fleisch der vorgenannten Tiere aufnimmt.

Im Hundedarm bildet sich aus den Finnen der Bandwurm. Bandwürmer werden bei geringem Befall meist nicht vom Hundeführer wahrgenommen. Darum sollte regelmäßig der Kot des Hundes tierärztlich untersucht werden. Die Gefahr bei den Bandwürmern geht vom dreigliedrigen Bandwurm aus, der beim Menschen zum Tode führen kann. Die Übertragung vom Hund zum Menschen kann durch Belecken des Hundeführers erfolgen. Die Be-

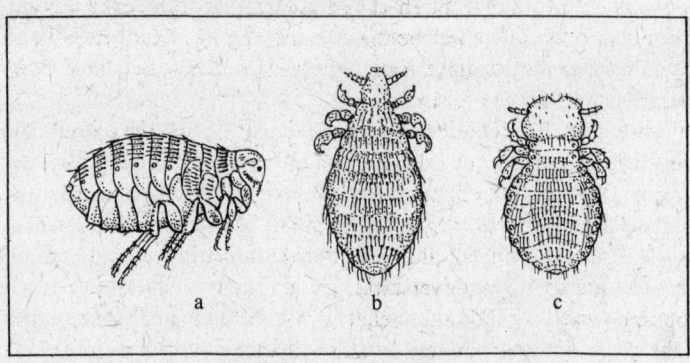

Abb. 37 Hautparasiten
a Hundefloh, b Laus, c Haarling

handlung von mit Bandwürmern befallenen Hunden wird durch den Tierarzt durchgeführt.

Demodikose: Räudeähnliche Hauterkrankung. Gefährdet sind junge und geschwächte Hunde. Es tritt Haarausfall um die Augenlider, die Nase, Hals und Läufe auf.

Durchfall: Ernährungsstörung oder infektionsbedingt, der einen hohen Flüssigkeitsverlust zur Folge hat. Dadurch sind die Hunde leistungsgemindert und matt. Erste Maßnahmen sind: diätisches Futter (Haferschleim oder Reisschleim), kein Eiweiß, abgekochtes lauwarmes Wasser. In das Wasser wird etwas Kochsalz gegeben (1 l Wasser, 9 g Kochsalz). An Flüssigkeit kann auch Kamillenblütentee gereicht werden. Weiterhin wirken Kohlepräparate oder Eichenrinde stopfend.

Ekzeme: Hauterkrankung, die durch unterschiedliche Ursachen ausgelöst wird. Die Behandlung kann nur nach Beseitigung der Ursachen erfolgen. Ursachen für Ekzeme können sein:
- Hautparasiten (Floh, Laus, Haarling, Milbe und Zecken) (Abb. 37),
- äußere Einwirkung (Verbrennung, Verbrühung, Erfrierung, Verätzung),
- falsche Fütterung (Fettsucht, scharfes und gewürztes Futter, Mangelerscheinungen),
- Innenschmarotzer (Spulwürmer, Bandwürmer),
- Allergien (gegenüber artfremdem Eiweiß),
- Innere Erkrankung (Leber, Nieren und Gefäßerkrankung),

Die Behandlung hat durch einen Tierarzt zu erfolgen. Um das Ekzem wird das Fell geschoren, um die Mittel an die entsprechende Stelle zu bringen. Akute Ekzeme haben schnellere Heilungsaussichten als chronische.

Entropium: Einrollen des Augenlides, tritt bei Hunden mit lockerer Decke häufiger auf. Eine Ursache wird in einer Lidentzündung gesehen. Kann nur operativ behandelt werden (Abb. 38).

Ektropium: Offenes Augenlid, das die Gefahr einer Lidentzündung in sich birgt. Behandlungsmöglichkeit nur insofern, daß sich die Lidentzündung nicht verstärkt. Die Ursache wird wie beim Entropium darin vermutet, daß neben der Anfälligkeit der Hannoverschen Schweißhunde, äußere Reize, wie Zugluft, Staub und ähnliches im Welpenalter den Ausbruch der Krankheit verursachen.

Flöhe: Hundefloh, Zwischenwirt des Bandwurmes, verursacht

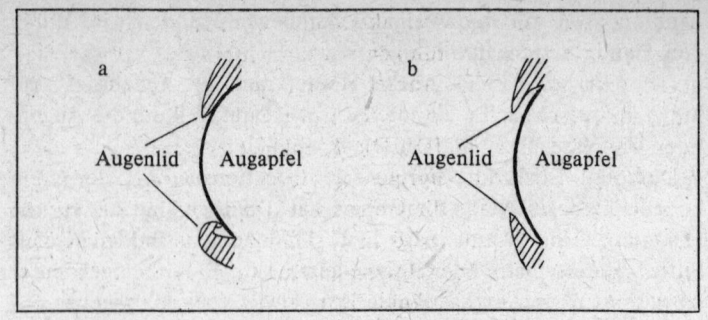

Abb. 38 Augenkrankheiten
a Entropium, Einrollen des Augenlides,
b Ektropium, das Augenlid liegt nicht am Augapfel an

Juckreiz beim Hund und dadurch besteht die Gefahr der Ekzembildung. Hundeflöhe kommen auch beim Menschen vor, aber selten. Die Flöhe treten besonders in den warmen Sommermonaten häufiger auf. Ihre Bekämpfung erfolgt mit einer Schaumwäsche der Hunde und der Desinfektion der Zwingeranlage, da sich die Floheier in Ritzen und Spalten lange halten.

Gebärmuttervereiterung: Kommt vorwiegend bei älteren Hündinnen vor und zeigt sich in verstärktem Durstgefühl und Apathie. Nach einigen Tagen tritt ein dunkler Scheidenausfluß auf. Meist hat die Gebärmuttervereiterung eine Nieren- und Leberentzündung zur Folge. Die Behandlung kann nur durch einen Tierarzt erfolgen.

Geschwulsterkrankung: Am häufigsten treten sie am Gesäuge der Hündin auf. Sie können auch in allen anderen Organen vorkommen. Zu unterscheiden ist zwischen gutartigen und bösartigen (Krebs) Geschwulsterkrankungen. Alle beide Arten sind im Anfangsstadium schmerzfrei. Sie können sich aber entzünden, wuchern und Körperfunktionen beeinträchtigen. Bei den bösartigen Geschwulsterkrankungen tritt oft Lungen-, Leber- und Gesäugekrebs auf.

Geschwülste an den Geschlechtsorganen der Hunde sind meist gutartig und operativ zu entfernen.

Herz-Kreislauf-Erkrankung: Folge von zu hoher Belastung, Verfettung des Hundes, Infekten und altersbedingten Störungen der Körperfunktion. Sie sind mit den Herz-Kreislauf-Erkrankungen der

Menschen vergleichbar. Bei akut auftretender Krankheit ist der Hund an einem kühlen, ruhigen Ort unterzubringen und ein Tierarzt zu verständigen. Das Anbieten von schwarzem Tee oder Kaffee kann vorteilhaft sein.

Hüftgelenkdysplasie (HD): Die Krankheitsursache ist das nicht feste Umschließen des Kugelgelenks durch das Pfannengelenk am Becken. Dadurch haben die Gelenke keinen Halt und Bewegungsminderung tritt auf. HD wird in vier Graden unterschieden, frei, leicht, mittel, schwer. Bei schwerer HD sind die Hunde in ihrer Bewegungsaktivität eingeschränkt. HD leicht und mittel wird sich meist nur bei hoher Beanspruchung und im höheren Lebensalter auf die Leistungsfähigkeit auswirken. Die Krankheit ist nur durch eine Röntgenaufnahme feststellbar. Bewegungsunsicherheit, häufiges Setzen und geringer Bewegungsdrang können Anzeichen auf HD sein. Die Krankheit ist nicht heilbar. Infolge von HD können Gelenkentzündungen auftreten. Zuchthunde sollen HD frei sein.

Lidbindehautentzündung: Häufig einhergehend mit Ek- oder Entropin, Vorfall der Lidbindehaut, Rötung des Augapfels, Schwellung der Lider und Tränenfluß sind die äußeren Kennzeichen. Die Ursache kann in einer Reizung der Lidbindehaut durch Fremdkörper liegen. Die Behandlung erfolgt mit 2%igem Borwasser oder bei nicht eitrigen Entzündungen mit Prednisolon Augensalbe.

Nachhandschwäche oder Nachhandlähmung: Nervenschädigung für die Muskulatur der Hinterhand oder Verletzung des Rückenmarks durch Vorfall der Zwischenwirbelscheiben. In beiden Fällen hat der Hund einen unsicheren Gang, kann schlecht aufstehen und Hindernisse überwinden. Ist nur in leichten Fällen heilbar.

Nierenentzündung: Verbreitete Erkrankung der inneren Organe. Tritt chronisch und akut auf. Hunde ab 7. bis 8. Lebensjahr leiden häufig an chronischer Nierenentzündung. Der chronische Verlauf wird meist nicht bemerkt. Akute Nierenentzündung äußert sich im Durstgefühl, Erbrechen und Druckempfindlichkeit in der Nierengegend. Geschwüre an den Lefzen und am Zungenrand können vorkommen, ebenfalls stellenweise Haarausfall. Die Ursachen für eine Nierenentzündung sind in der Regel Erkältung oder unsachgemäße Fütterung. Nierenentzündungen können zu Schrumpfnierenbildung und Harnvergiftung führen, die das Verenden zur Folge haben. Leichte Fälle werden mit einer kohlehydrathaltigen Diät, Wärme und durch Zufuhr von viel Flüssigkeit behandelt. Die Eiweißfütterung ist stark einzuschränken (vgl. Stuttgarter Hundeseuche).

Ohrenzwang: Entzündung der äußeren Gehörgänge des Hundes, selten werden Mittel- und Innenohr in Mitleidenschaft gezogen. Anzeichen des Ohrenzwangs ist häufiges Kopfschütteln, Schiefhalten des Kopfes, Kratzen am Ohr und bräunlicher Ausfluß. Die Hunde reagieren schmerzempfindlich auf Druck. Es gibt oft ein schmatzendes Geräusch am Ohr. Der Ohrenzwang kann auch durch Milben verursacht werden. Reinigen des Ohres mit Watte und Öl und Beratung mit einem Tierarzt sind erforderlich.

Parvovirose: Viruserkrankung, die erst Anfang der 80er Jahre seuchenhaft auftrat. Es werden nur Hunde befallen. Der Virus wird neben dem Kontakt von Hund zu Hund auch durch Zwischenwirte übertragen und ist sehr lebensfähig. Hunde im Jugendalter und physisch und psychisch belastete Hunde werden vorwiegend befallen. Die Symptome sind häufiges Erbrechen (schleimig, schaumig). Kurz danach tritt Durchfall auf (graubraun bis blutig dünn). Die Tiere schlaffen stark ab bei Ansteigen der Körpertemperatur. Die Krankheit führt bei 30 bis 50% der Hunde unter einem halben Jahr zum Tod. Ältere Hunde überleben in 85 bis 90% die Erkrankung. Sie klingt nach 10 Tagen wieder ab. Ihr Verlauf wird auch dadurch bestimmt, wie es gelingt, den Flüssigkeitsverlust zu kompensieren. Bei den ersten Symptomen ist ein Tierarzt hinzuzuziehen. Die Behandlung erfolgt wie beim Durchfall.

Räude: Wird durch verschiedene Milben hervorgerufen. Am häufigsten tritt die Sarcoptes- und Demodeseräude auf. Beide Arten beginnen am Kopf und breiten sich über die Vorderläufe, Brust bis zum Bauch aus. Es tritt Haarausfall, Hautrötung, Knotenbildung und Verkrustung auf. Die Sarcoptesräude verursacht heftigen Juckreiz. Die Hunde werden apatisch, magern ab und Todesfälle sind nicht ausgeschlossen. Die Behandlung erfolgt durch den Tierarzt. Weitere Maßnahmen sind Abscheren der befallenen Haarzonen und Desinfektion der Zwingeranlage.

Salmonellose: Verursacht durchfallähnliche Erkrankung. Sie ist durch den Tierarzt zu behandeln. Eine gründliche Zwingerdesinfektion ist erforderlich.

Spulwürmer: Gefährdet sind besonders Welpen und Junghunde. Die weißen, runden, 5 bis 10 cm langen Würmer halten sich im Dünndarm auf und verursachen herabgeminderte Leistungsfähigkeit, Abgeschlagenheit, in schweren Fällen können die Hunde verenden. Die Würmer sind im Kot sichtbar. Welpen erbrechen oft Würmer oder haben einen aufgedunsenen Wurmbauch. Weitere Anzeichen sind Freßunlust, Durchfall, Erbrechen und struppiges Fell. Ältere Hunde sind häufig von Spulwürmern befallen, ohne daß sichtbare Auswirkungen auftreten. Die Spulwürmer entwickeln sich aus Eiern, die vom Hund mit der Nahrung, durch Belecken oder das Säugen aufgenommen werden. Aus den Eiern schlüpfen im Darm die Larven, sie bohren sich in die Darmwand und kommen von dort mit der Blutbahn in alle Organe des Körpers. In der Lunge reifen sie, wandern von den Lungenbläschen über die Bronchien in den Rachenraum und werden abgeschluckt. Durch die Wanderung im Körper können Larven bereits in die Föten im Mutterleib gelangen und die Welpen mit Spulwürmern befallen sein. Im Darm werden die Spulwürmer geschlechtsreif und der Hund scheidet mit dem Kot Eier aus.

Die Schale der Spulwürmer ist sehr widerstandsfähig. Zur Bekämpfung der Eier eignet sich am besten kochendes Wasser und ein Grobdesinfektionsmittel. Diese Desinfektion ist mit jeder Wurmkur durchzuführen, ebenso das Baden der Hunde, da Wurmeier im Fell oder am Gesäuge hängen können. Durch eine Kotuntersuchung ist der Wurmbefall nachzuweisen. Bei Befall ist unter Kontrolle eines Tierarztes eine Wurmkur mit Piavitrin flüssig durchzuführen. Auf 1 kg Lebendmasse werden 2 ml Piavitrin verabreicht. Die Wurmkur ist nach 10 bis 14 Tagen zu wiederholen, da sich in dieser Zeit neue Würmer aus den Larven entwickelt haben können.

Staupe: Eine Virusinfektion, die besonders Junghunde im Alter von 3 bis 12 Monaten befällt. Hunde, die keine Abwehrstoffe gebildet haben, können auch im weiteren Lebensalter befallen werden. Welpen erkranken nicht, da die Hündin ihre Abwehrstoffe auf sie überträgt. Einmal befallene Hunde erkranken nicht wieder, da sie eine Imunität erlangt haben. Die Staupe ist die häufigste Viruserkrankung. Sie wird durch Kontakt mit infizierten Hunden übertragen. Dabei muß der Kontakt nicht von Hund zu Hund erfolgen, sondern Zwischenwirte oder Stellen, wo der Hund sich löste, tragen zur Infizierung bei.

Hunde können nach überstandener Krankheit noch längere Zeit den Virus ausscheiden. Durch die schnelle Verbreitung des Virus ist nur durch den Impfschutz die Krankheit abzuwehren. Die passive Immunisierung hält nur 14 Tage an, nach dieser Zeit sind die Abwehrstoffe abgebaut. In der Regel erfolgt eine aktive Immunisierung, die den Hund veranlaßt, körpereigene Abwehrstoffe gegen die Staupe zu bilden. Voraussetzung ist, daß der Hund gesund ist. Vor der Impfung werden die Hunde entwurmt und eine Woche lang die Temperatur kontrolliert. Junghunde können ab vierten Lebensmonat geimpft werden. Die Immunität bildet sich nach drei bis vier Wochen. Der aktive Impfschutz sollte jährlich wiederholt werden. Tritt bei einem Hund die Staupe auf, reagiert der Körper mit Erhöhung der Temperatur auf 39,5 bis 41 °C. Der Hund frißt nicht und ist abgeschlagen. Das Auge ist trübe, die Lidbindehaut gerötet. Es kann Durchfall, Brechreiz und Husten auftreten. Da dieses Stadium nur ein bis zwei Tage dauert, werden die ersten Symptome oft übersehen oder nicht mit der Staupe in Zusammenhang gebracht. In diesem Stadium ist aber durch den Tierarzt die Staupe noch wirksam zu behandeln. Nach Abklingen des Fiebers steigt die Temperatur nach einigen Tagen wieder an und die Beschwerden verstärken sich. Der Körper ist geschwächt und es werden verschiedene Organe in Mitleidenschaft gezogen. Es gibt fünf Grundformen der Staupe, die auch kombiniert auftreten können:

– Entzündung der Mund- und Nasenschleimhäute einschließlich der Lidbindehaut. Es kommt zu eitrigem Nasen- und Augenausfluß, Abgeschlagenheit, Lichtscheue, Hustenreiz und Durchfall
– Entzündung der Bronchien und der Lunge mit Husten, Atemnot und eitrigem bis blutigem Nasenausfluß
– Störung der Magen-Darm-Funktion. Hierbei tritt neben Appetitlosigkeit, Brechreiz und Durchfall (heller, dünner oder schaumiger Kot) auf.
– Entzündung der Bindehaut der Augen. Es kommt zu eitrigem Augenausfluß, Verkleben der Lider und Lichtscheue. Hornhauttrübungen können in der Folge auftreten.
– Bildung von Eiterherden auf der Haut, vorwiegend an unbehaarten Körperstellen.

Nach Abklingen der beschriebenen Krankheitsbilder treten bei etwa 10 % der erkrankten Hunde Schäden des Nervensystems auf. Sie äußern sich in Krämpfen, Unruhe, Muskelzittern bis zu Lähmungserscheinungen. Die Behandlungsaussichten sind gering, oft bleiben als Folgeschädigung epileptische Krämpfe zurück. Die Todesfolge bei der Staupe ist relativ hoch, 40 bis 60% der Hunde verenden nach zwei bis vier Wochen. Eine erfolgversprechende Behandlung ist nur im Anfangsstadium möglich. Bei Hunden mit überstandener Staupe können Leber- oder Herzschädigungen als Folgeerscheinung auftreten.

Stuttgarter Hundeseuche (Leptospirose): Trat als Seuchenzug nach einer Hundeausstellung in Stuttgart 1899 auf. Die Krankheit ist auf den Menschen übertragbar (Zoonose). Das Krankheitsbild zeigt erhöhte Temperatur, Erbrechen, nach einigen Tagen Temperaturrückgang und oft Untertemperatur. Es werden zwei Formen unterschieden:

– Bei Schädigung der Nieren kommt es zu einer Erhöhung von Harnstoff im Blut. Das führt zur Harnvergiftung. Es tritt Durchfall, Erbrechen, starker Durst und Apathie auf. Der Zungenrand kann absterben, der Hund riecht aus dem Fang nach Urin.

– Ist die Leber angegriffen, führt die Krankheit bis zur Gelbsucht bei ähnlichen Symptomen wie bei der Nierenform. Die Übertragung der Krankheit erfolgt durch Kontakt mit anderen Hunden oder von Stellen, wo sie Urin absetzen. Die Behandlungsaussichten sind umso höher, je früher die Krankheit erkannt wird. Ein Impfschutz ist möglich.

Tollwut (Lyssa): Unheilbare Viruserkrankung, die alle Warmblüter befallen kann. Besonders gefährdet sind Fleischfresser. Die Übertragung erfolgt durch den infizierten Speichel bei Bißverletzungen, aber auch andere Hautverletzungen und über die Schleimhäute. Der Virus gelangt in das Zentralnervensystem. Die Inkubationszeit hängt davon ab, wie weit ab die Eintrittsstelle vom Gehirn ist. Es wurden bis 150 Tage nachgewiesen.

Die Erkrankung verläuft in drei Stadien:

– Im Anfangsstadium verändert der Hund sein Benehmen, er ist erregbar und launisch. Ruhige Hunde werden aggressiv und umgekehrt. Das Annagen und Aufnehmen von ungenießbaren Gegenständen ist ein sicheres Zeichen bei Verweigerung seines Fressens. Seine Pupillen verengen und erweitern sich in unregelmäßigen Abständen.

– Das Reizbarkeitsstadium führt bis zur Raserei des Hundes und zu unkontrolliertem Beißen in alles was sich ihm in den Weg stellt.

– Im Lähmungsstadium wird das Bellen heiser durch die Lähmung des Kehlkopfes, der Zunge, des Unterkiefers bis zu den Extremitäten. Danach tritt der Tod ein.

Die Symptome treten mehr oder weniger ausgeprägt auf. Darum ist bei Verhaltensänderung der Hund zu isolieren und einem Tierarzt vorzuführen. Bei Tollwuterkrankung ist keine Heilung möglich. Vorbeugend erhält jeder Schweißhund einen aktiven Impfschutz. Die erste Impfung erfolgt im ersten Lebensjahr, wird nach einem halben Jahr erneuert und dann jährlich wiederholt.

Transmissible Gastroenteritis (TGE): Viruserkrankung, die den Magen-Darm-Kanal angreift. Das Krankheitsbild zeigt ein gestörtes Allgemeinbefinden, Abgeschlagenheit, Erbrechen und Durchfall (hell-schleimig). Die Übertragung erfolgt durch die Ausscheidung der Schweine und Hunde. Behandelt wird die Krankheit durch diätische Fütterung. Es ist ein Tierarzt zu Rate zu ziehen.

Zeckenbefall: Hautparasiten, die sich in die Haut einbohren und Entzündungen und Ekzeme verursachen können. Zecken lassen sich im Sommer und Herbst von Büschen und Bäumen auf den Hund fallen und beißen sich fest. Nach jedem Reviergang ist darum der Hund nach diesen abzusuchen. Entfernt werden sie durch vorsichtiges Herausdrehen nach links. Beim Herausreißen bleibt oft der Kopf in der Haut und es bilden sich Entzündungen. Durch das Beträufeln mit einigen Tropfen Öl geschieht das Herausdrehen mühelos. Ebenso werden Zecken durch Bestreuen mit Kontaktinsektizid abgetötet.

4.2.4. Pflege

Die Hundepflege beginnt mit Sauberkeit und Hygiene im Zwinger. Tägliches Säubern der Anlage und regelmäßige Desinfektion sind Grundvoraussetzung einer gesunden Aufzucht und Haltung. Als Desinfektionsmittel eignet sich Wofasteril in einer Konzentration von 1 bis 2%. Es ist ein Universaldesinfektionsmittel, das auch bei Krankheiten im Zwinger und zur Desinfektion der Geräte verwendet wird (Arbeitsschutz beachten). Zur Desinfektion des Zwingers kann auch Formalin 5%ig verwendet werden.

Die tägliche Pflege des Hundes beinhaltet hauptsächlich die Haarpflege. Ohren, Augen, Zähne, Pfoten und Krallen sind bei Bedarf zu pflegen. Das Fell des Hundes ist ein Spiegelbild seines Gesundheits- und Futterzustandes. Stumpfes, struppiges und unansehnliches Fell deuten auf Krankheiten oder andere leistungsmindernde Faktoren hin. Das Fell schützt den Hund vor Umwelteinflüssen und entscheidet über seine Widerstandsfähigkeit. Ein abgehärteter, widerstandsfähiger Schweißhund besitzt ein dichtes, glänzendes Fell. Einfluß wird durch die Haltungsbedingungen, die Fütterung und die Pflege auf die „Jacke" genommen. Durch die eingelagerte Luft im Haarkleid wirkt es isolierend gegenüber Hitze und Kälte. Weiterhin hat es eine wasserabweisende Funktion.

Das Fell besteht aus einzelnen Haarbüscheln. Sie setzen sich aus den längeren und stärkeren Haupthaaren und den dünnen, weichen Nebenhaaren (Unterwolle) zusammen. Die Haare münden in den Haartrichter, der mit Talg und Schweißdrüsen ausgerüstet ist. Die Schweißdrüsen spielen beim Hund eine untergeordnete Rolle. Die Talgdrüsen halten das Haar geschmeidig und glänzend. Abgestorbenes Haar wird nicht mit versorgt, es wird brüchig und verliert seinen Glanz. Es fällt nur in der Zeit des Haarwechsels im Frühsommer und Herbst aus, ansonsten verbleibt es im Fell und muß ausgekämmt werden. Das abgestorbene oder verfitzte Haar kann kein Luftpolster bilden und wirkt darum nicht isolierend. Durch die tägliche Haarpflege wird das Fell gesund erhalten, Fremdkörper und Hautparasiten werden beseitigt. Bei der Haarpflege wird Striegel und Bürste verwendet. Mit dem Striegel werden Nadeln, Äste, Erde und abgestorbenes Haar ausgekämmt. Mit der Bürste wird neben dem Kämmen die Haut massiert, die Durchblutung gefördert und somit das Wohlbefinden des Hundes erhöht. Das Bürsten erfolgt mit und gegen den Strich. Durch kurze Bürstenbewegungen gegen den Strich wird der Hund von Schuppen befreit, die Ausdruck von trockener Haut sind. Die Haarpflege beschränkt sich auf tägliches Bürsten. Gebadet wird der Hund nur in Ausnahmefällen. Auf keinen Fall werden dazu Seife oder Shampoon verwendet. Das führt dazu, daß die Talgschicht der Haare, die es wasserundurchlässig machten, abgewaschen wird. Gebadet wird der Hund, wenn er mit Hautparasiten wie Flöhen, Läusen o. ä. befallen oder stark verdreckt ist. Dazu wird eine im Handel erhältliche Hundeschaumwäsche verwandt, die wieder gut auszuspülen ist.

Meine Hunde wasche ich im Garten mit Hundeschaumwäsche und spritze sie hinterher mit einem Schlauch ab. Bei leichtem Befall mit Hautparasiten empfiehlt es sich, den Hund mit Pedixpuder zu behandeln. Puder wird auf dem Fell aufgetragen und einmassiert. Vorsicht ist am Kopf angebracht, damit kein Puder in die Augen gelangt. Nach kurzer Zeit wird es wieder ausgekämmt. Die Behandlung ist nach 10 bis 14 Tagen zu wiederholen, da aus der Umgebung eine Neubesiedlung des Hundes erfolgen kann. Darum ist mit jeder Behandlung des Hundes die Zwingeranlage ebenfalls zu desinfizieren.

Die äußeren Gehörgänge der Schweißhunde sind von Zeit zu Zeit von Ohrenschmalz oder Fremdkörpern zu befreien. Dazu wird ein im Handel erhältlicher Wattetupfer verwendet. Bei angetrockneten Bestandteilen kann mit Babyöl nachgeholfen werden. Oft sammelt sich in den Augenwinkeln Schleim. Dieser ist mit einem weichen Lappen, bei wischender Bewegung zur Nase, zu entfernen. Eine extra Zahnpflege benötigt der Schweißhund nicht. Durch das Reichen von Knochen oder hartem Brot reinigt er die Zähne. Nur weiches Futter kann zu Zahnstein und Entzündungen führen. Zur Pfotenpflege gehört die regelmäßige Kontrolle ob sich Fremdkörper eingestochen haben, ob Ballen und Krallen in Ordnung sind. Ist der Ballen verletzt, wird davonhängende Haut abgeschnitten und Wundpuder verwendet. Hunde, die regelmäßig mit ins Revier genommen werden, laufen sich die Krallen ab. Bei zuwenig Bewegung wachsen die Krallen über die Zehen und können zu Verletzungen führen oder den Hund behindern, dann sind die Krallen zu beschneiden. Das dürfte bei den Schweißhunden die Ausnahme sein.

4.3. Zucht

Züchten im Sinne der Tierzucht heißt: Tiere miteinander zu verpaaren von deren Nachkommen eine möglichst große Annäherung an das Zuchtziel zu erwarten ist. Das *Zuchtziel* der Schweißhunde besteht darin, einen gesunden, feinnasigen, wesensfesten, wildscharfen, fährtenlauten Schweißhund für die Arbeit auf der kalten Fährte bei Einhaltung der Rassestandards zu züchten. Das Zuchtziel ist nur auf der Grundlage einer wissenschaftlich betriebenen Zucht zu erreichen, wenn durch harte Selektion und exakte Erbwertermittlung bzw. Zuchtwertschätzung die besten Vertreter der beiden Schweißhunderassen züchterisch genutzt werden.

4.3.1. Vererbung

Wissenschaftlich betriebene Zucht verlangt die Kenntnis der Gesetzmäßigkeiten der Vererbungslehre. Durch die Vererbung werden Merkmale und Eigenschaften der Eltern auf die Nachkommenschaft übertragen. In ihren Merkmalen und Eigenschaften sind die Nachkommen den Eltern ähnlich. Zu berücksichtigen ist auch, daß es zwischen den Nachkommen und eng verwandten Tieren unterschiedliche Anlagen gibt. Diese werden durch die Änderung der Erbanlagen (z. B. Mutation) oder Umwelteinwirkung beeinflußt. Die volle Nutzung der Erbanlagen liegt dabei bereits in den Händen der Züchter durch eine entsprechende Aufzucht (vgl. Abschnitt 2.2.1.). Hunde mit gleichen Erbanlagen können durch unterschiedliche Aufzucht oder verschiedene Umwelteinwirkung unterschiedliches Verhalten zeigen.

Jede Art verfügt über eine Menge von Erbfaktoren, die den Genbestand der Art bilden. Das Einzeltier besitzt nur eine kleine Auswahl der Gene (Erbanlagen) und Allele (Zustandsform der Gene) der Population. Durch die Paarung werden die Erbanlagen der Einzeltiere gemischt oder neu kombiniert (Rekombination). Das führt zur höheren Varianz des Genotyps einer Population (nach KLIX 1985).

Die Vererbung erfolgt nach bestimmten Gesetzmäßigkeiten. Durch die Vereinigung der Chromosomen (Träger der Erbanlagen im Zellkern) des Vaters (Samenfaden des Rüden) und des Eis der Hündin werden Erbanlagen (Gene) beider Elternteile im neuen Lebewesen vereint. Aus dieser Sicht sind gleich hohe Anforderungen an Rüde und Hündin zu stellen. Ein Rüde bringt auf Grund seines Einsatzes in der Zucht in der Regel mehr Nachkommen als eine Hündin. Daraus resultiert die Forderung, nur mit gut veranlagten Rüden zu züchten. Da neben der chromosomalen Vererbung auch das Zellplasma Erbinformationen übertragen kann, besteht die Möglichkeit, daß die Hündin auf Grund ihres höheren Anteils an Zellplasma im Ei einen höheren Anteil an Erbanlagen im neuen Lebewesen einbringt als der Rüde. Der Anteil an Erbinformation im Plasma wird aber nur mit 1% angegeben (nach REMANE, STORCH, WELSCH 1985).

Die neuen Eigenschaften und Merkmale der Nachkommen sind durch die Mendelschen Gesetze voraussehbar (Uniformitätsgesetz, Spaltungsgesetz, Gesetz der freien Kombination der Gene). Men-

del schuf die Grundlage für die Vererbungslehre. Im Uniformitätsgesetz drückt er aus, daß Nachkommen reiner Rassen untereinander gleich sind. In der F1 Generation gleichen die Tiere oft einem
Elternteil, sie sind geschwistergleich. Dieses Merkmal, das sich
durchgesetzt hat, wird als dominant bezeichnet, das nicht sichtbare
als rezessiv. Setzt sich das neue Merkmal aus beiden Elterntieren
zusammen, spricht man von intermediärer Vererbung. Als Beispiel
sei die Farbverteilung angeführt. Die dunkle Farbe ist dominant
gegenüber der hellen Farbe. Einfarbigkeit ist dominant gegenüber
Scheckung. Es können aber auch Mischfarben auftreten. Bei den
dunkelgestromten Schweißhunden ist zu beachten, daß nach dem
1. MENDELschen Gesetz die Tendenz zur dunklen Einfarbigkeit
geht, wenn züchterisch durch Einkreuzung roter Hunde nicht Ein-
halt geboten wird. Das Spaltungsgesetz geht auf die Aufspaltung in
der F2 Generation auf den Ausgangszustand ein. Dazu gibt es feste
mathematische Regeln. Mendel zog aus diesen beiden Gesetzen
den Schluß, daß rezessive Eigenschaften wieder zum Vorschein
kommen können und auch bei Dominanz im Erbgut vorhanden
sind. Gleichzeitig macht die Dominanz mancher Merkmale und
Eigenschaften sichtbar, daß die äußere Erscheinung und das Verhalten des Einzeltiers nicht alle Gene hervortreten läßt. Darum
wird zwischen dem Genotyp und Phänotyp unterschieden.

Der Genotyp stellt die Gesamtheit aller Erbanlagen (Gene) dar,
der Phänotyp die äußere Erscheinung eines Lebewesens. In der
züchterischen Praxis haben wir es mit dem Phänotyp zu tun. Das
Gesetz der freien Kombination der Gene (Unabhängigkeitsgesetz)
bringt den Nachweis, daß bei Individuen, die sich in mindestens
zwei Merkmalen unterscheiden, Gene freigesetzt werden, die in
freier Kombination neue Merkmale bilden, die wiederum vererbt
werden können. Durch die freie Kombination der Gene können
neue Merkmale herausgebildet werden bzw. bilden sich heraus.
Das Problem besteht in der Vorausbestimmung der Erbkombina-
tion, da die Zahl der Genunterschiede bei zwei Partnern von 2 bis
n gehen kann.

Nachfolgende Übersicht zeigt die Zahl der möglichen Phäno-
typen bei einem Merkmal (s. S. 185).

Gezüchtet wird nach dem Prinzip der Auslese (Selektion), posi-
tive Merkmalsträger werden genutzt. Dadurch werden bestimmte
Erbanlagen gefördert oder unterdrückt. Zum Beispiel werden alle

Schweißhunde, die fährtenlaut sind, für die Zucht eingesetzt und die stummen Hunde aus der Zucht ausgeschlossen. Dadurch festigt sich die Erbanlage „Fährtenlaut" in den Rassen. Wie schnell man mit der Selektion zum Erfolg kommt, hängt von verschiedenen Faktoren ab. Es ist zuerst die Rang- und Reihenfolge der gewünschten Merkmale und Eigenschaften festzulegen. Im Vordergrund bei den Schweißhunden steht die gute Nasenleistung, die Wildschärfe, der Wille, eine Fährte voranzubringen, die Hetzfreude, der Fährtenlaut, das ruhige und ausgeglichene Temperament. Es gibt weitere Merkmale auf die selektiert werden kann, wie z.B. HD oder andere Körpermerkmale. Ist der Erblichkeitsgrad der ausgelesenen Merkmale groß, ist der Erfolg schneller zu erreichen. Bei einem unerwünschten Merkmal, das stark verbreitet ist, wird für deren Beseitigung eine längere Zeitspanne benötigt. Weiterhin ist der Erfolg von Selektionsmaßnahmen von der Größe der Zuchtbasis abhängig.

Bei einer geringen Anzahl von Zuchthunden, wie das bei den Schweißhunden der Fall ist, bedeutet scharfe Selektion weniger Zuchthunde und damit weniger Würfe. Dadurch wird wiederum die Selektionsmöglichkeit beschnitten. Um in einer Population bestimmte Merkmale zu festigen, ist eine Populationsgröße von einigen Hundert Hunden erforderlich. Ansonsten bleibt der Einfluß der Selektion auf die Festigung der Erbanlagen der Rasse nur auf Einzeltiere beschränkt.

Auf Grund der engen Zuchtbasis ist für die Schweißhundzucht entscheidend, von der Gesamtpopulation auszugehen und nach einheitlichen Zuchtzielen über einen breiteren Raum zu arbeiten. Mit den Schweißhundeführern der ČSSR gibt es dabei bereits gute Erfahrungen.

Voraussetzung für die Auslese ist die Erbwerteermittlung und die Zuchtwertschätzung. Es sind alle Nachkommen zu bewerten,

Genunterschiede	Phänotypen
1	2
2	4
3	8
4	16
n	2^n

um den Zuchtwert zu ermitteln. Die Bewertung sollte mehrmals erfolgen. Die Wesensmerkmale treten auf Grund ihrer Abhängigkeit von den Umwelteinflüssen nicht immer deutlich hervor. Eine einmalige Bewertung schafft kein objektives Bild eines Hundes.

4.3.2. Zuchtverfahren

In der Hundezucht wird die Linienzucht vorwiegend als Zuchtverfahren durchgeführt. Die Linien- oder Familienzucht beruht darauf, lose verwandte Hunde in Zuchtlinien zusammenzufassen und sie miteinander zu verpaaren. Innerhalb der Linie wird eine Auslesezucht betrieben. Durch die Linienzucht ergibt sich die Möglichkeit, aus der vorhandenen Population neue Linien aufzubauen und einen Heterosiseffekt zu erzielen.

Bei den Schweißhunden kann durch die geringe Populationsstärke gegenwärtig nur von *Erhaltungszucht* gesprochen werden. Das bedeutet, daß Partner, die sich bis in die dritte Generation fremd sind, miteinander verpaart werden. Damit wird Inzestzucht und enge Inzucht vermieden. Die Erhaltungszucht beinhaltet ebenfalls, daß konsequent unerwünschte Merkmalsträger bei den Rassen selektiert werden. An die Zuchthunde werden nach der Zuchtordnung folgende Anforderungen gestellt:

- Ihr Formwert ist auf einer Zuchtschau zu bewerten. Der Mindestformwert ist gut.
- Das Mindestalter für die Zuchtzulassung bei Rüden und Hündinnen beträgt 18 Monate. Das Höchstalter für die Zuchtverwendung sind 96 Monate.
- Es wird mit Schweißhunden gezüchtet, die laut hetzen, eine Vorprüfung mit dem III. Preis und die Zusatzprüfung Schwarzwildschärfe oder die Vorprüfung mit einem I. bzw. II. Preis oder eine Hauptprüfung bestanden haben.

Der Nachweis des Hetzlautes kann anläßlich einer Hauptprüfung oder bei der praktischen Jagd erbracht werden. Erfolgt der Nachweis während der Jagd, ist er durch zwei Zeugen, die Mitglieder einer Jagdgesellschaft sind, zu bestätigen.

Anläßlich jeder Vorprüfung wird eine Zuchtschau durchgeführt. An der Zuchtschau können Hunde teilnehmen, die ein Alter von 15 Monaten erreicht haben und die Leistungsanforderung für Zuchthunde erfüllen.

Auf der Zuchtschau werden folgende Formwerte vergeben:

– vorzüglich: Bayerische Gebirgsschweißhunde und Hannoversche Schweißhunde, die in ihrer Form dem Zuchtziel entsprechen. Hunde an der oberen und unteren Grenze der geforderten Körpermaße dürfen nicht mit vorzüglich bewertet werden.

– sehr gut: Hunde, die einzelne, geringe Abweichungen vom Standard aufweisen, die die Gebrauchseigenschaften des Hundes nicht negativ beeinflussen, z. B. leichte Wammenbildung, etwas schmale Nase, etwas kurzer Behang, leicht verdrehter Behang. Zu steil getragene oder etwas schwache Rute, weißer Brustfleck bis zur Größe von etwa 2 cm Durchmesser

– gut: Hunde, deren Formfehler bereits zu geringen Leistungsminderungen führen können, z. B. geringe Mängel im Gangwerk, leicht hackeneng, nicht raumgreifend, nicht korrekt gestellte Fesseln, schwaches Gebiß, leicht offenes Auge, Knochenfeinheit, Fehlen von höchstens 2 Zähnen (P1 und/oder M3), Kehlwamme, steile Schultern, nicht ganz gerade Läufe, leicht offene Pfoten.

– genügend: Über- oder Untergröße, geschlechtsuntypisches Aussehen, Substanzmängel, starkes En- oder Ektropium, sehr offene Pfoten, stark überbaut.

– ungenügend: sehr starker Senk- oder Karpfenrücken, starke Faßbeinigkeit, starke Kuhhessigkeit, starke Vor- oder Rückbeißer.

Durch die Zuchtleitung werden die Hunde in folgende *Zuchttauglichkeitsklassen* eingeordnet:

– Klasse E; zur Zucht geeignete Hunde
Hierunter werden Hunde eingestuft, die die geforderten Bedingungen in Leistung und Form erfüllen und deren Eltern und Vollgeschwister bezüglich erblich zu selektierender Mängel keine Belastungen erkennen lassen.

– Klasse A; zur Zucht bedingt geeignete Hunde
Hierunter werden Hunde eingestuft, die in Leistung und Form denen der Klasse E entsprechen, jedoch Vollgeschwister oder Eltern von mit erblichen Mängeln behafteten Hunden sind sowie Träger von Mängeln in Form und Leistung, die noch toleriert werden können
Zuchthunde, die die gleichen Abweichungen vom Standard aufweisen, dürfen nicht miteinander verpaart werden.

Von der Zucht werden Hunde mit folgenden Mängeln ausgeschlossen:
– Wesensschwäche wie Nervosität, Überempfindlichkeit, Ängstlichkeit, Flatterhaftigkeit und Schußscheue,
– stumme Hetze und mangelnde Hetzpassion,
– Geschlechtsanomalien wie Kryptorchismus und Monochismus,
– Augen, Gebiß und deutliche Gebäudefehler wie En- oder Ektropium, Vor- und Rückbiß, Senkrücken u. a.

Zuchthunde können von der Zucht ausgeschlossen werden, wenn sie unerwünschte Eigenschaften vererben.

Soll mit einer Hündin gezüchtet werden, ist vor der zu erwartenden Hitze Zwingerschutz bei der Zentralstelle für Jagdhundewesen in Halle zu beantragen.

Durch die Zuchtleitung wird ein jährliches Anpaarungsprogramm erarbeitet und für das folgende Zuchtjahr den Züchtern und Deckrüdenbesitzern zugeschickt. Auf dieser Grundlage erteilt der Hauptzuchtwart die Deckgenehmigungen. Gezüchtet werden kann mit jeder Hündin nur einmal im Jahr. Eine Hitze wird immer übergangen. Frühjahrswürfe lassen sich günstiger aufziehen als Herbstwürfe. Darum ist möglichst die Hitze von Dezember bis April zu nutzen, von Februar bis März werden auch die meisten Hündinnen heiß.

4.3.3. Fortpflanzung

Die Geschlechtsreife der Schweißhunde liegt im 7. bis 9. Monat. In dieser Zeit tritt die erste Hitze bei den Hündinnen auf und die Rüden sind in der Lage, eine läufige Hündin mit Erfolg zu belegen. In diesem Alter ist die körperliche Entwicklung aber noch nicht abgeschlossen, so daß noch keine Zuchtverwendung erfolgen kann. Das Wachstum ist mit eineinhalb bis zwei Jahren beendet. Bis zu diesem Zeitpunkt sind auch alle Anlagen voll entwickelt. Die Zuchtreife der Schweißhunde liegt deshalb im Alter von eineinhalb Jahren.

Nach KOBER liegt die günstigste Zuchtverwendung bei Hündinnen im Alter von zwei bis sechs Jahren und bei Rüden zwischen dem zweiten und dem achten Lebensjahr.

Hündinnen, die erst im vierten Lebensjahr oder später einen Erstlingswurf bringen, können Geburtsschwierigkeiten bekommen.

Hitze der Hündin

Die Hitze der Hündin tritt zweimal im Jahr auf, in der Regel alle sechs Monate. Dieser Zyklus unterliegt einer großen Schwankungsbreite, die von vier bis zehn Monaten reicht. Rüden sind ständig deckbereit. Hündinnen „stehen" nur in der Zeit der Hitze. Der Beginn der Hitze kündigt sich durch verändertes Verhalten der Hündin an, sie wird unruhig, näßt oft und die Schnalle schwillt an. Der Beginn der Hitze ist das Sichtbarwerden von blutigem Schleim an der Schnalle. Im Verlauf der Hitze verblaßt er immer mehr und am Höhepunkt, dem Eisprung, nimmt er eine rosarote bis weißliche Färbung an. Der blutige Schleim entsteht durch die starke Durchblutung der Gebärmutterschleimhaut, die für befruchtete Eier aufnahmebereit ist. Die Hitze dauert etwa 12 bis 20 Tage. Der Eisprung erfolgt nach dem 9. bis 13. Tag. Die Eier reifen nicht gleichmäßig heran, sondern sie werden nacheinander durch Bersten der Eierstockfollikel frei. Dieser Reife- und Befruchtungsvorgang verlangt vom Züchter die möglichst genaue Bestimmung der Zeit, wenn sich viele befruchtungsfähige Eier im Eileiter befinden. Läßt er seine Hündin zu früh decken, sind noch keine oder wenig Eier befruchtungsfähig. Dazu kommt, daß die Samenzellen des Rüden nur bis zu 24 Stunden befruchtungsfähig sind. Allgemein wird der günstigste Belegtag mit dem 11. bis 13. Tag nach Beginn der Hitze angegeben. Der Beginn der Hitze wird durch das Abtupfen der Schnalle ermittelt. Zeigt sich der erste Blutstropfen, wird am darauffolgenden Tag der erste Tag der Hitze gezählt. Diese Methode ist mangelhaft, da nicht mit absoluter Sicherheit der erste Blutstropfen ermittelt werden kann. Eine weitere Methode, nach der ich jahrelang mit Erfolg arbeite, ist, die Hündin mit einem Proberüden zusammenzubringen. Die Hündin steht nicht vom ersten Tag der Hitze an, sondern erst nach fünf bis sieben Tagen. Von diesem Zeitpunkt läßt man weitere vier Tage vergehen und fährt dann zum Decken. Das ist nach der Zählermethode der 9. bis 12. Tag. Mit dem Probieren wird nach drei bis vier Tagen des vermeintlichen Beginns der Hitze angefangen. Als Proberüde eignet sich jeder Rüde, gleich welcher Rasse. Stellt sich die Hündin dem Rüden, legt die Rute zur Seite, biegt den Rücken durch und in der Lendengegend laufen motorisch Zuckungen ab, ist sie deckbereit. Der Rüde ist an der Leine zu halten, damit es nicht zum Sprung kommt. Der Züchter kann auch durch festes Streicheln der Lendengegend der Hündin erreichen, daß sie steht und damit den günstigsten Decktermin ermitteln.

Tritt zum erwarteten Termin die Hitze der Hündin nicht auf, wird ihr eine Woche lang Vitamin E mit dem Futter gegeben. Sollte die Hitze auch dann noch ausbleiben, ist eine künstliche Einleitung möglich. Durch das Injezieren von Choriongonadotrophin Präparaten kann die Hitze stimuliert werden. Das Präparat kann ebenfalls zur Verbesserung des Befruchtungsergebnisses eingesetzt werden, da es den Eisprung fördert.

Deckakt

Nach Absprache mit dem Rüdenbesitzer werden die Hündin und der Rüde am günstigsten Decktag zusammengebracht. Rüden sind meistens bereit, die ihnen zugeführte Hündin zu belegen. Die Hunde werden in einem genügend großen Grundstück oder im Revier abgehalst, um Kontakt zu bekommen. Die läufige Hündin löst durch ihren Geruch die Deckbereitschaft des Rüden aus. Meist erfolgt der Sprung nicht sofort, sondern die Hunde nehmen verschieden Kontakt auf (Geruch, Belecken, Berühren, auch spielerisches Beißen). Dabei kann der Rüde Aufsprungversuche machen. Gelingt es ihm, die Hündin mit den Vorderläufen zu umklammern, stellt sich die Hündin meist bei seitlicher Rutenhaltung und Heben der Schnalle dem Rüden. Das noch nicht voll erigierte Glied des Rüden wird in die Scheide eingeführt. Das gelingt dem Rüden, da der Penisknochen dem Glied die nötige Steifheit verleiht. Durch die Friktionsbewegung schwillt der Schwellkörper des Penis und die Ejakulation erfolgt. Die starke Vergrößerung des Schwellkörpers bewirkt ein „Hängen" der Hunde. Der Penis kann sich nicht aus der Scheide lösen. Das ist ein zusätzlicher Schutz der Natur, dem Befruchtungsvorgang Stabilität zu verleihen. Während des Hängens nimmt man einen Hinterlauf des Rüden und führt ihn über den Rücken der Hündin, damit sie Keule an Keule stehen. Das Hängen dauert 10 bis 25 Minuten, danach erschlafft der Penis und die Hunde lösen sich. Ein weiterer Sprung ist am gleichen Tag nicht erforderlich. Im Ejakulat sind 60 bis 90 Mio. Samenzellen. Diese Samenfäden, die einen Durchschnitt von etwa 0,1 mm besitzen, wandern durch Eigenbewegung und Sog bis in den Eileiter und vereinen sich mit dem Ei. Es kommt vor, daß der Rüde den Sprung versagt bzw. die Hündin ihn abbeißt. Bei Erstdeckakten ist die Häufigkeit höher als bei Hunden, die schon züchterisch eingesetzt wurden.

Die Ursachen dafür sind vielschichtig. Sie können in mangelnder Kondition des Zuchtrüden, zu frühen oder späten Deckterminen der Hündin, aber auch in mangelnder Deckbereitschaft, bezogen auf den konkreten Partner, liegen. In den meisten Fällen wird der Deckakt mit einem Ersatzrüden problemlos verlaufen. Da die Eier nicht gleichmäßig reifen und befruchtungsfähige Eier mehrere Tage im Eileiter vorhanden sind, ist ein weiterer Deckakt nach 36 bis 48 Stunden angebracht. Er erhöht die Sicherheit, daß die Hündin tatsächlich belegt ist. Mit meinen Hündinnen habe ich die Mühe eines zweimaligen Deckens nicht gescheut und bisher ist noch keine Hündin leergeblieben. In der Deckbereitschaft der Hündin über mehrere Tage liegt auch die Gefahr einer ungewollten Paarung. Eine Hündin kann mit Erfolg von mehreren Rüden gedeckt werden. Die Hündin ist nach erfolgtem Deckakt darum weiter sorgfältig zu verwahren, bei Fremddeckung ist ein Abort unumgänglich. Die erste Hormoninjektion zur Auslösung eines künstlichen Aborts ist am 6. Tag nach der ungewollten Paarung durch einen Tierarzt zu injizieren. Die Welpen nach der Reihenfolge des Werfens dem Rüden zuzuordnen, ist nicht möglich.

Trächtigkeit

Die befruchteten Eier (Zygote) wandern in die Gebärmutter und nisten sich in der Gebärmutterschleimhaut ein. Dieser Vorgang vom Eisprung bis zum Einnisten dauert bis zu 11 Tagen. Während dieser Zeit ist die Hündin keinen übermäßigen Erschütterungen auszusetzen. Nach dem Einnisten und Bilden der Eihäute sind die Embryos geschützt, da sie in der inneren Fruchthülle in der Amnionsflüssigkeit schwimmen. Mit dem 19. bis 20. Tag heben sich die Föten ampullenmäßig ab. Von diesem Zeitpunkt an sind sie durch Abtasten (Palpation) nachweisbar. Das sollte man aber einem Tierarzt überlassen. Die Größe der Früchte beträgt vom Scheitel bis zum Steiß 1 cm. Mit 5 Wochen ist die Palpation schon erfolgversprechender. Der Uterus hat sich schlauchartig umgebildet und die Föten sind hühnereigroß.

Die Palpation am Ende der Trächtigkeit ist abzulehnen, da dadurch ein Abort eingeleitet werden kann. Neben der Palpation kann durch die Röntgendiagnostik ab sechster Woche der Nachweis der Trächtigkeit erbracht werden. In dieser Zeit setzt verstärkt das Wachstum des Knochengerüstes ein, das röntgologisch nachgewiesen wird.

Das Verhalten der Hündin ist nicht immer ein sicheres Zeichen der Trächtigkeit. Bei Hunden kommt Scheinträchtigkeit relativ oft vor, so daß sich diese Hündinnen wie Trächtige verhalten. In der fünften Woche schwillt die Milchleiste an und die Flanken der Hündin werden voller. Gegen Ende der Trächtigkeit können die Bewegungen der Föten bei der liegenden Hündin gesehen oder erfühlt werden.

Tragende Hündinnen sollten ab fünfter Woche nicht mehr zu Nachsuchen eingesetzt werden. Durch ihren zunehmenden Umfang ist ihre Bewegung eingeschränkt und die Atmung erschwert. Ebenso ist die Gefahr des Geschlagenwerdens größer als im Normalfall. Die trächtige Hündin benötigt ein qualitativ besseres Futter als das Erhaltungsfutter. Besonders hoch ist ihr Bedarf an Eiweiß, Mineralstoffen und Vitaminen. Kohlehydrate sollten nur noch die Hälfte der normalen Ration betragen. Alles was ihr für die Versorgung der Föten nicht zugeführt wird, baut die Hündin an Körpersubstanz ab. Im Abschnitt 4.2.2. wurde bereits auf den höheren Energiebedarf trächtiger und säugender Hündinnen aufmerksam gemacht.

Der Futtereinsatz ist allmählich zu steigern. Während in den ersten zwei bis drei Wochen die Menge der bisherigen Ration beibehalten wird, ist sie ab dritter Trächtigkeitswoche um die Hälfte zu erhöhen und in der zweiten Trächtigkeitshälfte zu verdoppeln. Dabei sollte die Hündin ab Mitte der Trächtigkeit zweimal und ab sechster Woche dreimal gefüttert werden. In der letzten Trächtigkeitswoche ist die Futterzusammenstellung so zu wählen, daß es zu keiner Verstopfung kommt. Knochen sind aus der Ration zu streichen, den Hauptteil bildet Fleisch. In der ersten Trächtigkeitshälfte ist die Hündin zu entwurmen.

Werfen

Nach einer Trächtigkeit von $62\frac{1}{2}$ Tagen fällt der Wurf. Große Würfe fallen meist früher, ab 56. Tag, kleine Würfe oder nur ein Welpe bis zum 65. Tag. Wird diese Zeit überschritten, ist ein Tierarzt zu Rate zu ziehen. Der nahende Wurftermin kündigt sich bei der Hündin schon ein bis zwei Tage vorher an. Sie verweigert ihr

Futter und sollte auch nicht zum Fressen animiert werden, da sie ihren Verdauungsapparat entlastet. Bis zu 12 Stunden vor dem Werfen wird die Hündin unruhig, versucht ein Nest zu bauen und beißt auch während der Wehen in die Wurfkiste. An die Wurfkiste wurde sie bereits einige Tage vor dem zu erwartenden Wurf gewöhnt (vgl. Abschnitt 4.2.1.). Trotzdem kann es vorkommen, daß sie sich im Wurfraum eine andere Ecke sucht. Der Wurf fällt auf blankes Holz. Decken, Einstreu oder anderes Material ist zu entfernen. Ein sicheres Zeichen des bevorstehenden Werfens ist der Abfall der Körpertemperatur. Um das zu erkennen, ist aber erforderlich, ab 50. Tag mit dem Messen zu beginnen, um die Normaltemperatur zu ermitteln. Sie liegt zwischen 38 °C und 39 °C. Der Rückgang der Körpertemperatur kann schon zwei Tage vor dem Fallen des Wurfes beginnen. Einen Tag vorher fällt die Temperatur deutlich 1 bis $1\frac{1}{2}$ °C unter dem Normalwert. Die Wehen leiten die Austreibungsphase ein. Nach dem Platzen der Fruchtblase, die die Geburtswege weitet und gleitfähig macht, werden die Wehen regelmäßig und kräftig. Bis zum Werfen des ersten Welpen können 6 Stunden vergehen. Ist der erste Welpe gefallen, verläuft der weitere Ausstoß meist konfliktlos. Bei starken Würfen kann es am Ende der Wurffolge zu größeren Wehenpausen kommen. Um die Welpen kümmert sich die Hündin selbst. Die Eihülle wird noch während des Werfens oder unmittelbar danach aufgebissen und die Nabelschnur abgebissen. Durch intensives Belecken wird die Atmung angeregt. Der Züchter sollte beim Werfen anwesend sein. Hilfeleistung ist selten erforderlich, aber das Wurfgeschehen kann überwacht und die Hündin beruhigt werden. Ist ein Welpe in den Geburtswegen steckengeblieben, ist ein vorsichtiges Zurückschieben durch den Laien besser, als das Herausziehen. Durch die immer wiederkehrenden Wehen kann es bei großen Würfen zur Unruhe in der Wurfkiste kommen, die Hündin bewegt sich unter Schmerzen und die Welpen quiemen. Die Gefahr, daß dabei ein Welpe erdrückt oder getreten wird, ist groß. Der Züchter wird hier helfend eingreifen. Bereits während des Werfens kann der Nabel der Hunde desinfiziert werden. Gut eignet sich dazu Chromotinktur, die das Eintrocknen beschleunigt. Nach drei Tagen fällt der Nabelstumpf ab. Jodtinktur eignet sich auch zur Nabeldesinfektion.

Die Welpen beginnen nach dem Trockenlecken durch die Hündin die Milchquelle zu suchen. Das Saugen der Kolostralmilch ist für die Welpen wichtig, da mit der ersten Milch Abwehrstoffe und Vitamine den Welpen zugeführt werden. Das Kolostrum hat weiterhin eine abführende Wirkung.

Das Werfen dauert bei einem normalen Wurf mit 6 bis 9 Welpen vier bis zwölf Stunden. Meine Hündinnen haben im Durchschnitt alle 52 Minuten einen Welpen zur Welt gebracht. Der Abstand in der Wurffolge lag dabei von 20 Minuten bis zu drei Stunden. Mit dem Ausstoß der Nachgeburt ist der Wurf beendet. Die Eihülle und die Nachgeburt werden von der Hündin aufgenommen. Vor dem Werfen und nach dem Werfen ist das Gesäuge der Hündin mit lauwarmen Wasser zu waschen. Viele Hündinnen verweigern ein bis zwei Tage nach dem Werfen das Fressen. Das ist normal, erstens haben sie die Nachgeburt aufgenommen und zweitens ist auf Grund der erhöhten Körpertemperatur ihre Freßlust gedämpft.

Der Lochialfluß dauert bei der Hündin etwa 2 bis 3 Wochen. Er ist in den ersten Tagen grünlich und wird dann rötlich bis blutig. Nachwehen können bei der Hündin auftreten.

4.3.4. Aufzucht des Wurfes

Von den ersten Lebensminuten an gehört die Aufmerksamkeit des Züchters dem Wurf. Bereits während des Werfens werden Nabel desinfiziert, die Welpen auf Anomalien kontrolliert, das Geschlecht festgestellt und die einzelnen Welpen gewogen.

In der ersten Lebenswoche werden die Welpen täglich gewogen, danach können die Abstände vergrößert werden. Nimmt ein Welpe an einem Tag nicht zu, ist das kein Schaden, aber über zwei oder mehrere Tage ist die Ursache zu ermitteln und abzustellen. Die Geburtsmasse der Bayerischen Gebirgsschweißhunde liegt bei 410 g mit Abweichungen von 370 bis 450 g.

FREVERT/BERGIEN geben für Schweißhundwelpen eine Geburtsmasse von 380 bis 500 g an. Bis zum neunten Lebenstag sollte sich das Geburtsgewicht verdoppelt haben. Am zweiten Lebenstag werden die Wolfskrallen der Hinterläufe mit einer scharfen Schere dicht am Knochen entfernt. Die Desinfektion der Wunde ist erforderlich. Dazu eignet sich ebenfalls Chromo- oder Jodtinktur. Die Nabelstümpfe werden täglich kontrolliert. Ist der Stumpf abgefallen, wird der Nabel mit Wundpulver behandelt.

Bei Entzündungen des Nabels oder deutlicher Verdickung ist ein Tierarzt hinzuzuziehen. Die Gefahr der Bildung eines Nabelbruches besteht, obwohl Nabelbrüche meist angeboren sind. Spätestens am dritten Tag nach dem Werfen wird der Wurf reduziert. Geschieht das sofort nach dem Werfen, können Welpenverluste den Wurf verkleinern. In den ersten drei Tagen, wenn die Welpen noch sehr unbeholfen sind, treten die meisten Verluste auf. Eine Schweißhündin kann sechs Welpen ohne Konditionsschwäche aufziehen. Davon geht auch die Zuchtordnung für Schweißhunde aus. Die Zuchtordnung des Vereins *Hirschmann* beläßt 8 Welpen im Wurf und gestattet in Ausnahmefällen die Aufzucht von noch mehr Welpen. Gerade bei kleinen Populationen ist es angebracht, möglichst viele aufzuchtfähige Welpen zu belassen, um die Rassen zu stabilisieren.

Die Aufzucht von mehr als 6 Welpen ist möglich. Entscheidend ist neben der Vitalität der Hündin und der Welpen die Zufütterung und die Haltung des Wurfes. Aufzuchtfähig sind alle Welpen, die eine Geburtsmasse innerhalb der Normalverteilung haben und deren Biotonus ausreichend ist (Tab. 9).

Welpen mit Biotonus bis genügend entwickeln sich nach anfänglichem Anlegen an die Zitze durch den Züchter normal. In Erstlingswürfen sollten nicht mehr als sechs Welpen belassen werden. Durch die tägliche Massekontrolle beobachtet der Züchter die Entwicklung des Wurfes. Welpen, die in der Masseentwicklung nicht Schritt halten, werden an die hinteren Zitzen angelegt, dort ist der Milchfluß am reichlichsten. Den Wurf hält die Hündin in den er-

Tabelle 9   Biotonus beim Hund

sehr gut (1)	gut (2)	genügend (3)	ungenügend (4)
Welpe beginnt sofort nach dem Werfen mit dem Suchen nach der Milchquelle, erreicht sie und beginnt zu saugen	Welpe verweilt kurze Zeit, wird aktiv und verhält sich wie (1)	Welpe strebt zur Milchquelle, ist aber nicht in der Lage, eine Zitze zu finden oder saugt nur einige Züge und verliert die Zitze wieder	Welpen, die nicht zur Milchquelle streben oder beim Anlegen nicht saugen

sten 3 Wochen selbst sauber. Sie beleckt und massiert die Welpen und regt damit die Darm- und Blasentätigkeit an. Kot und Urin werden von der Hündin aufgenommen. Mit etwa 12 bis 14 Tagen öffnen sich die Augen und Gehörgänge. Die Welpen haben alle blaue Augen, die braune Farbe setzt sich erst später durch. Die Welpen beginnen auch in dieser Zeit zu laufen und sind mit drei Wochen schon ganz munter auf den Läufen. Mit drei Wochen brechen die Milchzähne durch. Je nach Anzahl der Welpen und Milchfluß der Hündin wird am 20. Tag mit dem Zufüttern der Welpen begonnen. In der dritten Woche nimmt der Wurf (Bayerische Gebirgsschweißhunde) bei 6 Welpen täglich 3 204 g Milch auf. In der vierten Woche benötigen sie schon 4 344 g Milch. Diese Menge kann die Hündin nicht mehr produzieren. Beim Zufüttern wird mit flüssiger Nahrung, die der Zusammensetzung der Hundemilch (Tab. 10) ähnlich ist, begonnen. Der Verdauungstrakt der Welpen ist allmählich auf anderes Futter umzustellen. Milchersatz (Milasan) in doppelter Konzentration eignet sich gut als erstes Zufutter. Eiweiß ist mit 12,4 % und Fett mit 7,6 % enthalten. Diese Zusammensetzung kommt der Hundemilch am nächsten, Kuhmilch ist, wie in der Tabelle 10 angegeben, im Gegensatz zur Hundemilch eiweiß- und fettarm und führt oft zum Durchfall. Die angebotene Menge richtet sich nach Aufnahme durch die Welpen und dem Milchangebot der Hündin. Nach zwei bis drei Tagen nehmen die Welpen das Zufutter, das in einem Teller oder einer flachen Schüssel gereicht wird, gut auf. Es wird zur dreimaligen Zufütterung übergegangen, und allmählich beginnt man zusätzlich mit der Zufütterung von Fleischbrühe und Ei, durch den Wolf gedrehtes mageres Fleisch oder Pansen in suppiger Form. Ebenfalls gibt man

Tabelle 10   Wichtige Bestandteile der Hunde- und Kuhmilch

		Hundemilch %	Kuhmilch %
Eiweiß		9,7	3,4
Fett		9,3	3,5
Milchzucker		3,1	6,4
Kalzium	je 100 ml	455 mg	167 mg
Phosphor	Milch	508 mg	191 mg

Futterkalk oder Mineralstoffgemisch unter das Futter. Die Milasan- und Fleischfütterung erfolgt im Wechsel. Weiterhin sind kohlehydrathaltige Futtermittel wie Haferflocken, Grieß oder eingeweichtes Schwarzbrot unter die Ration zu mischen. In der vierten Woche wird bereits viermal und in der fünften Woche fünfmal gleichmäßig über den Tag verteilt zugefüttert. 6.00 Uhr ist die erste Fütterung und 22.00 Uhr die letzte. In der sechsten Woche bis zum Absetzen bekommen die Welpen sechsmal Futter.

Ab fünfter Lebenswoche geht der Milasananteil auf zwei Fütterungen zurück. An rohes Gemüse als Beifutter sind die Welpen nach der Futterumstellung zu gewöhnen. Mit vier bis fünf Wochen erhalten die Welpen große Kalbsknochen als Beifutter. Neben dem Futterwert reagieren sie ihren Spieltrieb an diesen Knochen ab. Hündinnen erbrechen oft Nahrungsbrei vor den Welpen, den diese aufnehmen. Das ist ein natürlicher Vorgang, der auf den Urahnen der Hunde, den Wolf, zurückgeht.

Bei richtiger Futterzusammensetzung (vgl. Abschnitt 4.2.2.) ist eine zusätzliche Vitamingabe nicht erforderlich. Im Winter können Vitamin D-Präparate verabreicht werden oder wöchentlich ein Tropfen Vitaminpräparate (Ursovit). Als Kalkgabe bewährt sich, die Welpen an Calcipot in Tablettenform zu gewöhnen. Sie schlucken dann auch später jede ihnen angebotene Tablette.

Richtig ernährte Welpen haben runde Bäuche und ein glattes Fell. Faltige, schlaffe Haut ist ein sicheres Zeichen von mangelhafter Ernährung oder Erkrankungen. Prophylaktisch sind die Welpen gegen Spulwurmbefall zu behandeln (vgl. Abschnitt 4.2.3.). Begonnen wird damit am 10. bis 19. Lebenstag, danach jeweils nach 10 bis 12 Tagen. In dieser Zeit werden die Welpen dreimal entwurmt. Auch wenn keine Würmer abgehen, ist der nächste Termin einzuhalten, da sich auf Grund der Entwicklung der Spulwürmer welche gebildet haben können.

Vor dem Absetzen in der achten Woche ist die Entwurmung zu wiederholen. Die Hündin wird in der dritten und sechsten Woche nach dem Wurftag entwurmt. Sind weitere Hunde im Zwinger, werden sie wie die Hündin entwurmt. Das Entwurmen erfolgt mit Priavetrin (vgl. Abschnitt 4.2.3.). In der achten Lebenswoche versiegt der Milchfluß der Hündin meistens bzw. durch Absetzen des eiweißreichen Futters kann der Milchfluß zum Erliegen gebracht werden. Die Welpen sind in der Lage, selbst genügend Futter aufzunehmen und körperlich so weit entwickelt, daß sie abgesetzt werden können (vgl. Abschnitte 2.2.3., 2.3.).

Hat die Hündin noch genügend Milch, sind die Welpen nacheinander abzusetzen. Zuerst werden die stärksten Welpen abgesetzt. Die Absetzmasse am 56. Lebenstag beträgt:

Absetzmasse g		Normalverteilung g
Bayerische Gebirgsschweißhunde		
Rüden	5 100	4 700…5 500
Hündinnen	4 800	4 400…5 200
Hannoversche Schweißhunde		
Rüden	5 600	5 100…6 100
Hündinnen	5 100	4 600…5 600

Nach dem Absetzen werden die Junghunde bis zu drei Monaten fünfmal, im vierten und fünften Monat viermal, sechsten und siebenten Monat dreimal und achten bis zwölften Monat zweimal gefüttert.

Schweißhundewelpen können vom Züchter nur nach Zustimmung durch die Zuchtleitung abgegeben werden. Gegenwärtig kann ihr Bedarf nicht gedeckt werden. Durch diese Verfahrensweise soll erreicht werden, daß jeder Welpe in Schalenwildrevieren eingesetzt und zu hohen Leistungen geführt wird. Interessierte Weidgenossen bewerben sich darum bei der Zuchtleitung nach einem Welpen. Schweißhundeführer, Züchter und Kreisjagdbehörden werden ihnen die nötigen Informationen geben.

Folgender Fragebogen ist von den Bewerbern an die Zuchtleitung zu senden:

Fragebogen zum Erwerb eines Schweißhundes

Werter Weidgenosse und Hundeführer!
Wir bestätigen Ihr Schreiben vom _____ 19 ____ über die Bestellung eines Schweißhundes und benötigen zur weiteren Bearbeitung folgende detaillierte Angaben:
1. Name _____
2. Wohnort _____ Straße _____
3. Beruf _____ geb. am _____
4. Mitglied der Jagdgesellschaft und wo _____
5. Besitz einer gültigen Jagderlaubnis seit _____

6. Haben Sie Jagdhunde geführt – welche Rasse _____
                                  – seit wann _____
7. Sind ordnungsgemäße Bedingungen zur Haltung
   eines Schweißhundes gegeben _____
8. Wie hoch ist der durchschnittliche
   jährliche Schalenwildabschuß _____ Stück
   Rehwild – getrennt angegeben _____ Stück
9. Für welche Schweißhunderasse haben Sie Interesse?
        Hannoverscher Schweißhund _____
        Bayerischer Gebirgsschweißhund _____
        männlich/weiblich _____

Ort _____   Datum _____

                                    _____
                                    Unterschrift d. Antragstellers

Die o. g. Angaben sind zu bestätigen vom Vorsitzenden Ihrer Jagdgesellschaft.

Ort _____   Datum _____

                                    _____
                                    Unterschrift des Vorsitzenden und
                                    Stempel der Jagdgesellschaft

4.4. Einarbeiten der Schweißhunde

4.4.1. Erziehung der Welpen

Der Welpe kommt in einer Zeit zu seinem Führer, in der seine Anlagen und sein Verhalten noch stark geformt und entwickelt werden müssen. Dem Führer obliegt es, durch Beschäftigung und Spiel die Anlagen im Welpen zu wecken und für die Schweißarbeit nutzbar zu machen. Das sind solche Anlagen wie Nase, Fährtenwille, Arbeitsfreude und Schärfe. Gleichzeitig ist sein Wesen durch den Kontakt mit der Umwelt und besonders den Menschen zu fördern, wie Selbstsicherheit, Härte und Durchhaltevermögen. In den ersten Wochen werden Verhaltensweisen ausgeprägt, die durch spätere Lerneindrücke nicht umgekehrt werden können. Durch das Entdecken seiner Sinne wird dem Hund Gelegenheit gegeben, sich mit der Umwelt auseinanderzusetzen (vgl. Abschnitt 2.2.3.). Das geschieht durch den ständigen Gebrauch der Nase und durch Kampfspiele mit seinem Führer. Bereits beim Züchter hat er gelernt, mit Hilfe der Nase Beute zu machen. Futterschleppen sind mit dem

Hund ständig zu arbeiten (vgl. Abschnitt 2.3.). Wer es ermöglichen kann, läßt seinen Hund abends den Futternapf auf einer Schleppe selbst suchen. Dadurch wird die Arbeit mit tiefer Nase und der Fährtenwille angeregt.

Durch Rufen seines Namens und Pfiff wird er an das Herankommen gewöhnt. Ein Belohnungshappen unterstützt uns dabei. Vom ersten Tag an wird der Schweißhund überallhin mitgenommen wo dies möglich ist, in den Garten, ins Revier, in die Wohnung, im Auto usw. Dadurch entwickelt sich eine Selbständigkeit und gleichermaßen die enge Führer-Hund-Bindung, ohne die die Schweißarbeit nur Stückwerk bleibt.

Das Gewöhnen an die Leine und Halsung erfolgt, wenn es in den Zwinger zurückgeht, da läuft er schon ganz manierlich neben seinem Führer.

Eine sichere Methode, den Hund an die Arbeit mit tiefer Nase zu gewöhnen und seine Selbständigkeit zu entwickeln, ist die Arbeit auf der *Führerfährte*. Bei einem Reviergang, wenn der Hund stark mit etwas anderem beschäftigt ist, geht der Führer mit dem Wind aus dem Gesichtsfeld des Hundes und versteckt sich. Sieht der kleine Kerl seinen Führer nicht mehr, wird er seinen Führer suchen und sich bald seiner Nase bedienen und dadurch zum Führer finden. Durch Lob und Belohnungshappen wird ihm dieses Spiel interessant gemacht. Im Laufe der Zeit kann die Führerfährte verlängert werden, Haken eingelegt werden und so für den Hund größere Schwierigkeiten bedeuten. Diese Einarbeitung hat auch den Vorteil, daß der Schweißhund, wenn er sich bei einer Hetze verschießt, zum Führer zurückfindet oder sich an einen ausgelegten Gegenstand ablegt. Weiterhin wird die Hetzfreude gefördert, da Hunde, die nie vom Schweißriemen kommen, ihre Selbständigkeit verlieren und sich auch nach dem Schnallen nicht vom Führer lösen. Sein Wild soll er schon früh entdecken. Mit gestrecktem Wild ist er im Welpenalter bereits vertraut zu machen. Ebenfalls kann er, wenn er die Futterschleppe gearbeitet hat, Schleppen oder kurze Tupf- und Spritzfährten zum gestreckten Wild arbeiten. Am gestreckten Wild wird er ausgiebig gelobt. Als Spielobjekt bekommen meine Welpen und Junghunde Rot- und Schwarzwildschalen in den Zwinger, damit können sie sich beschäftigen.

Pantoffeln oder alte Schuhe sind keine Spielobjekte, sie verleiten die Hunde nur dazu, alle Schuhe der Familie umherzutragen. Ein weiteres „Fach", das der Hund schon frühzeitig lernen sollte, ist das Lautgeben auf Kommando. Totverbellen gehört bei den Schweißhunden zur Ausnahme, da sie am Riemen zum Stück finden. Trotzdem ist es vorteilhaft, wenn wir den Hund anrüden können. „Gib Laut!" Die Lautfreude des Hundes wird dadurch auf jeden Fall entwickelt und das ist bei den Schweißhunden nötig. Gibt der Hund im Spiel Laut, wird er immer wieder angerüdet. Günstig ist, wenn Führer und Hund durch einen Zaun getrennt sind. Entfernt sich der Führer z. B. mit der Futterschüssel, wird der Hund quiemen und auch einige Lautstöße geben, daraufhin geht man langsam zurück und rüdet ihn wieder an. Gibt er Laut, bekommt er einen Belohnungshappen. In der weiteren Folge wird das Kommando gegeben und der Happen hochgehalten. Bleibt der Hund stumm, entfernt man sich wieder langsam vom Zaun. Das veranlaßt ihn zum Lautgeben. Diese Einarbeitung führe ich nie im Zwinger durch. Der Hund soll im Zwinger nicht zum Kläffer werden. Ebenfalls leine ich den Hund nicht an, da er am Schweißriemen ruhig liegen soll.

4.4.2. Gehorsam, Ablegen, Schußfestigkeit

Abrichtung des Hundes ist nur möglich, wenn er auf Kommandos reagiert. Für die Ausbildung des Schweißhundes ist das Herankommen, Sitz, Platz, Leinenführigkeit und das Ablegen Voraussetzung für die Ausbildung und jagdliche Führung. In den ersten Lebenswochen wird er diese Kommandos im Spiel lernen, die in der weiteren Ausbildung gefestigt werden.

Das Herankommen auf Ruf und Pfiff lernt er in den ersten Tagen. Er läuft dem Führer sowieso überall hinterher und durch Rufen seines Namens und Belohnen, wenn er kommt, wird diese Haltung verstärkt. Er weicht dem Führer nur aus, wenn er mit ihm schlechte Erfahrungen gemacht hat (geschlagen, getreten u. ä.). Sein Platz in der Wohnung wird ihm mit dem Kommando „Platz!" zugewiesen. Ein Anketten ist meist nicht erforderlich, da er, wird das Kommando scharf gesprochen oder im Bedarfsfall wiederholt, auf seinem Platz bleibt. Am Anfang darf die Zeit des Ablegens nicht zu lang sein, sonst verleitet man ihn zum Ungehorsam. Das Platz machen wird in der Folge im Garten, bei Reviergängen immer wieder geübt, erst mit Führersicht, dann ohne und bei längerer

Zeitdauer. Sitz lernt er, wenn er zu uns herankommt. Durch einen leichten Druck auf die Kruppe und Halten des Fangs nach oben, setzt sich der Hund. Das Kommando „Sitz!" wird nicht so hart ausgesprochen wie „Platz". Auch hier gibt es wieder einen Belohnungshappen. Bei jedem Herankommen oder „Verdienen" einer Belohnung läßt man den Hund Sitz machen.

Die Halsung und den Riemen duldet der Junghund am leichtesten, wenn es in den Zwinger zum Fressen geht. Ebenfalls gewöhnt er sich schnell bei der Arbeit auf der Schleppe daran. Bereits hier sollten immer die gleichen Kommandos gegeben werden, wie bei der Nachsuchenpraxis (vgl. Abschnitt 2.3.).

Leinenführig ist der Hund, wenn er im Revier am lockerdurchhängenden Schweißriemen an der linken Seite läuft, bei Stehenbleiben des Führers sich setzt und den Führer auch im Bestand nicht behindert. Dazu läuft man an Bäumen im Stangenholz eng auf der rechten Seite vorbei. Der Hund wird die ersten Male auf der linken Baumseite vorbei wollen, aber durch den Riemen gebremst werden. Nach einiger Übung versucht er immer eng am linken Bein des Führers zu bleiben. Richtungsänderungen soll der Hund ohne vorzuprellen oder nachzuhängen, mitgehen. Der Schweißhund läuft seitlich einen halben bis einen Meter vor dem Führer, damit er Fährten oder Trittsiegel verweisen kann. Wenn der Hund auf Kommando Platz macht, kann mit dem *Ablegen* begonnen werden. Schweißhunde verfügen über eine natürliche Ruhe, die sich auch beim Ablegen zeigt. Der Junghund wurde bereits im Garten oder bei Reviergängen angeleint abgelegt. Zur Jagd wird er unter dem Hochsitz oder der Kanzel abgelegt, dabei kann durch den Führer auf ihn eingewirkt werden. Das Kommando lautet „leg ab". Liegt er bei Sichtkontakt ruhig, wird er ohne Sichtkontakt mit Schweißriemen am Rucksack oder Sitzstock abgelegt. Beherrscht er diese Übung, liegt er frei ohne Gegenstand. Übungsmäßig sollte ein Schweißhund mindestens 2 Stunden liegenbleiben.

Die *Schußfestigkeit* ist eng mit der Wesensfestigkeit verbunden. Hunde mit ausgeglichenem Wesen sind schußfest. Trotzdem wird der Junghund an den Knall gewöhnt. In einer Entfernung von 50 m werden ein oder mehrere Schrotschüsse abgegeben. Das sollte ein Gehilfe tun. Reagiert der Hund nicht auf die Schüsse, wird die Entfernung verringert, bis der Führer neben dem Hund schießen kann. Zeitlich läßt man zwischen den Übungen einige Tage verstreichen.

4.4.3. Führen auf der Gesundfährte

Die klassische Einarbeitungsmethode des Schweißhundes ist die Arbeit auf der Gesundfährte eines einzelnen Hirsches. Nach dieser Methode werden schon jahrhundertelang Leithunde und später Schweißhunde für die Arbeit auf der Einzelfährte ausgebildet. Im Hannoverschen Jägerhof wurde von jedem Schweißhund, Leithundarbeit verlangt. Das bedeutete, daß die Schweißhunde zur Bestätigung der Hirsche die kalte Gesundfährte arbeiteten. Das Halten der Gesundfährte verlangt vom Hund eine höhere Nasenleistung und mehr Willen, die Fährte voranzubringen, als die Arbeit auf der Krankfährte. Krankfährten werden vom Hund leichter gearbeitet. Die Ursachen liegen in der stammesgeschichtlichen Entwicklung der Hunde. Der Wolf verfolgte, um Beute zu machen, vorwiegend krankes und schwaches Wild. Dazu kommt, daß die zusätzliche Wittrung von Schweiß und weiteren Pirschzeichen der Krankfährte einen intensiveren Geruch verleiht. Wird der Schweißhund auf der Gesundfährte eingearbeitet und dadurch in die Lage versetzt, die Einzelfährte mit Individualgeruch sowie andere Gesundfährten zu unterscheiden, hält er Krankfährten um so sicherer. Ebenso verlangt die Arbeit der Gesundfährten vom Schweißhundeführer mehr jagdliche Fertigkeiten (z. B. hirschgerechte Zeichen) als das Nachhängen auf einer Übungsfährte. Die Gesundfährten haben weitere Vorteile. Sie können ohne große Vorbereitung fast täglich unter verschiedensten Bedingungen gearbeitet werden. Das zeitaufwendige Legen der Kunstfährten entfällt. Ebenso vertrete ich die Auffassung, daß Gesundfährten, außer bei Schnee, zu jeder Jahreszeit nachgehangen werden kann. Die oft geäußerte Meinung, nur in der Behängenszeit von Mai–September zu arbeiten, ist sachlich nicht haltbar. Im Mittelalter wurden die Hunde aus dem Grund nur in der Zeit des ersten bis dritten Behanges eingearbeitet, da den Gesundfährten durch Dickung und Unterholz gefolgt wurde. In der Zeit des Haarwechsels konnte das die Hunde verleiten, die Nase hochzunehmen und nach den abgestreiften Haaren der Witterung des Wildes zu folgen. Bei der gegenwärtigen Einarbeitungsmethode wird der Gesundfährte nur in lichten Stangenhölzern und im Altholz nachgehangen. Der Schweißhund hat gar keine Gelegenheit, die Nase in der Färbezeit des Wildes hochzunehmen. Es ist sogar von Vorteil, wenn er abgefallenes Haar in der

Fährte verweist, da bei der Gesundfährte wenig Pirschzeichen zu finden sind. Ebenfalls ist für die Vorsuche und das Bestätigen die Einarbeitung auf der Gesundfährte erforderlich. Bei den bisher beschriebenen Vorteilen gibt es auch einen nicht zu unterschätzenden Nachteil. Der Hund hat am Ende der Fährte keinen Erfolg. Dazu wird der Schweißhund von jeder gerechten Fährte (Rot-, Dam-, Muffel- und Schwarzwild), die er gearbeitet hat, abgetragen (Abb. 39 und 40). Das *Abtragen* hat die Aufgabe, den Reiz, der für den Hund von der Fährte ausgeht, durch einen stärkeren Reiz zu überdecken. Durch die enge Führer-Hund-Beziehung geht vom Führer als Meuteoberhaupt eine starke Reizwirkung auf den Hund aus. Das Meuteoberhaupt entscheidet über die Jagd, das Fressen, das Spiel usw. Das Abtragen als enger Führer-Hund-Kontakt ist für den Hund am Ende der Fährte ein Erfolg. Geht das Abtragen bei der Einarbeitung noch in Spiel oder Reichen eines Belobigungshappens über, ist das Erfolgserlebnis für den Hund gesichert. Wird der Hund am Ende der Fährte nicht abgetragen, sondern abgezogen, wird er noch einige Zeit weitersuchen, da das Erregungsmuster „Beute machen" abläuft. Wiederholt sich das Abziehen, verweigert er die Arbeit oder sucht lustlos, da er die Erfahrung gemacht hat, daß er keinen Erfolg findet. Hunde, die keine enge Führerbindung haben, lassen sich nicht abtragen, sie versuchen vom Führer wegzukommen und weiterzusuchen. Mit der Arbeit auf der Gesundfährte wird begonnen, wenn sich der Junghund für die Trittsiegel des Rotwildes interessiert. Bewindet er beim Reviergang die Trittsiegel intensiv und versucht auch schon die Fährte voranzubringen, können systematisch Gesundfährten gearbeitet werden. Das ist meist im Alter von 4 bis 6 Monaten.

Bedingung für die Arbeit auf der Gesundfährte ist:
– es wird nur Einzelstücken nachgegangen,
– die Fährten müssen kalt sein,
– der Fährte wird nicht in Dickungen oder Jungwüchsen nachgehangen,
– die Fährte muß durch den Führer kontrolliert werden können.

Dazu wird morgens nach dem Einwechseln des Rotwildes die Feld-Wald-Grenze abgefährtet. Nach einem Regen oder auf frischbestelltem Acker lassen sich die Fährten deutlich ansprechen. Günstig ist, wenn auf einem Waldweg im Bestand oder vor den Einstandsdickungen ebenfalls abgefährtet werden kann. Früh zieht

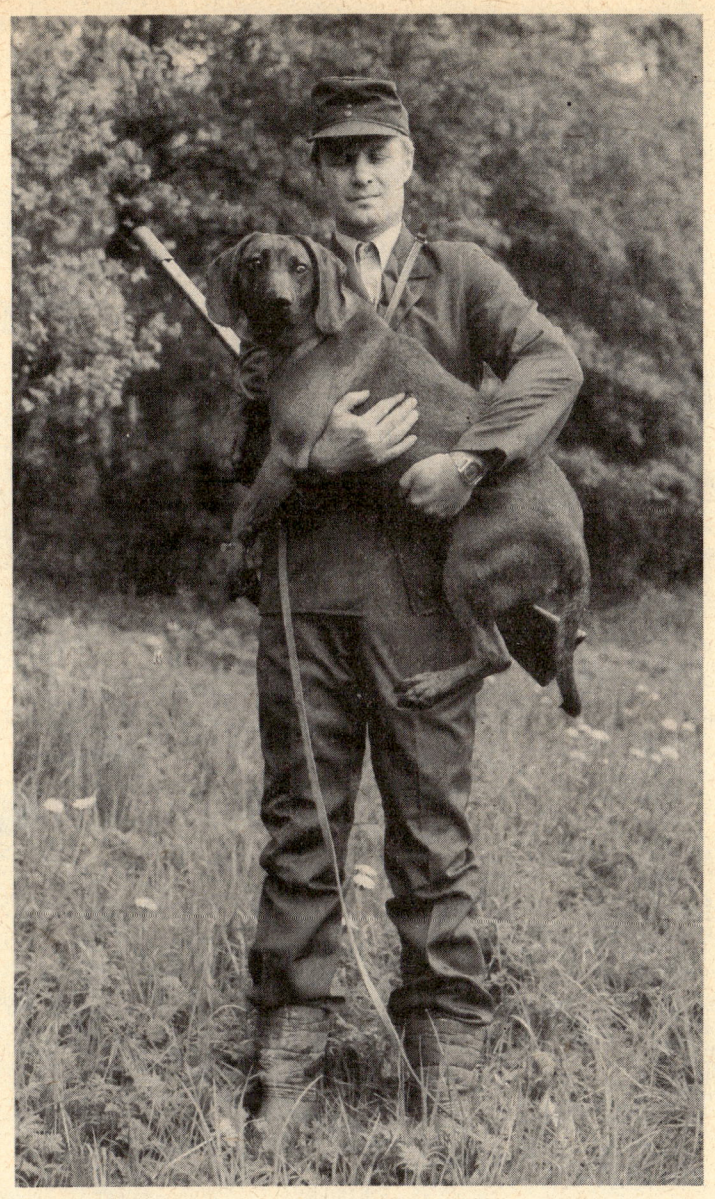

Abb. 39 Abtragen des Bayerischen Gebirgsschweißhundes

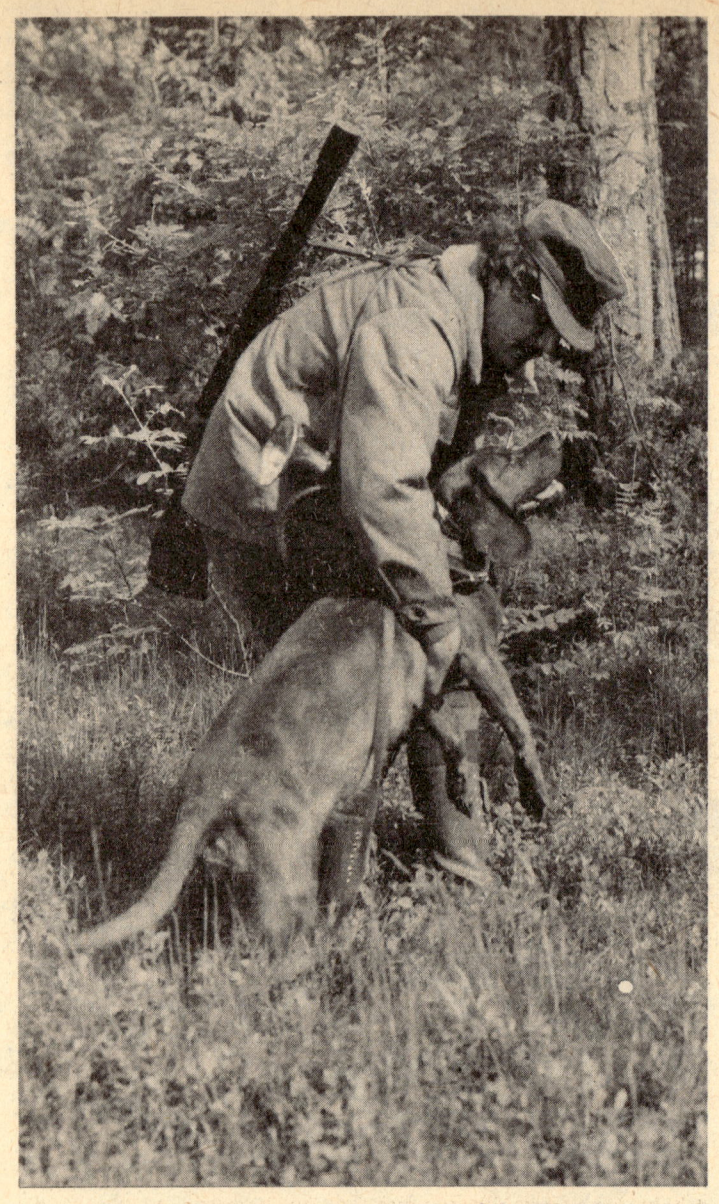

Abb. 40 Abtragen des Hannoverschen Schweißhundes

das Rotwild in der Regel direkt in seine Einstände. Wird die gleiche Fährte im Wald nochmals bestätigt, kann die ungefähre Richtung, die das Stück gezogen ist, bestimmt werden. Die Fährte wird gearbeitet, wenn sie kalt ist. Das bedeutet, die Wildwittrung ist verflogen und der Hund kann nur die Fährtenwittrung arbeiten, in der Regel ist das nach vier Stunden. Das Wild zieht meistens in der Dämmerung zu Holze, plus vier Stunden, ergibt die Mindeststehzeit. Die Gesundfährten werden genauso gearbeitet, wie später die Krankfährten. Der Hund wird abgelegt, die Fährte untersucht und nach dem Abdocken des Schweißriemens wird der Hund mit dem Kommando „Such vorhin!" in Richtung Fährte geschickt, möglichst mit Nackenwind. Fällt er die Fährte an, wird er mit dem Kommando „Halt, laß sehen" zum Verweisen der Fährte angehalten. Dazu greift man am Riemen vor, bis man über dem Hund steht. Auf das Kommando „laß sehen" soll er die Fährte zeigen, verweist er nicht, wird er mit dem Kopf auf die Fährte gedrückt. Zeigt er die Fährte, wird er mit dem Zuspruch „so recht, mein Hund, such vorhin" zum Folgen der Fährte aufgefordert. „So recht mein Hund!" oder „Danach mein Hund!" kann als Ansporn auf der Fährte dienen, aber nur, wenn der Führer sicher ist, der Hund arbeitet die gerechte Fährte. Stürmische Hunde werden mit „Ruhig!" gebremst, ohne ihnen viel zuzusprechen, da sie das zum noch schnelleren Arbeiten veranlaßt. Junge Hunde arbeiten die Fährte oft rückwärts. Die ersten 10 bis 20 m läßt man sie gewähren. Korrigieren sie sich nicht selbst, werden sie mit dem Kommando „Wend dich zur Fährte!" in die Fährtenrichtung gezogen. Ältere und erfahrenere Hunde fallen die Fährte immer in Fluchtrichtung an.

Die ersten Arbeiten sollten 50 bis 80 m nicht überschreiten. Der Hund mit fünf, sechs Monaten verfügt noch nicht über die psychische und physische Ausdauer, lange Fährten durchzuhalten. Soll die Arbeit beendet werden, wird der Hund mit „Halt laß sehen!" zum Verweisen angehalten und abgetragen. Der Führer hebt den Hund hoch, die Hinterpartie sollte dabei auch abgestützt werden, und trägt ihn aus dem Wind heraus.

Der Hund wird abgeliebelt und erhält einen Belohnungsbrocken. Während der Einarbeitungszeit, bevor der Schweißhund die Vorprüfung abgelegt hat, arbeite ich nur Gesundfährten von Rotwild. Mit zunehmendem Alter des Hundes wird der Schwierigkeitsgrad erhöht. Die Fährtenlänge nimmt zu, trotzdem wird nur bis an die

Einstandsdickung herangearbeitet. Es sind Fährten bei wechseln-
der Witterung zu arbeiten und Stellen im Revier auszusuchen, wo
mit Verleitfährten zu rechnen ist. Wöchentlich ein bis zwei Arbeiten sind ausreichend. Ob eine Hirsch- oder Tierfährte gearbeitet
wird, ist nicht entscheidend. Hirschfährten sind für den Schweißhund einfacher zu arbeiten als Tierfährten. Die Hirschfährte ist
stärker, darum ist der Fährtengeruch intensiver und die Hunde arbeiten sie meist zügiger. Darum sollten die ersten Arbeiten Hirschfährten sein. Auf Hirschfährten greife ich auch dann zurück, wenn
der Hund eine Gesundfährte nur lustlos voranbringt. Dann wird
der Hund abgetragen und nach drei bis vier Tagen mit ihm eine
Hirschfährte, die eine kürzere Stehzeit hat, gearbeitet. Bringt der
Hund eine Fährte nicht voran, ist es besser, ihn abzutragen und
später eine Fährte zu arbeiten, die eine intensivere Fährtenwitte-
rung hat, als mit aller Macht zu versuchen, auf der Fährte weiterzu-
kommen.

Wenn der Hund nicht arbeitet, kann die Ursache sein, daß
– mit ihm zu oft gearbeitet wird,
– er am Ende durch den Führer nicht ausgiebig gelobt wird,
– die Fährte zu alt ist,
– der Hund in einer mangelhaften Kondition ist.

Die Arbeit auf der Gesundfährte hat nicht allein als Einarbeitungsmethode Berechtigung, sondern wird auch genutzt, den
Schweißhund firm zu halten.

In der jagdarmen Zeit oder wenn wenig Nachsuchen anfallen,
können Gesundfährten gearbeitet werden. Ebenso wird nach einer
Hetze wieder auf Gesundfährten zurückgegriffen. Nach der Hetze
besteht die Gefahr, daß der Schweißhund warme Fährten anfällt
und dadurch zum Changieren verleitet wird. Aus diesem Grunde
werden vor der nächsten Nachsuche Gesundfährten gearbeitet, bis
der Hund wieder ruhig im Riemen liegt. Das kann nach einer Arbeit sein, es können aber auch mehrere Arbeiten erforderlich sein.

4.4.4. Arbeit auf der getretenen Fährte

Die mit dem Fährtenschuh getretene Fährte hat als Einarbeitungsmethode die gleiche Bedeutung wie die Gesundfährte. Sie bietet
folgende Vorteile:
– Die Stehzeit kann exakt ermittelt werden.

- Die Fährtenlänge, der Fährtenverlauf und die Schwierigkeit werden dem Ausbildungsstand des Hundes angepaßt.
- Der Führer kann den Hund korrigieren.
- Der Hund findet am Ende der Fährte und hat dadurch Erfolg.

Die Bedeutung der getretenen Fährte wird noch dadurch unterstützt, daß die Vorprüfung als jagdliche Eignungsprüfung für Schweißhunde auf einer getretenen Fährte abzulegen ist. Für das Treten der Fährte werden ein Paar Fährtenschuhe und Rotwildschalen benötigt. Der Fährtenschuh besteht aus Holz oder Metall mit 2 Öffnungen zum Befestigen der Schalen (Abb. 41). Er kann aus einem Kantholz selbst hergestellt werden. Die Schalen werden unterhalb der Afterklauen abgeschärft (Abb. 42) und in den Fährtenschuh geklemmt. Die Schalen sollen nicht älter als 3 Tage sein, da sonst die Wildwitterung verloren geht. Sollen Schalen für spätere Arbeiten zur Verfügung stehen, werden sie eingefroren. Die getretenen Fährten sind für den Hund geruchsintensiv. Gesundfährten hinterlassen alle 60 bis 70 cm Eingriffe in den Boden. Die getretene Fährte verwundet den Boden stärker. Die Schrittlänge des Menschen beträgt (mit Fährtenschuh) etwa 60 cm (Abb. 43). Im Fährtenschuh sind zwei Schalen angeordnet und der Fährtenschuh

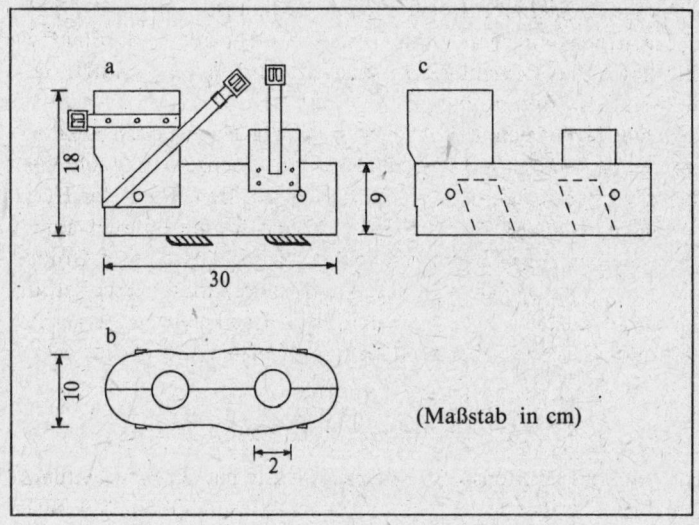

Abb. 41 Fährtenschuh
a Seitenansicht, b Sicht von unten, c Längsschnitt

209

selbst verwundet ebenfalls den Boden. Frische Schalen hinterlassen in den Eingriffen genügend Wildwittrung. Werden ältere Schalen verwendet, sind diese feucht zu halten. Völlig vertrocknete Schalen geben keine Wittrung mehr ab. Die Fährten sind wie bei den Gesundfährten im lichten Stangenholz, Altholz oder freiem Feld zu treten, damit der Hund zum Suchen mit tiefer Nase gezwungen wird. Ob die Fährte vom Hundeführer selbst getreten werden kann, oder ein Gehilfe benötigt wird, ist umstritten. Meine Erfahrungen besagen, daß der Fährtenleitgeruch nicht von der menschlichen Wittrung, sondern von dem Geruch der Bodenverwundung und der Schalen ausgeht. Bisher wurden alle Fährten von mir selbst getreten und ich hatte nie Schwierigkeiten, wenn auf Prüfungen oder aus anderen Anlässen Fährten gearbeitet werden mußten, die von anderen Personen getreten wurden. Entscheidend ist meines Erachtens, daß auch bei der getretenen Fährte die Mindeststehzeit von vier Stunden nicht unterschritten wird.

Mit der Arbeit auf der getretenen Fährte wird im gleichen Alter wie mit der Arbeit auf der Gesundfährte begonnen. Dabei sollten die Fährten entsprechend dem Alter des Hundes am Anfang 100 m nicht überschreiten und außer einem Bogen keine weitere Schwie-

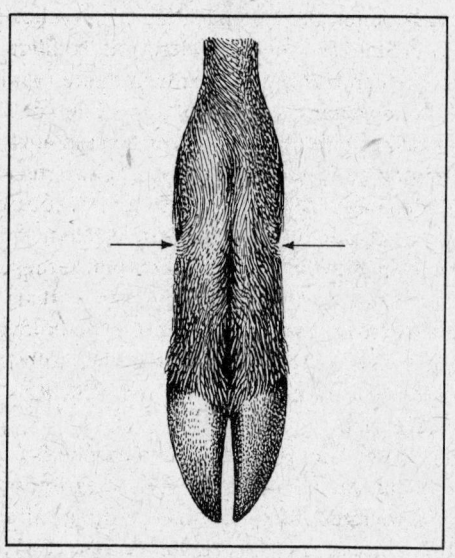

Abb. 42 Schnittführung zum Abschärfen der Schalen

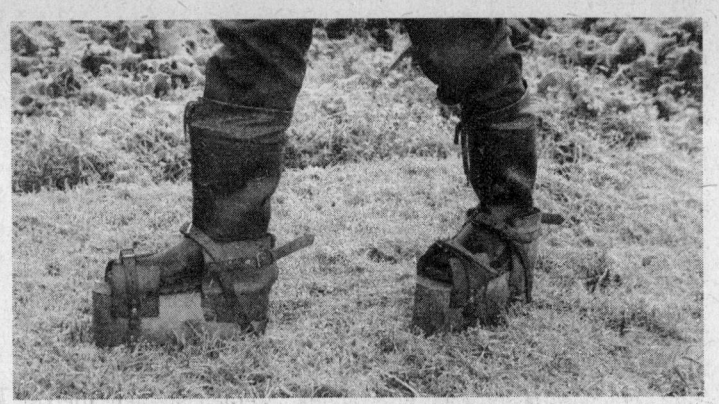

Abb. 43 Treten der Kunstfährte mit Fährtenschuh

rigkeit beinhalten. Die Fährten werden mit Nackenwind gelegt. Zum Markieren der Fährte eignet sich weiße Kreide. Die weiteren Arbeiten werden durch Verlängern der Stehzeit schwieriger gemacht. Arbeitet der Hund interessiert bei vier Stunden Stehzeit, wird sie auf acht Stunden erhöht und im Anschluß werden Übernachtfährten gearbeitet. Bei Übernachtfährten bereitet den Hunden in der Regel die Stehzeit keine Schwierigkeit, sondern die Verleitfährten. Meistert der Hund die Übernachtfährte, wird sie verlängert, immer 100 m weiter bis auf 1200 m bis 1500 m. Das hat aber nicht schematisch zu erfolgen, sondern es können auch kurze Fährten zwischendurch gearbeitet werden. An Schwierigkeiten sind in die Fährte Widergänge (Abb. 44) und Haken einzubauen. Arbeitet der Hund sicher, werden die Fährten dort getreten, wo mit Verleitfährten zu rechnen ist, z. B. an Wildäckern, Fütterungen und Salzlecken. Ebenso kann an Einstandsdickungen entlang bei Gegenwind gearbeitet werden. Der Hund kann die Verleitfährten verweisen, ihnen auch nachhängen, er soll sich aber selbst korrigieren. Macht er das nach 20 m nicht, wird er mit dem Kommando „zur Fährte" zurückgerufen.

Eine Regel, in welchem Alter der Hund welche Schwierigkeit arbeitet, gibt es nicht. Auch hier gilt der Abrichtegrundsatz: vom Einfachen zum Schwierigen. Bringt er eine Leistung, wird die Schwierigkeit erhöht. Versagt er, wird wieder Einfaches gearbeitet. Die Häufigkeit richtet sich nach dem Ausbildungsstand des Hundes.

Während der Einarbeitung reichen wöchentlich 2 getretene Fährten aus. Mit einem halben Jahr kann er Fährten mit einer Stehzeit von 8 Std. und bis 300 m Länge arbeiten. Der Hund im Alter von einem ¾ oder 1 Jahr meistert Übernachtfährten von 500 bis 800 m Länge. Der Hund über einem Jahr kann schon soweit sein, daß er die Anforderung der Vorprüfung erfüllt. Dem jungen Hund können auch längere Stehzeiten angeboten werden, aber bei der Fährtenlänge schadet Übertreibung, da die Konzentrationsfähigkeit noch nicht voll entwickelt ist. Er läßt sich noch leicht ablenken z. B. durch Geräusche aber auch andere Gerüche.

Am Ende der Fährte liegt das Stück Wild mit dessen Schalen die Fährte getreten ist oder Teile davon. Das Haupt wird am besten als Wildersatz akzeptiert, auch Läufe oder die Schalen mit oder ohne Fährtenschuh erfüllen den gleichen Zweck. Bei der getretenen

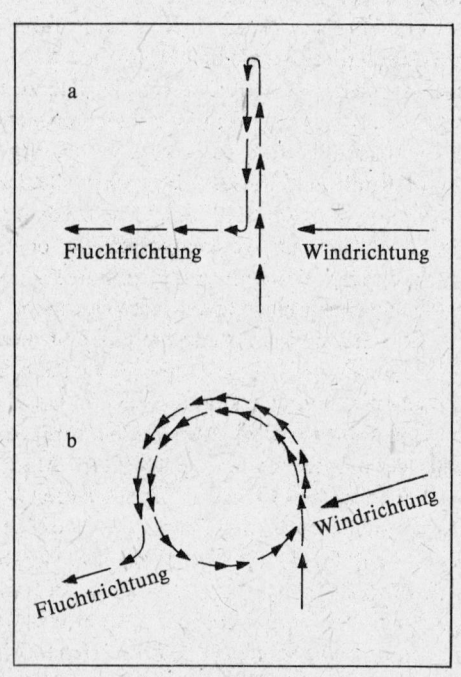

Abb. 44 Widergang
a einfacher Widergang (schematische Darstellung),
b komplizierter Widergang

Fährte soll der Hund immer etwas finden. Das wirkt sich fördernd auf den Fährtenwillen aus. Nochmals möchte ich darauf verweisen, daß der Schweißhund der Individualwittrung des Wildes folgen soll. Aus diesem Grund hat am Ende der Fährte auch das Stück zu liegen, von dem die Fährte stammt.

Methodisch wird die getretene Fährte wie eine Naturfährte gearbeitet. Der Hund wird 10 m vor dem imitierten Anschuß (Stück Deckenfetzen oder Afterklaue) mit Anschußbruch abgelegt. Der Führer untersucht den Anschuß, dockt den Schweißriemen ab und mit dem Kommando „such vorhin" wird der Hund in Richtung Anschuß geschickt. Den imitierten Anschuß zu verweisen, hat der Hund bereits auf der Futterschleppe gelernt. Auf das Kommando „halt laß sehen" läßt man sich die Pirschzeichen zeigen. Hat der Hund verwiesen, wird er mit „such verwund" zum Folgen der Fährte veranlaßt. Arbeitet er richtig, lobt man ihn mit „so recht mein Hund". Das Verweisen in der Fährte kann durch Auslegen weiterer Pirschzeichen gefestigt werden. Am Ende der Fährte gibt man dem Hund ausreichend Gelegenheit, das Stück zu bewinden, auch daran zu lecken, bevorzugt werden die Lichter und die Schalen. Auch der Schußkanal kann beleckt werden. Beginnt der Hund zu rupfen, wird ihm mit einem Lauf ein leichter Schlag versetzt, nie mit der Hand oder dem Schweißriemen. Nach dem Genossenmachen, dazu eignen sich Stücke des Aufbruchs oder Schweiß, wird der Hund abgetragen. Die Entfernung zum Stück beträgt etwa 10 bis 20 m, wo er seinen Platz zugewiesen bekommt. Daß der Hund, wenn er zum Stück kommt, ausgiebig gelobt wird, versteht sich von selbst. An das Ende der getretenen Fährte ein Stück Rotwild zu transportieren, ist sehr aufwendig, darum werden Fährten zum Stück getreten. Wird Rotwild gestreckt, kann mit den Schalen zum Stück getreten werden. Durch sternförmige Anordnung der Fährten können auch mehrere Hunde Fährten arbeiten, bzw. die Arbeit wird nach unterschiedlichen Stehzeiten durchgeführt. Bei kühler Witterung, wo das Stück einige Stunden liegen bleiben kann, sollte diese Möglichkeit genutzt werden. Zur Erhöhung der Selbständigkeit und der Vorbereitung auf die Hetze wird der Schweißhund, wenn er die getretenen Fährten sicher arbeitet, erst 50 m, später auch weiter, vor dem Stück abgehalst und zum Verfolgen der Fährte angerüdet.

Die Arbeit ohne Schweißriemen kann einige hundert Meter betragen, aber nur soweit, wie Hund und Wild vom Führer beobachtet werden können. Wird das nicht geübt, kann es sein, daß sich der Hund bei einer späteren Hetze nicht vom Führer löst.

Die getretenen Fährten sind für den Hund abwechslungsreich zu gestalten. Die Stehzeit wird variieren, ebenso die Fährtenlänge, das Gelände, der Bodenbewuchs, die Tageszeit und die Witterungsbedingungen. Bei den Nachsuchen ändern sich die Bedingungen auch ständig. Dem ist bei der Einarbeitung der Schweißhunde Rechnung zu tragen. Es kann vorkommen, daß der Schweißhund die Fährte nicht voranbringt, besonders, wenn ein Rudel oder eine Rotte die Fährte kreuzte. Ihm ist genügend Zeit zu geben, dieses Fährtenknäuel zu entwirren, kommt er trotzdem nicht weiter, wird er abgetragen und nach 20 bis 50 m läßt man ihn quer zur getretenen Fährte vorsuchen. Kommt er auf die gerechte Fährte, wird er zum Verweisen aufgefordert. Es wird der Fährte weiter nachgehangen. Es gibt Hunde, die die Fährte sehr stürmisch arbeiten, bremsen kann man mit dem Schweißriemen, durch beruhigendes Zusprechen und Ablegen. Meistens sind die Arbeiten für den Hund zu leicht, so daß er, wird die Schwierigkeit erhöht, zu ruhigerer Suche gezwungen wird. Das Temperament hat auch Einfluß auf die Arbeit. Werden die Hunde älter, arbeiten sie erfahrungsgemäß ruhiger. Die Einarbeitung auf der getretenen Fährte ist gegenwärtig als eine Hauptmethode bei der Ausbildung eines fährtensicheren Schweißhundes anzusehen.

4.4.5. Einarbeiten auf natürlicher und künstlicher Rotfährte

Mit Schweißhunden kann auch während der Einarbeitungszeit auf natürlicher und künstlicher Fährte gearbeitet werden (vgl. die Abschnitte 2.3.1. und 2.3.2.). Einige Schweißhundeführer lehnen diese Einarbeitungsmethode vor dem Ablegen der Vorprüfung ab. Sie gehen davon aus, daß ein Hund, der auf der Gesundfährte und auf der getretenen Fährte sicher arbeitet, auf jeden Fall zum Erfolg kommt, wenn weitere Pirschzeichen, wie z. B. Schweiß, in der Fährte zu finden sind. Diese Überlegung ist richtig, entspricht aber nicht den Bedingungen der Praxis. Die Schweißhunde werden auf der Gesund- und getretenen Fährte für die Schweißarbeit ausgebildet. Aus diesem Grund sind sie bereits im Welpenalter mit dem

Geruch ihrer Wildart vertraut gemacht worden. Während der Ausbildung ist ihnen so oft wie möglich Gelegenheit zu geben, Wild zu finden. Dazu gehören auch sichere Totsuchen oder das Ausarbeiten einer Schweißfährte, die bereits ein firmer Schweißhund gearbeitet hat. Wird erst nach der Vorprüfung mit der Schweißarbeit begonnen, sind die Hunde bereits im dritten Behang, bevor sie zu ihrer eigentlichen Arbeit finden. Die Schweißhunderassen werden ebenso wie andere Rassen auf Frühreife gezüchtet. Sie sind in der Lage, im dritten bis vierten Behang die geforderten Leistungen als Spezialisten auf der Rotfährte zu bringen. Wie schnell ein Schweißhund zum Spezialisten wird, hängt weniger vom Alter, sondern vielmehr vom Geschick und Können des Führers ab. Er wird nur dann den zuverlässigen fährtensicheren und hetzfreudigen Jagdgefährten erhalten, wenn er folgende Grundregeln bei der Einarbeitung beherzigt:

– Passion und Geduld für den Hirschmann;
– Fähigkeit, dem Wesen und Temperament entsprechend die Abrichtung durchzuführen;
– vom Welpenalter an die Anlagen wecken und fördern;
– die Schwierigkeit allmählich steigern (Stehzeit, Fährtenlänge);
– den Hund zum Gebrauch der tiefen Nase erziehen;
– nur kalte Fährten, möglichst bei Nackenwind arbeiten;
– Gesundfährten nur soweit nachhängen, wie sie kontrolliert werden können;
– die Fährtenarbeit abwechslungsreich gestalten (getretene Fährten, Gesundfährten, Krankfährten);
– die Bedingungen ständig wechseln (Gelände, Länge, Stehzeit, Wetter usw.);
– den Hund am Ende der Fährte zum Erfolg führen (bei Gesundfährten abtragen und abliebeln);
– auf der Fährte nicht strafen;
– sein Selbstvertrauen entwickeln (Hetzfreude);
– nach dem Beenden der Fährtenarbeit den Hund abtragen.

4.4.6. Vorsuche

Während der Ausbildung ist der Vorsuche große Bedeutung beizumessen. Vorgesucht wird, um Wild zu bestätigen und Anschüsse oder Krankfährten zu finden.

Die Einarbeitung zur Vorsuche beginnt bereits bei den Futterschleppen durch Verweisen des Futterbrockens am imitierten Anschuß. Ebenso erfolgt sie bei jedem Reviergang. Der Schweißhund läuft einen halben Meter vor seinem Führer und wird aufmerksam Spuren und Fährten bewinden. Bewindet er gerechte Fährten wird er mit dem Zuspruch „Halt, laß sehn!" zum Verweisen aufgefordert, dazu kann der Fährte auch drei bis vier Meter am abgedockten Schweißriemen nachgehangen werden. Soll diese Fährte später als Gesundfährte gearbeitet werden, wird sie verbrochen. Zur eigentlichen Vorsuche wird der Schweißhund mit dem Kommando „Vorhin mein Hund!" zwei bis vier Meter vor dem Führer am Schweißriemen vorgeschickt. Er wird Fährten, die den Weg des Führers kreuzen, verweisen und auf Kommando „Halt, laß sehn!" dem Hundeführer zeigen.

Nach dem Zeigen der gerechten Fährte wird der Hund abgetragen. Will er Spuren nachhängen, wird er mit einem scharfen „Pfui, Has!" oder bei Rehwild „Pfui, Reh!" abgezogen. Nach einiger Wiederholung merkt er selbst, welches sein Wild ist. Markieren kann er alle Fährten und Spuren. Verweist er, ohne daß man erkennen kann, welches Wild da gewechselt ist, wird er kommentarlos abgezogen.

Durch die Vorsuche und das Verweisen unseres Hirschmanns wird die Kenntnis des Wildbestandes, der Wechsel und Einstände im Revier erhöht. Es ist aber erforderlich, daß der Schweißhundeführer die hirschgerechten Zeichen beherrscht, um auch richtig zu deuten, was ihm sein Schweißhund zeigt.

Die Vorsuche wird uns hauptsächlich helfen, in der Nachsuchenpraxis den Anschuß oder die Krankfährte zu finden.

Oft ist bei Nachsuchen festzustellen, daß der Schütze den Anschuß nicht exakt bestimmen kann oder er sich irrte. Zum Verweisen des Anschusses wird der Hund im Bereich des beschossenen Wildes mit mindestens halbem Riemen zur Vorsuche geschickt. Nach dem Verweisen des Anschusses wird der Hund abgetragen und aus dem Wind heraus abgelegt. Danach untersucht der Schweißhundeführer den Anschuß und deutet die Pirschzeichen. Aus dem Ansprechen der Pirschzeichen läßt sich erst die Strategie der Nachsuche festlegen. Aus diesem Grund wird dem Schweißhund auch nicht sofort nachgehangen, sondern nach Finden des Anschusses der Hund abgelegt. Ist der Anschuß schon vorher in

Augenschein genommen worden, wird nach dem Verweisen und Zeigen des Anschusses mit dem Kommando „Such verwund" der Krankfährte gefolgt. Die Vorsuche kann auch angewendet werden, wenn die Fährte durch den Hund nicht vorangebracht wird, zuviele Verleitfährten da sind oder unpassierbares Gelände vor dem Gespann liegt.

Der Hund wird von der gerechten Fährte abgetragen und einige 100 m in der gedachten Fluchtrichtung des Wildes wird quer vorgesucht. Nach dem Verweisen der Rotfährte kann ihr weiter gefolgt werden. Wird sie nicht gefunden, ist der Aktionsradius zu vergrößern. Die Vorsuche erfüllt nur ihren Zweck, wenn der Hund gelernt hat, zu verweisen, damit der Hundeführer weiß, daß er der gerechten Fährte nachhängt.

4.5. Gerechtes Führen

Unter gerechter Führung der Schweißhunde ist die Führung auf die gerechten Wildarten (außer Rehwild bei uns alles vorkommende Schalenwild) und die Einarbeitung und Führung nach den überlieferten Methoden und Bräuchen zu verstehen. Von einem Schweißhundeführer wird verlangt, daß er die Arbeit auf der Gesund- und Rotfährte beherrscht, die hirschgerechten Zeichen kennt und sich nach den Regeln der Weidgerechtigkeit und des jagdlichen Anstandes verhält.

4.5.1. Führen auf der Rotfährte

Hat der Schweißhund erfolgreich die Vorprüfung abgelegt, wird er im praktischen Jagdbetrieb eingesetzt. Bereits während der Ausbildung arbeitete er kurze Totsuchen, kennt die Wild- und Schweißwitterung und machte die Erfahrung, daß er am Ende der Fährte „Beute" findet. Darum ist es für die Arbeitsfreude und das Selbstvertrauen des Schweißhundes wichtig, daß die ersten Rotfährten erfolgreich enden. Fehlsuchen machen den jungen Hund unsicher und dämpfen seinen Fährtenwillen. Ebenso ist es günstig, die ersten Nachsuchen auf die Wildarten durchzuführen, die im Revier dominieren, das ist in der Regel Rotwild und Schwarzwild. Erfolgreiche Nachsuchen prägen sich beim jungen Hund stärker ein und sein Arbeitswille wird dadurch entwickelt. Wird man zur Nachsuche gerufen, und es ist anhand der Beschreibung der Pirschzeichen mit einer komplizierten Nachsuche zu rechnen, ist es besser, man lehnt ab. Wird die Nachsuche angenommen und das Stück kommt nicht zur Strecke, hat der Hund keinen Erfolg und der Führer macht sich Vorwürfe weil eventuell das Stück mit einem firmen Schweißhund gestreckt werden konnte. Als komplizierte Arbeiten sind Nachsuchen anzusehen, die anhand der beschriebenen Pirschzeichen nicht als Totsuche enden. Besonders Hetzen auf Jungwild sind zu meiden, da sich z. B. Kälber schlecht stellen. Ebenso bei leichten Laufschüssen kann es lange Hetzen geben, die der junge Hund noch nicht meistert. Bei jeder Nachsuche gibt es allgemeine Regeln, die zu beachten sind, aber auch Besonderheiten.

Wird man zur Nachsuche gerufen, versucht man, sich erst selbst ein Bild von den Pirschzeichen zu machen. Danach wird der Beginn der Nachsuche und die erforderlichen Helfer entschieden. Nach den beschriebenen oder selbst in Augenschein genommenen Pirschzeichen wird die Zeit bis zum Anlegen des Hundes am Anschuß festgelegt. Auch hier ist Ruhe oberstes Gebot. Dem häufigen Drängen der Schützen, die Nachsuche schnell zu beginnen, sollte man nicht nachgeben, lieber eine Stunde länger gewartet als zu früh begonnen (Tab. 11). Wird mit keiner Totsuche gerechnet, sind Jäger zum Abstellen der Wechsel hinzuzuziehen. Gute Revierkenntnis ist erforderlich. Auch ist es besser, einen größeren Revierkomplex abzustellen und nicht rings um die nächste Dickung zu stehen.

Tabelle 11   Wartezeiten vom Schuß bis zum Anlegen des Hundes an den Anschuß in Stunden (nach BACAN *1976)*

Art der Verletzung	Rehwild		Sonstiges Schalenwild		Schwarzwild	
	a	b	a	b	a	b
das Stück bricht in Sichtweite zusammen	4	4	4	4	4	4
leichte Totsuche	4	5	5	6	6	7
Schuß ins Gescheide	5	6	6	7	7	8
Schuß in den Pansen	6	7	7	8	8	9
andere Verletzungen	7	8	8	9	9	10

[a] bei warmem Wetter,   [b] bei kühlem Wetter

Bei Hetzen flüchtet das Wild oft mehrere Kilometer und die Jäger können in der Regel die Bail (Standlaut) eher hören als der Schweißhundeführer. Darum werden Hochsitze oder Kammwege besetzt, um den Verlauf der Hetze zu hören. Der Schweißhundeführer kann in einer Dickung nur in einem engen Umkreis den Hetz- und Standlaut verfolgen. Beginnt eine Hetze, versuche ich immer, schnell aus der Dickung zu kommen, um die Hetzrichtung zu ermitteln. Im Winter bei Schnee wird der Laut des Hundes noch mehr gedämpft. Ebenfalls kann es von Vorteil sein, wenn ein oder zwei Helfer dem Schweißhundeführer folgen, entweder um bei den letzten Pirschzeichen zu warten, falls ein Zurückgreifen erforderlich ist, oder einen weiteren Hund mitzuführen, der für die Hetze eingesetzt werden kann oder auch zur Information des Schweißhundeführers, wenn er sich in einem fremden Revier befindet. Sind mehrere Jäger an der Nachsuche beteiligt, ist es erforderlich, sie nochmals auf die Sicherheitsbestimmungen aufmerksam zu machen:

– den zugewiesenen Stand nicht zu verlassen,
– nur in dem eingewiesenen Schußkorridor zu schießen,
– keine gesunden Stücke zu beschießen,
– stellt sich das Stück, gibt prinzipiell der Schweißhundeführer den Fangschuß.

Die Riemenarbeit beginnt immer am Anschuß. Ist der Anschuß verbrochen, untersucht ihn der Schweißhundeführer selbst und läßt sich vom Schützen den Hergang der Schußabgabe beschreiben. Der Standort des Schützen bzw. die Flugbahn des Geschosses ist auch in Augenschein zu nehmen, da Gräser oder Äste das Geschoß bereits abgefälscht haben können. Kann der Anschuß nicht nachgewiesen werden, wird mit dem Schweißhund vorgesucht. Nach dem Verweisen des Anschusses ist er abzutragen und der Anschuß auf Pirschzeichen zu untersuchen, damit sich der Hundeführer von den beschriebenen und gefundenen Pirschzeichen ein Bild vom Sitz der Kugel und somit vom Verlauf der Nachsuche machen kann. Erst dann bekommt der Hund langen Riemen und der Fährte wird nachgehangen.

Verwiesene Pirschzeichen in der Fährte werden mit einem Fährtenbruch verbrochen, damit beim Verlieren der Fährte nicht bis zum Anschuß zurückgegriffen werden muß. Schweißarbeit ist immer Riemenarbeit. Dem Hund wird so lange nachgehangen, wie er uns die gerechte Fährte bzw. Pirschzeichen verweist. Hängt er einer Verleitfährte nach, greift man bis zum letzten Pirschzeichen zurück. Bevor er korrigiert wird, läßt man ihm genügend Zeit, sich selbst zu korrigieren. Ist das beschossene Stück aus einem Rudel oder einer Rotte herausgeschossen, kann es schon eine halbe Stunde dauern, bis der Abgang aus so einem Fährtenknäuel gefunden ist. Ähnlich ist es, wenn Rudel oder Rotten die Fährte kreuzten bzw. das Stück komplizierte Widergänge macht.

Durch genaues Beobachten seines Hundes kann der Schweißhundeführer an der Art der Suche feststellen, ob der Hund der gerechten oder einer Verleitfährte nachhängt. Verleitfährten wird er stürmischer arbeiten, da sie frischer sind. Dem Hund ist auf der Fährte viel Zeit und Riemen zu geben. Ungeduldiges Abziehen von der Fährte ist zu unterlassen. Nur wenn der Hundeführer sicher ist, sein Hund arbeitet nicht mehr die gerechte Fährte, greift er zurück. Hat der Hund die Fährte verloren, z.B. bei einem Widergang, versucht er durch Bogenschlagen wieder auf die Fährte zu kommen. Dazu ist ihm genügend Riemen zu geben bzw. die Bogen sind mit auszulaufen. Dieses Bogenschlagen ist dem Schweißhund angewölft. Sie können einen Radius bis zu 50 Metern annehmen. Der Schweißhund beginnt mit einem engen Bogen und zieht ihn immer weiter bis er die Fährte wiederfindet. Erfahrene Hunde arbeiten bei Widergängen die Fährte auch rückwärts und finden so den Abgang. Oft sind es komplizierte Widergänge, die das Wild macht. Es folgt ein Widergang nach dem anderen oder es zieht auf der gleichen Fährte mehrmals entlang. Hier hilft nur das Bogenschlagen und bei vorhandenem Schweiß die Unterstützung des Hundeführers, der an der Lage des Schweißes in der Fährte oder an Ästen und Halmen die Fluchtrichtung bestimmen kann.

Es gibt auch Situationen, wo der Schweißhund die Fährte nicht voranbringt. Er setzt sich oder legt sich und ist nicht zum Weitersuchen zu veranlassen. In solchen Fällen wird vorgesucht. Quer zur angenommenen Fluchtrichtung läßt man sich jede Fährte zeigen. Der Krankfährte wird dann weiter nachgehangen. Es gibt auch die Möglichkeit, die Suche zu beenden und nach einigen Stunden den Hund wieder am Anschuß oder anderen Pirschzeichen anzusetzen. Auf jedem Fall ist mit ihm soweit zurückzugreifen, daß er einige 100 m der gerechten Fährte nachhängt, die er schon einwandfrei gearbeitet hat.

Kommt der Hund an das verendete Stück, soll er es durch Bewinden, auch Lecken am Aus- oder Einschuß in Besitz nehmen. Dabei ist er ausgiebig zu loben. Nach dem Ablegen, 10 bis 20 Meter neben dem Stück, er soll seinen Führer und das Stück sehen, wird dem Schützen der Bruch überreicht und das Stück verblasen. Den Bruch überreicht der Jagdleiter dem Schützen bzw. der Schweißhundeführer, wenn sie allein zum Stück kommen. Wie bereits dargelegt, bricht der Schütze einen Teil des Bruches ab und überreicht ihn dem Hundeführer, der ihn an der Halsung seines Hirschmanns befestigt. Der Schütze bricht das gestreckte Wild auf und der Schweißhundeführer macht seinen Hund genossen.

4.5.2. Hetze

Beginnt der Hund auf der Krankfährte stürmisch zu arbeiten oder arbeitet mit halbhoher Nase, zieht das Stück meistens vor dem Gespann her. Ebenso ist bei jedem Widergang Aufmerksamkeit geboten, da das kranke Stück in nächster Nähe im Wundbett oder Wundkessel sitzen kann. Das ist der Zeitpunkt, die Waffe zu laden und dem Hund langen Riemen zu geben. Bricht das Wild fort, wird erst das Wundbett oder der Wundkessel bzw. die Krankfährte untersucht, ob es sich tatsächlich um das beschossene Stück handelt. Oft sitzt gesundes Wild auf oder in der Nähe der Krankfährte und nach dem Schnallen kommt es zu einer Fehlhetze. Ist zweifelsfrei klar, daß es sich um das kranke Stück handelt, wird auf der warmen Fährte noch einige Zeit weitergearbeitet. Der Hund soll sich erst mit dem neuen Fährtengeruch vertraut machen, dann erst wird er geschnallt. Erfolgt das Schnallen sofort nach Bestätigen des kranken Stückes, kann es passieren, besonders bei jungen Hunden, daß sie auf Grund der noch warmen Wildwitterung ziellos umherlaufen und der Fährte nicht folgen. Hier hilft nur Riemenarbeit bis sich der Hund beruhigt hat. Gleichfalls kann zu frühes Schnallen bei leichten und schmerzhaften Schüssen dazu führen, daß die Hatz sehr weit geht und durch den Hundeführer nicht gehört wird. Auch aus dieser Sicht halte ich sofortiges Schnallen nach dem Schuß, z. B. bei Laufschüssen, für nicht gerechtfertigt. Der gut eingearbeitete Schweißhund, der die Gesundfährte arbeitet, kommt auch nach Stunden, wenn das Stück krank geworden ist, bei einem Laufschuß zum Erfolg.

Der Hund wird mit dem Kommando „Such verwund mein Hund" angerüdet. Das Kommando ist lauter und eindringlicher als bei der Riemenarbeit zu geben. Nach dem Schnallen kündet der Fährtenlaut vom Verlauf der Hatz. Sichtlaut sind Hunde, die nur Laut geben, wenn sie unmittelbar hinter dem Wild hetzen und es sehen. Absolut stumme Hunde taugen nicht für die Hatz. Es ist nicht zu hören, wohin die Hetze geht und dadurch reißt der Kontakt zwischen Hundeführer und Hund ab. Fehlhetzen sind das Ergebnis. Es ist Eile geboten, dem Laut zu folgen. Der Standlaut klingt tiefer als der Fährten- oder Sichtlaut. Ist die Bail (Standlaut) zu hören, wird ohne Hast das kranke Stück gegen den Wind angepirscht. Das hat ruhig zu geschehen, da die Hatz weitergehen kann, wenn das Wild den Menschen wahrnimmt. Bei erfahrenen Hunden kann an der Entfernung zwischen Stück und Hund die Wirkung der Schußverletzung gedeutet werden. Schwerkranke Stücke wird der Schweißhund ärger bedrängen als noch wehrhaftes Wild. Kälber stellen sich meistens nicht, sie sind durch Fassen in die Hessen zum Stellen zu zwingen. Ebenfalls stellt sich Muffelwild nur schwer. Stärkere Stücke stellen sich, wenn der Hund das Stück zu nahe bedrängt. Sie schwingen herum und drehen ihren Körper, so daß sie den Hund im Auge behalten. Darum ist häufig das Kopf an Kopf stehen von Hund und Wild zu beobachten. Sauen gehen den Hund oft an, aber auch alles andere Wild kann den Hund angreifen, entweder mit dem Geweih oder den Vorderläufen. Das Niederziehen und Abwürgen durch den Schweißhund ist nicht erwünscht. Nach dem Antragen des *Fangschusses* oder dem Abfangen mit der blanken Waffe wird der Schweißhund wieder ausgiebig gelobt und genossen gemacht. Daß generell der Schweißhundeführer den Fangschuß gibt, darauf wurde schon hingewiesen. Das ist erstens aus Sicherheitsgründen erforderlich. Andere Jäger kennen den Standort des Schweißhundeführers nicht und würden ihn gefährden. Zweitens ist die Bail ständig in Bewegung, meistens noch in einer Dickung, so daß überlegt geschossen werden muß, um den Schweißhund nicht zu treffen. Sollte doch einmal der Hund getroffen werden, ist es besser, der Führer hat selbst geschossen. Der Fangschuß mit dem Flintenlaufgeschoß auf kurze Entfernung und in Dickungen ist der günstigste Schuß. Das Flintenlaufgeschoß reagiert nicht so empfindlich auf Hindernisse wie die Kugel. Ebenfalls ist die Unfallgefahr geringer, da es sich nicht zerlegt. Wird mit der

Kugel geschossen, ist ein Vollmantelgeschoß zu verwenden. Für das *Abfangen* des Wildes, wenn es an den Ort gebunden ist, eignet sich die Saufeder oder der Hirschfänger. Auf Vor- und Nachteile der Saufeder wurde im Abschnitt 3.4. eingegangen. Das Abnicken hat für den Schweißhundeführer weniger Bedeutung, da Rehwild nur selten nachgesucht wird. Das Abfangen kann aus den verschiedensten Gründen erforderlich sein, das Wild ist schwerkrank, die Waffe nicht funktionsfähig oder die Munition wurde verschossen. Beim Abfangen wird seitlich von hinten an das Wild herangetreten und mit dem Hirschfänger oder Jagdmesser unterhalb des Rippenbogens in das Herz gestoßen. Der Stoß erfolgt seitlich nach vorn bei Drehung des Messers. Dadurch dringt Luft in die Herzkammern und es kommt zum sofortigen Herzstillstand. Wird die Drehung des Messers nicht ausgeführt, tritt der Tod langsamer ein, das Stück verblutet. Mit der Saufeder erfolgt der Stoß in gleicher Weise. Ist das Wild noch auf den Läufen, kann der Stoß von vorn in den Stich erfolgen.

Genaues Treffen ist erforderlich, da die Saufeder leicht zwischen Blatt und Rippen gelangen kann und die Wirkung verfehlt.

Da der Anteil an Hetzen bei Nachsuchen 27% beträgt (Tab. 12), ist die Hetzfreude der Schweißhunde während der Einarbeitung zu entwickeln. Günstig ist, wenn der junge Hund bei einer Nachsuche an ein Stück kommt, das im Wundbett sitzt. Hier kann der Hund seine Passion und seinen Standlaut erproben. Ihm ist lange genug Zeit zum Verbellen zu geben. Sollte er zum Führer zurückkommen, wird er immer wieder angerüdet.

Seine erste Hetze muß erfolgreich enden. Die Voraussetzung dazu ist, daß der Schweißhund einen ausgeprägten Fährtenwillen und genügend Wildschärfe besitzt. Hat er diese Forderungen bereits auf der Rotfährte unter Beweis gestellt, kann er zur Hetze geschnallt werden. Das ist möglich bei einem Hund mit 18 Monaten, aber bei anderen kann es mehrere Jahre dauern. Für die erste Hetze ist ein Hirsch oder Tier geeignet, da sie sich schneller stellen. Ebenso spielt die Art der Schußverletzung eine Rolle. Junge Hunde besitzen noch nicht die Ausdauer lange Hetzen zu meistern. Ist das Stück nicht krank genug, kann es zu einer Fehlhetze kommen. Kommt der Hund nach der Hatz zum Führer zurück, ist er wieder anzurüden bis er nochmals ans Stück kommt.

Das Verlassen des Stückes kann verschiedene Ursachen haben.

Tabelle 12   Auswertung der Suchenergebnisse der Schweißhunde (5 Jahre)

	Hannoverscher Schweißhund	Bayerischer Gebirgs-schweißhund	Summe	Von Hundert
Anzahl der Hunde	96	121	217	
Nachsuchen	478	879	1357	
Nachsuchen/Hund	5,0	7,3	6,3	
Beginn der Nachsuchen nach Stunden (n 1357)				
<15	320	693	1013	74,6
>15	158	186	344	25,4
Länge der Nachsuchen in Meter (n 1357)				
<400	213	479	692	51,0
>400	265	400	665	49,0
Hetzen (n 1357)	114	249	363	26,8
Einsatz nach Hunden anderer Rassen (n 1357)			120	8,8
Nachgesuchtes Wild (Stück) (n 1415)				
Rotwild			665	47,0
Schwarzwild			624	44,1
Damwild			57	4,0
Muffelwild			12	0,9
Rehwild			57	4,0
Wildbretmasse (t)	25,3	40,8	66,1	
Erlös (in TM nach IAP)	113,3	182,8	296,1	

Es ist ein gesundes Stück, der Hund will das Meuteoberhaupt holen oder der Hund hat einfach noch nicht den Durchhaltewillen. Ist das Stück krank, wird die Nachsuche mit dem Hund zu Ende gebracht. Läßt er sich nicht zur Hatz anrüden, wird wieder Riemenarbeit geleistet bis das Stück hoch wird, fortbricht oder sich stellt. Selbst wenn ein Abbruch der Nachsuche erforderlich ist, z. B. bei Dunkelheit und am nächsten Tag weiter nachgehangen wird, ist es wichtig, den Hund zum Erfolg zu bringen. Das fördert seine Hetz- und Arbeitsfreude.

4.5.3. Totverbellen und Totverweisen

Die Bayerischen Gebirgsschweißhunde kamen durch die freie Arbeit ohne Riemen oft an das verendete Stück Wild. Aus dem Grund wurde auf ihre Ausbildung als Totverbeller oder Totverweiser größere Aufmerksamkeit gelegt als beim Hannoverschen Schweißhund, der in der Regel mit dem Führer zum Stück kommt. Da die Prüfungsordnung einräumt, daß Totverbellen oder -verweisen geprüft werden können, einige Bemerkungen zur Einarbeitung.

Totverbeller und -verweiser müssen in erster Linie sichere Riemenarbeiter sein. Ohne Riemenfestigkeit und Fährtenwille kommen sie nicht zum Stück. Das Verbellen und Verweisen ist ein Dressurfach, das fast jeder Hund lernen kann. Die praktische Bedeutung ist meines Erachtens gering. Unsere Geländeverhältnisse sind so, daß dem Schweißhund am langen Riemen gefolgt werden kann. Vorstellungen, der Schweißhund wird am Anschuß geschnallt und verbellt oder verweist das beschossene Wild, gehen nicht auf. Wird das einige Male praktiziert, verliert der Hund seine Fährtentreue und hetzt gesundes Wild. Nach den vorhandenen Pirschzeichen ist mit dem Hund vom Anschuß aus am Riemen zu arbeiten. Er wird nur zum Verbellen oder Verweisen geschnallt, wenn die Geländebedingungen sehr kompliziert sind (Bruch, Moor usw.). Sagen die Pirschzeichen, das Stück liegt nicht in der Nähe, ist es besser, das Hindernis zu umschlagen und vorzusuchen, um der Fährte weiter am Riemen zu folgen. Also auch beim Totverbellen und -verweisen ist die Riemenarbeit das A und O.

Totverbellen

Der Schweißhund hat während der Einarbeitung gelernt, auf Kommando Laut zu geben. Diese Übungen werden fortgesetzt. Dressurmäßig wird mit einer Wildattrappe (Decke, Schwarte) gearbeitet. Den Hund schickt man zur Attrappe und fordert ihn zum Lautgeben auf.

Der Führer entfernt sich im Verlauf immer weiter vom Hund und rüdet ihn an „Gib Laut". Beim Zurückkommen wird der Hund gelobt. Gibt der Hund sicher und anhaltend Laut, die Zeitdauer beträgt mindestens 15 Min., wird er 20 bis 30 m von der Attrappe mit dem Kommando „Zum Stück, gib Laut" angerüdet. Beherrscht er diese Übung, ist die Entfernung zum Stück zu vergrößern. An jedem gestreckten Wild wird das Lautgeben geübt. Totsuchen werden genutzt, um den Hund in Sichtweite vom Stück zu schnallen, das Kommando lautet: „Such verwund, zum Stück, gib Laut". Das Lautgeben ist bis auf eine halbe Stunde auszudehnen. Danach trägt man den Hund ab und lobt ihn ausgiebig.

Einige Hunde geben am Schweißriemen aus Passion Laut, wenn sie an das verendete Stück kommen. Diese Lautfreude ist zu fördern. Der Hund wird, wie bereits beschrieben, in Sichtweite vom Stück geschnallt und zum Lautgeben angerüdet.

Totverweisen

Das Totverbellen kann nur gehört werden, wenn sich das verendete Stück in der Nähe des Führers befindet. Aus diesem Grund ist der Totverweiser dem Verbeller vorzuziehen. Verweisen bedeutet, der Hund macht seinem Führer sichtbar, er hat gefunden.

Das kann durch Anspringen, Wälzen am Boden, in den Arm greifen und auch durch Anbellen des Führers geschehen.

Die häufigste Art des Verweisens ist das Bringselverweisen. Dem Hund wird am Hals ein Stück Leder oder Holz befestigt. Dieses bringt er, wenn er gefunden hat, seinem Führer. Das Bringsel wird mit einem Gummiband befestigt, damit der Hund nicht an Ästen oder Hindernissen hängenbleibt.

Während der Ausbildung ist das Tragen und Bringen des Bringsels zu erlernen. Begonnen wird mit Apportierübungen. Auf das Kommando „Bring", hat der Hund das Bringsel zu apportieren. Beim folgendem Ausbildungsschritt werden mehrere Bringsel auf ein gestrecktes Stück Schalenwild gelegt und der Hund zum Bringen aufgefordert. Am Anfang wird die Entfernung zwischen Stück und Hundeführer nur einige Meter gewählt. In der Folgezeit kann diese Entfernung bis auf einige hundert Meter erhöht und nur noch ein Bringsel auf das Stück gelegt werden.

Übersteigt die Entfernung zwischen Führer und Stück das Gesichtsfeld des Schweißhundes, ist er auf einer getretenen oder Naturfährte zum Stück zu schicken. Nimmt der Hund am gestreckten Wild das Bringsel nicht sofort auf, wird er durch ein scharfes Kommando dazu veranlaßt. Bringt der Hund sicher das Bringsel vom Stück, befestigt man ein Bringsel am Halsband, und er wird wieder zum Stück geschickt. Die Entfernung zum Stück beträgt dann nur wenige Meter. Das Bringsel darf nicht zu kurz am Halsband befestigt sein, sonst hat er Mühe, es in den Fang zu nehmen. Es kann auch nur mit einem Gummiband um den Hals des Hundes getragen werden. Am Stück angekommen, wird der Hund das Bringsel suchen und dadurch das an seinem Halsband hängende Bringsel in den Fang bekommen, um es seinem Führer zu bringen. Kommt der Hund mit dem Bringsel zum Führer, lobt man ihn. Damit ist die Arbeit noch nicht beendet. Mit dem Kommando „Zum Stück", soll der Hund seinen Führer zum verendeten Wild führen. Dabei bestimmt das Tempo des Führers die Gangart des Hundes. In diesem zweimaligen Arbeiten des Hundes zum Stück liegt die eigentliche Schwierigkeit der Ausbildung. Das Bringsel beim Finden des Wildes zu apportieren, lernt der Hund relativ schnell. Manche Hunde gehen beim zweiten Mal nicht auf der Schweißfährte, sondern auf der Rückfährte zum Stück. Das ist nicht ausschlaggebend. Entscheidend ist, daß der Hund seinen Führer ohne Riemen sicher zum Stück führt. Dort wird er wieder ausgiebig gelobt, abgetragen und genossen gemacht.

4.5.4. Bestätigen und Lancieren

Die Schweißhunde verweisen uns bei der Vorsuche jede gerechte Fährte. Dadurch können sie vor dem Schuß zum Bestätigen eines bestimmten Hirsches eingesetzt werden. Die Einarbeitung auf der Gesundfährte ist dazu die Grundlage. Eine weitere Voraussetzung für das Bestätigen ist die absolute Sicherheit des Schweißhundeführers beim Beherrschen der hirschgerechten Zeichen und die Möglichkeit, die Fährten zu erkennen. Die praktische Bedeutung des Bestätigens besteht darin, daß von einem Hirsch, der zur Strecke kommen soll, der Einstand und die Wechsel festgestellt werden können. Dort kann dann der Ansitz oder die Pirsch erfolgen und die Wahrscheinlichkeit, daß der Schütze Erfolg hat, ist größer als wenn nur von der Annahme ausgegangen wird, wo der Hirsch stehen könnte. Ebenso hilft das Bestätigen, das Wild im Revier kennenzulernen. Wird ein starker Hirsch gefährtet, kann er durch das Bestätigen sicherer angesprochen werden. Der Hund wird auf der kalten Gesundfährte angesetzt und bis an die nächste Dickung herangearbeitet. Die Dickung wird umschlagen und der Hund sucht vor. Findet sich kein Abgang, ist damit zu rechnen, daß der Hirsch in dieser Dickung den Tageseinstand hat. Wechselt der Hirsch aus, wird wieder bis zur folgenden Dickung gearbeitet. Das Bestätigen ist besonders in der Feistzeit, wenn die Hirsche sehr heimlich sind, von großem Wert.

Ebenso reizvoll ist das Lancieren. Lanciert wird immer ein Einzelstück, ein Hirsch oder Schwein. Es setzt das Bestätigen voraus. Aber beim Lancieren wird in die Dickung weitergearbeitet und der warmen Fährte am Schweißriemen nachgehangen. Dadurch kommt das Wild vertraut und kann von den vorgestellten Schützen erlegt werden. Beim Lancieren ist die genaue Kenntnis der Wechsel erforderlich. Sauen nehmen gern den Rückwechsel an. Bevor das Wild die Dickung verläßt, zieht es meist durch die ganze Dickung, macht Widergänge und Haken, um die Verfolger abzuschütteln. Da beim Lancieren auf der warmen Fährte gearbeitet wird, eignen sich junge Hunde nicht dazu. Ebenso ist nach dem Lancieren wieder die kalte Gesundfährte zu arbeiten, um den Hund ruhig zu machen. Früher wurde mit dem Leithund nicht lanciert, es wurden extra Lancierhunde ausgewählt. Da unsere Schweißhunde bei der Hetze aber auch auf der warmen Fährte arbeiten, können sie durchaus zum Lancieren eingesetzt werden.

4.6. Prüfungen

4.6.1. Vorprüfung

Schweißhunde legen als jagdliche Eignungsprüfung die Vorprüfung ab. Sie dient gleichzeitig der Prüfung der Anlagen. An der Vorprüfung können Hannoversche und Bayerische Gebirgsschweißhunde bis zu einem Alter von 36 Monaten teilnehmen. Die 1000 m langen Übernachtfährten werden ohne Schweiß mit Schalen des Rotwildes und Fährtenschuhen getreten. Die Schalen dürfen höchstens für drei Fährten verwendet werden und nicht älter als drei Tage sein. Die Vorprüfung umfaßt folgende Fächer: Vorsuche, Riemenarbeit, Pirschen und Ablegen.

An die *Vorsuche, Riemenarbeit, Totverbellen* und *Totverweisen* werden die gleichen Anforderungen gestellt wie zu Schweißprüfungen (vgl. Abschnitt 2.3.1.).

Entsprechend der Prüfungsordnung soll beim *Pirschen* unter Beweis gestellt werden, daß der Hund ein gehorsamer Begleiter des Jägers ist, der in jeder Situation unter Kontrolle des Hundeführers bleibt und bei Bedarf sofort zur Stelle ist. Das Pirschen ist in einer Schneise oder auf einem gerade verlaufenden Pirschsteig (längere Sicht ist erforderlich) auf einer Länge von etwa 200 m zu prüfen. Bei etwa 100 m befindet sich ein zweiter Richter außer Wind auf einem Hochsitz und beobachtet die Arbeit von dort aus. Der Hundeführer bewegt sich als Jäger mit dem Hund frei bei Fuß oder mit dem am Riemen befindlichen Hund auf dieser Schneise oder dem Pirschsteig, wobei er von Zeit zu Zeit stehen bleibt.

Beim Stehenbleiben soll der Hund ohne besondere Aufforderung ebenfalls stehenbleiben oder sich setzen. Beim Weitergehen des Hundeführers hat der Hund wieder frei bei Fuß oder am locker durchhängenden Riemen zu folgen. Das Stehenbleiben ist mindestens dreimal durch den Hundeführer zu wiederholen. Schließlich ist der Hund durch ein Sichtzeichen oder ein sehr leises Hörzeichen abzulegen, (frei ohne Gegenstand, frei am Gegenstand, angeleint am abgelegten Gegenstand oder fest angeleint).

Als frei abgelegt gilt auch der Hund mit umgelegter Schweißhalsung und daran befindlichem aufgedocktem Schweißriemen. Der Hundeführer pirscht etwa 100 m weiter, so daß er außer Sicht des Hundes kommt. Nach 3 Minuten wird durch den Hundeführer ein Schuß abgegeben, 15 Minuten danach ein weiterer. Die Dauer des Ablegens beträgt 30 Minuten. Danach holt der Hundeführer den Hund wieder ab.

Prüfungsfächer	Fachwert- ziffern	Mindestnoten für die Preise		
		I.	II.	III.
Vorsuche	2	5	3	1
Riemenarbeit	10	7	4	1
Totverbellen (Wahlfach)	3	—	—	—
Totverweisen (Wahlfach)	2	—	—	—
Pirschen	1	5	3	1
Ablegen	2	5	3	1

Totverbellen und Totverweisen kann als Wahlfach geprüft werden (vgl. Abschnitt 2.3.1.).

Die Prüfungsordnung legt Fachwertziffern und Mindestnoten für die Preise fest (s. S. 229, vgl. Anhang).

Zu jeder Vorprüfung erfolgt eine Nachzuchtbeurteilung für Hunde bis 15 Monate und eine Zuchtschau für Hunde ab 15 Monate, zu der eine Formbewertung durchgeführt wird (vgl. die Abschnitte 4.1.1. und 4.1.2.).

4.6.2. Hauptprüfung

Schweißhunde, die eine Vorprüfung bestanden haben, können eine Hauptprüfung auf natürlicher Wundfährte ablegen. Prüfungsmäßig werden Hauptprüfungen anläßlich von Ansitz- oder Drückjagden durchgeführt, wo damit zu rechnen ist, daß Wild krankgeschossen wird. An einer Hauptprüfung dürfen nur 4 Hunde teilnehmen. Als Einzelprüfung kann die Hauptprüfung ebenfalls durchgeführt werden. Wird ein Schweißhundeführer zu einer Nachsuche gerufen, kann er zwei Leistungsrichter informieren, die diese Arbeit als Hauptprüfung beurteilen. Prüfungsberechtigte sind Richter für natürliche Schweißarbeit. Ein Richter kann mit der Leistungsstufe I ohne Schweiß Natur fungieren.

Es werden folgende Anforderungen gestellt: Die Fährte muß mindestens vier Stunden alt sein und eine Mindestlänge von 400 m haben. Ein erster und zweiter Preis wird nur vergeben, wenn eine Hetze erfolgt. Außer Rehwild kann alles Schalenwild gearbeitet werden. Die Hauptprüfungen sind Gebrauchsprüfungen gleichzusetzen.

Zur Hauptprüfung werden nach der Prüfungsordnung beurteilt:
Riemenarbeit auf kalter natürlicher Wundfährte – Am Anschuß hat der Hund vorhandene Pirschzeichen wie Eingriffe und Schweiß, Schnitthaar und Knochensplitter zu zeigen.

Nachdem der Hund den Anschuß möglichst gründlich untersucht hat, soll er ruhig mit tiefer Nase aus diesem heraussuchen und der Wundfährte mit langem Riemen folgen. Gefundene Pirschzeichen sind zu zeigen, hin und wieder auf Zuspruch auch die Fährte. Beim Zeigen von Pirschzeichen an Gräsern und Sträuchern darf der Hund die Nase heben. Er soll die Wundfährte mit allen Winkeln und Widergängen ausarbeiten, ohne dabei auf kreu-

230

zende Fährten anderen Wildes überzuwechseln (zu changieren). Er darf Verleitfährten zeigen und ihnen auch einige Meter folgen. Er muß sich aber selbst korrigieren.

Gesundes Wild, das dem Hund bei der Arbeit in den Weg kommt, soll er nicht beachten, keinesfalls darf er ihm nachziehen wollen. Der Hund muß die Rotfährte bis an das Wundbett oder bis zum kranken oder verendeten Stück arbeiten, es sei denn, Führer und Richter kommen im Verlauf der Suche zu der Überzeugung, daß das Stück nicht zur Strecke kommen kann.

Machen widrige Geländeverhältnisse eine weitere direkte Folge am Riemen unmöglich, so ist zunächst vorzusuchen und die Fährte des Stückes zu bestätigen. Der Hund soll die wiedergefundene Fährte zeigen und auf Zuspruch weiterarbeiten.

Hetze – Kommt der Hund im Verlauf der Riemenarbeit an ein Wundbett, das schon kalt ist, also bereits vor längerer Zeit vom kranken Stück verlassen ist, so ist der Fährte am Riemen bis zum warmen Wundbett oder solange nachzuhängen, bis das kranke Stück vor dem Hund hoch wird oder wegtritt. Der Hundeführer hat dieses dem Richterobmann zu melden und darf nur mit dessen Genehmigung den Hund am frischen Wundbett oder auf der warmen Wundfährte schnallen. Der abgehalste Hund soll der Fährte bei ausdauernder, anhaltend lauter Hetze zügig weiter folgen, bis sich das Stück stellt. Wird der Hund irrtümlich am gesunden Wild geschnallt, so muß er von selbst vom Stück ablassen und zum Hundeführer zurückkommen.

Die Richter haben darauf zu achten, wie der Hund jagt, ob Fährten- oder Sichtlaut, ob er mit Passion lauthals das Stück verfolgt oder nur schwach oder nur zeitweise Laut gibt, und ob der Hund zu seinem Hundeführer zurückkommt und von diesem wiederholt angerüdet werden muß. Die Note 9 darf nur bei ausdauernder und lauter Hetze unter schwierigen Bedingungen vergeben werden. Hunde, die stumm hetzen, können die Prüfung nicht bestehen. Als Hetzlaut gilt Fährten- oder Sichtlaut.

Standlaut und Stellen – Hat sich das kranke Stück dem Hund gestellt, so muß er es lauthals verbellen. Er soll zwar Schalenwild nicht niederziehen, es ist jedoch kein Fehler, wenn der Hund ein Stück, das sich nicht stellen will, durch fassen an den Hessen dazu zwingt. Die Richter haben den Hund genau zu beobachten und dabei besonders auf die Intensität mit der der Hund das Stück bindet, zu achten. Der Hund muß das Stück stellen bis der Fangschuß angetragen ist oder es abgefangen wurde.

Totverbellen und *Totverweisen* kann als Wahlfach geprüft werden, wenn sich die Gelegenheit dazu bietet. Die Entscheidung über den Zeitpunkt des Schnallens des Hundes zum Verbellen oder Verweisen trifft der Hundeführer. Es ist aber erst 400 m Riemenarbeit zu leisten.

Bei den einzelnen Prüfungsfächern sind nachfolgende Fachwertziffern und Mindestnoten für die Preise anzuwenden (siehe Anhang):

Prüfungsfächer	FWZ	Mindestnoten für die Preise		
		I.	II.	III.
Riemenarbeit auf kalter natürlicher Wundfährte	3	7	4	1
Hetze	1	5	3	—
Standlaut und Stellen	1	5	3	—
Totverbellen (Wahlfach)	1	—	—	—
Totverweisen (Wahlfach)	1	—	—	—

Zusatzprüfung Schwarzwildschärfe

Hat ein Schweißhund keine Gelegenheit die Hauptprüfung abzulegen, bzw. seine Wildschärfe bei einer Hetze unter Beweis zu stellen, kann er die Zusatzprüfung Schwarzwildschärfe ablegen. Die Arbeit an einem gesunden Stück Schwarzwild ist nicht die Regel bei einem Schweißhund, aber zum Feststellen der Wildschärfe, besonders bei Hunden, mit denen gezüchtet werden soll, eine Möglichkeit.

Die Prüfung erfolgt in einem Schwarzwildgatter. Nach der Prüfungsordnung ist es dem Hundeführer gestattet, bis zu fünf Meter das Schwarzwildgatter zu betreten, um seinen Hund zur Suche zu schicken. Der Hund muß innerhalb von fünf Minuten das Stück finden und selbständig an ihm arbeiten. Die Dauer bis zum Finden bleibt bei der Bewertung ohne Berücksichtigung. Der Hund soll Laut geben, klug ausweichen, distanzieren und in ständiger Bindung zum Stück bleiben. Selbständige, ausdauernde Arbeit am Stück mit gutem Laut ist besser als blinde Schärfe und Niederreißen des Schwarzwildes. Die Arbeit am Stück beträgt maximal 5 Minuten. Der Hund muß mindestens $2\frac{1}{2}$ Minuten am Stück arbeiten.

Während der Arbeit des Hundes hat der Schweißhundeführer das Gatter zu verlassen und sich völlig ruhig zu verhalten.

Leistungszeichen

Schweißhunde, die auf Vor- oder Hauptprüfungen einen Preis erreichten, können folgende Leistungszeichen führen, die nach dem Namen des Hundes sichtbar gemacht werden:

Vorprüfung   Vpr. Punkte/Preis,

Hauptprüfung   Hpr. Punkte/Preis.

Beispiel:

Der Bayerische Gebirgsschweißhund Condor von der Rotfährte legte die Vorprüfung mit einem ersten Preis und 120 Punkten ab. Auf der Hauptprüfung wurde er mit 37 Punkten und einem ersten Preis bewertet.

Der Name des Hundes mit Leistungszeichen wird wie folgt geschrieben: *Condor von der Rotfährte* Vpr. 120/I, Hpr. 37/I

Hunderassen, die von der FCI anerkannt sind
(Auszug, Stand 1982)

Terrier
Airedale Terrier
Australischer Terrier
Border Terrier
Bull Terrier
Cesky Terrier
Cairn Terrier
Dandie Dinmont Terrier
Deutscher Jagdterrier
Fox Terrier
Irish Terrier
Kerry Blue Terrier
Lakeland Terrier
Manchester Terrier
Norfolk Terrier
Norwich Terrier
Scottish Terrier
Sealyham Terrier
Silky Terrier
Skye Terrier
Soft Coated Wheaten Terrier
Staffordshire Bull Terrier
Welsh Terrier
West Highland White Terrier
Yorkshire Terrier
Zwerg-Bull Terrier

Teckel
(Deutsche Dachshunde)
Teckel

Laufhunde für Hochwild
American Foxhound
Argentinische Dogge
Berner Laufhund
Billy
Braque Belge
Erdely kopó
Foxhound
Francais Blanc et Noir
Grand Bleu de Gascogne
Grand Gascon Saintongeois

Grand Griffon Nivernais
Grand Griffon Vendéen
Hannoverscher Schweißhund
Hubertushund
Jämthund
Karelischer Bärenhund
Levesque
Ogar Polski
Podenco Portugues
Poitevin
Slovensky kopov

Laufhunde für Niederwild
Alpenländisch-Erzgebirgler
Dachsbracke
Ariégeois
Artésien-Normand
Balkan-Bracke
Basenji
Basset Artésien-Normand
Basset Bleu de Gascogne
Basset Fauve de Bretagne
Basset Griffon Vendéen
Basset Hound
Bayerischer Gebirgsschweißhund
Beagle
Beagle Harrier
Berner Niederlaufhund
Briquet Griffon Vendéen
Chien d'Artois
Cirnego dell'Etna
Deutsche Bracke
Deutscher Wachtelhund
Drever
Dunker
English Coonhound
Finnenbracke
Griffon
Griffon Bleu de Gascogne de petit taille
Griffon Fauve de Bretagne
Hamilton Stövare

Harrier
Hygen Bracke
Istrski goniĉi
Jura-Laufhund
Jura-Niederlaufhund
Keltski goniĉi
Lundehund
Luzerner Laufhund
Luzerner Niederlaufhund
Nederlandse Steenbrak
Österreichische Bracke
Otter Hound
Petit Bleu de Gascogne
Petit Gascon Saintongeois
Pharao Hound
Podenco Espanol
Podenco ibicenco
Porcelaine
Posarski goniĉi
Rhodesian Ridgeback
Sabueso
Schiller Stövare
Schweizer Laufhund
Schweizer Niederlaufhund
Segugio
Smaland Stövare
Steirische rauhhaarige
Hochgebirgsbracke
Suomenpystykorvat
Tiroler Bracke
Tiroler Niederbracke
Westfälische Dachsbracke

Vorstehhunde (ohne britische Hunde)
Barbet
Braque d'Auvergne
Braque de l'Ariége
Braque du Bourbonnais
Braque Dupuy
Braque Francais
Braque Francais de petit taille
Braque Saint-Germain
Cao de Agua Portugues
Ĉesky fousek
Deutsch Drahthaar

Deutsch Kurzhaar
Deutsch Langhaar
Deutsch Stichelhaar
Drentse patrijshond
Epagneul Bleu de Picardie
Epagneul Breton
Epagneul de Pont-Audemer
Epagneul Francais
Epagneul nain á oreilles tombantes
Epagneul Picard
Griffon á poil dur
Großer Münsterländer
Kleiner Münsterländer
Magyar Vizsla
Pachon de Vitoria
Perdigeiro Portugues
Perdigeiro burgalés
Pudelpointer
Slowakischer drahthaariger
Vorstehhund
Spinone
Staby
Weimaraner
Wetterhond

Jagdhunde britischer Rassen
American Cocker Spaniel
American Water Spaniel
Brittany Spaniel
Chesapeake Bay Retriever
Clumber Spaniel
Cocker Spaniel
Curly coated Retriever
English Setter
English Springer Spaniel
Field Spaniel
Flat-coated Retriever
Golden Retriever
Gordon Setter
Irish Setter
Irish Water Spaniel
Labrador Retriever
Pointer
Sussex Spaniel
Welsh Springer Spaniel

Oberste Jagdbehörde der DDR
Zentralstelle für Jagdhundewesen

	Mit Schreibmaschine oder Druckschrift ausfüllen!

Rasse

Nennung zur

1-fach

Prüfung ☐ Ausstellung ☐ Zuchtschau ☐ [1]

Formblatt: P 1
Eingang beim PL:

Art der Prüfung

am   in   veranstaltende Jagdbehörde

R   H   Name des Hundes   Farbe/Abzeichen

Wurfdatum   WR-Nr.   GStB-Nr.   ZR-Nr.

AKZ   Formwert

Ab-
stammung [2]   Vater

WR-Nr.   GStB-Nr.   ZR-Nr.

Mutter

WR-Nr.   GStB-Nr.   ZR-Nr.

Züchter   Straße   Wohnort   PLZ

Eigentümer   Straße   Wohnort   PLZ

Mitglied d. Jagdgesellschaft   Kreis   Bezirk

Hundeführer   Straße   Wohnort   PLZ   falls LR, LR-Stempel

Mitglied der Jagdgesellschaft   Kreis   Bezirk

[1] Zutreffendes ankreuzen
[2] Nur bei Ausstellungen ausfüllen

Der Hund wird genannt für:

reine Riemenarbeit		[1]	Fuchs	[1]
Totverbellen			Dachs	
Totverweisen				
Bringen von Abwurfstangen				
Stöbern ohne Ente [8]				
Bringen der Ente [8]				

Der genannte Hund nahm bisher an folgenden Prüfungen (einschl. Ergänzungs- und Zusatzprüfungen [4], Ausstellungen und Zuchtschauen teil:

Datum	Ort	Art	Punkte/Preis/Ergebnis
Datum	Ort	Art	Punkte/Preis/Ergebnis
Datum	Ort	Art	Punkte/Preis/Ergebnis

Ich erkläre, daß alle vorstehenden Angaben wahrheitsgemäß eingetragen sind.

_____   _____
Ort   Datum   Unterschrift d. Hundeführers

[1] Zutreffendes ankreuzen
[8] Fakultativ bei GP für A.-EDbr., SIBr. u. BH
[4] Bei Zusatzprüfungen gilt das Bestätigungsdatum der Zentralstelle

Ag 305/DDR/86 Forst/43/86 S 194

Oberste Jagdbehörde der DDR
Zentralstelle für Jagdhundewesen

Rasse	GStB-Nr.

Formblatt: P 13

4fach

Zensurenblatt

1. Erschwerte Schweißprüfung ☐ ¹⁾
2. Vorprüfung für Hannoversche Schweißhunde und Bayerische Gebirgsschweißhunde ☐
3. Hauptprüfung auf natürlicher Wundfährte ☐

Eingang FKL:
Eingang ZfJ:
Eingang ZL:

Datum   Ort   Bezirk

R   H   Name des Hundes   Wurfdatum   WR-Nr.   ZR-Nr.

Hundeführer   Straße   Wohnort   PLZ

	Prüfungsfächer	Mindestnoten für die Preise I. II. III.	FWZ	Note	Punkte	erbrachte ¹⁾ Leistungs- nachweise
zu 1.	Vorsuche	5 3 1	2			
u. 2.	Riemenarbeit	7 4 1	10			
	Totverbellen (fakultativ)	– – –	3			
	Totverweisen (fakultativ)	– – –	2			
	Pirschen	5 3 1	1			
	Ablegen	5 3 1	2			
zu 3.	Riemenarbeit auf kalter natürlicher Wundfährte	7 4 1	3			
	Hetze	5 3 –	1			
	Standlaut und Stellen	5 3 –	1			
	Totverbellen (bei Gelegenheit)	– – –	1			
	Totverweisen (bei Gelegenheit)	– – –	1			
		Gesamtpunkte				Preis

Wildart bei Hpr.: ....

Prüfungsleiter   Oberrichter   Richterobmann   Richter
(Unterschriften und Stempel)

¹⁾ Zutreffendes ankreuzen

239

Hilfstafeln

Riemenarbeit

Hinweise auf Abkommen von der Fährte durch die Richter

erneutes Anlegen und Korrekturen durch den Hundeführer

	0x	1x	2x	3x	4x	5x	6x	7x	8x	9x
☐ 0x	9	8	7	6	5	4	3	2	1	0
☐ 1x	6	5	4	3	2	1	0			
☐ 2x	3	2	1	0						
☐ 3x	0									

Bericht – Nachsuche auf der natürlichen Wundfährte

Jagdgebiet: _____ Jagdgesellschaft: _____ Kreis: _____
(in dem die Nachsuche stattfand)
Name des Jagdhundes: _____
gew.: _____ Rasse: _____ ZB-Nr.: _____

Abgelegte Leistungsprüfungen:

Art: _____ wo: _____ wann: _____ Preis: _____
Art: _____ wo: _____ wann: _____ Preis: _____
Eigentümer des Hundes: _____
Anschrift: _____
Jagdhundeführer: _____
Anschrift: _____
Mitglied der Jagdgesellschaft: _____ Kreis: _____
Erleger des Wildes: _____
Anschrift: _____

1. Charakteristik des Gebietes, in dem die Nachsuche auf der natürlichen
   Wundfährte erfolgte.
   (Zusammensetzung der Baumarten, Unterwuchs, landwirtschaftl. Kulturen)

2. Wetterlage

3. Wildart und Geschlecht des Stückes, das beschossen wurde

4. Wann wurde das Stück beschossen (Datum, Uhrzeit)?

5. Welche Schußzeichen wurden beobachtet? Wie verhielt sich das Stück
   nach dem Schuß?

6. Mit welcher Waffe wurde das Stück beschossen
   (Art, Kaliber, Munition)?

7. Was wurde am Anschuß gefunden?

8. Wann wurde der Hund zur Fährte gelegt (Datum, Uhrzeit)?

9. Wie nahm der Hund die Fährte auf?
   (Kurze Charakteristik der Arbeit des Hundes auf der Fährte)

10. Wurde der Hund nur am Riemen geführt oder auch geschnallt?

11. Warum wurde der Hund geschnallt?

12. Wie benahm sich der Hund nach dem Schnallen?

13. Gab der Hund auf der Fährte Laut?

14. Welche Zeit benötigte der geschnallte Hund bis zum Finden des Stük-
    kes?

15. War eine Hetze notwendig?

16. War das Stück verendet?

17. Wie benahm sich der Hund am kranken Stück?

18. Wie benahm sich der Hund am gestreckten Stück?

19. Welchen Schuß hat das Stück?

20. Länge der Wundfährte ca. _____ m davon reine Riemenarbeit
    ca. _____ m

21. Wurde die Arbeit des Hundes unterbrochen (Datum, Uhrzeit)?
    Wann?
    Warum?

22. Wann wurde die Arbeit weiter aufgenommen (Datum, Uhrzeit)?

23. Ende der Arbeit (Datum, Uhrzeit)?

24. Gewicht des erlegten Stückes?

25. Alter des erlegten Stückes?

Ich versichere, daß ich die Fragen wahrheitsgemäß beantwortet habe

_____   _____   _____
Ort   Datum   Unterschrift
                                          des Jagdhundeführers

Die Richtigkeit der Angaben bestätigen:

_____   _____   _____
Erleger des Wildes   Jagdleiter   Vorsitzender
                                          der Jagdgesellschaft

Rasse: Name des Hundes: Wurfdatum Zuchtbuch-Nr.

Hundeführer:

(Name und Vorname) (Wohnort) Jagdgesellschaft

Anschuß Tag und Uhrzeit	Jagdgesellschaft	Jagdgebiet	Wildart	Geschoß an	Sitz des Schusses	Schußzeichen	Nachsuche nach Std.	1. oder 2. Hund Zuv.-Nachsuche	Länge der Nachsuche Riemenarbeit + Totvb.-A Totvw.-B	Hetze + Stellen-A Würgen-B	Föhrtenl. 1 Sichtl. 2 Stumm 3	Gewicht Stück kg	Wildursprung-schein-Nr.	Unterschrift: Schütze- Jagdleiter- oder Vors. Jagdgesellschaft

LITERATURVERZEICHNIS

ALTHAUS, T.: Hunde lernen vom ersten Lebenstag. Der Hund, H. 10/83, Herausgeber: VKSK Zentralvorstand, Berlin

ANDERS, K.: Über Fährtenprobleme und die erschwerte künstliche Schweißfährte als Mittel zur jagdnahen Ausgestaltung der Schweißprüfung. Die Pirsch, H. 9/15, Bayerischer Landwirtschaftsverlag, München 1957

ARRIAN, F.: Kynegetikus. 2. Aufl., Langenscheidtsche Bibliothek, Berlin 1913

Autorenkollektiv: Geschichte der deutschen Arbeiterbewegung. Dietz Verlag, Berlin 1965

Autorenkollektiv: Wildtiere in Menschenhand. 5. Aufl., VEB Deutscher Landwirtschaftsverlag, Berlin 1982

BACAN, J.: Auf Wundspur und Schweißfährte. BLV Verlagsgesellschaft mbH, München 1976

BARTH, WE.: Der Hannoversche Schweißhund als Beispiel der Entwicklung eines deutschen Jagdhundes. Dissertation, Göttingen 1969

BARTH, E.: Vom Hannoverschen Jägerhof zum Jägerhof Springe, ein Abriß über die gesamte Schweißhundeentwicklung. Herausgeber: Verein Hirschmann e. V, Hannover 1979

BERGFELD, R.: Kugelschlag – ja oder nein? Unsere Jagd, H. 1/83 VEB Deutscher Landwirtschaftsverlag, Berlin

BRENTJES, B.: Die Erfindung des Haustieres. 2. Auflage Urania Verlag Leipzig Jena Berlin 1976

BRIEDERMANN, L.; P. ENDELL: Der Einsatz der Alpenländisch-Erzgebirgler Dachsbracke in der praktischen Jagdausübung. Zucht und Leistungsbuch für A. E. Dachsbracken. 11. Jahrgang 1975

BUSCH, G.; G. MILNIK: Zur Unterscheidung der führenden von den nichtführenden Rottieren und den Schmaltieren nach dem Gesäuge. Unsere Jagd, H. 4/83, VEB Deutscher Landwirtschaftsverlag, Berlin

CHRISTOPH, H. J.: Abriß der Klinik der Hundekrankheiten. 3. Aufl., VEB Gustav Fischer Verlag, 1973

ENDE v., R.: Über Wölfe und Hunde. VEB Deutscher Landwirtschaftsverlag, Berlin 1982

EPPERLEIN, S.: Karl der Große,

3. Aufl., VEB Deutscher Verlag der Wissenschaften, Berlin 1973

FARKAS, H.: Veränderliche Tierwelt. Urania Verlag, Leipzig Jena Berlin 1981

FISCHER, M.; SCHUMANN, H.-G.; H. LAMSTER: Ansprechen des Schalenwildes. VEB Deutscher Landwirtschaftsverlag, Berlin 1983

FLEMMING V., F.: Der Vollkommene Teutsche Jäger. Akademische Druck und Verlagsanstalt, Graz – Austria·1971

FREVERT, W.: Die gerechte Führung des hannoverschen Schweißhundes. Paul Parey Verlag, Berlin 1935

FREVERT, W.; B. Bergien: Dié gerechte Führung des Schweißhundes. 4. Aufl., Paul Parey Verlag, Hamburg Berlin 1979

GOLDBERG, D.: Geruchswahrnehmung und Schwellen von Duftgemischen beim Menschen. J.A. Barth Verlag, Leipzig 1967

GRÜNBAUM, EG.: Ernährung und Diätetik von Hund und Katze. VEB Gustav Fischer Verlag, Jena 1982

HABERHAUFFE, L.; G. ALBERECHT: Diensthunde – ihre Abrichtung und Haltung. VEB Deutscher Landwirtschaftsverlag, Berlin 1979.

HARTIG, GL.: Lexikon für Jäger und Jagdfreunde. Nicoleische Verlagsbuchhandlung, Berlin 1861

HEIL; Böhm: Gedanken zum Wesen von Jagdhunden. Unsere Jagd, H. 5/84, VEB Deutscher Landwirtschaftsverlag, Berlin

KIELWAGEN, S.: Der Einfluß von Hunger und Sättigung auf das Geruchs- und Geschmacksvermögen der Menschen. Dissertation, Halle 1976

KLIX, F.: Erwachendes Denken. 3.

Aufl., VEB Deutscher Verlag der Wissenschaften, Berlin 1985

KNORR, SEUPEL: Aufzucht von Hunden. 6. Aufl., VEB Deutscher Landwirtschaftsverlag, Berlin 1984

KOLB, E.: Vom Leben und Verhalten unserer Haustiere. S. Hirzel Verlag, Leipzig 1984

KRAMER, G.: Das Nibelungenlied. Übertragung Verlag der Nation, Berlin 1982

LANYI, G.: Erstaunliches über Tiere. Urania Verlag, Leipzig Jena Berlin 1983

LIETZ, B.: Zur Begründung des Gesetzentwurfes über das Jagdwesen der DDR. Unsere Jagd, H. 7/84 Deutscher Landwirtschaftsverlag, Berlin

LEMKE, K., STOY: Jagdliches Brauchtum. VEB Deutscher Landwirtschaftsverlag, Berlin 1977

LEMKE, K.: Weidwerk Lexikon. VEB Deutscher Landwirtschaftsverlag, Berlin 1981

LEMKE, K.: Der Teckel. VEB Deutscher Landwirtschaftsverlag, Berlin 1984

LENUWEIT; GEORGIE; BRIEDERMANN: Aufzucht und Abrichtung der A. E. Dachsbracke. Herausgeber: Zuchtleitung A. E. Dachsbraken bei der Obersten Jagdbehörde der DDR, 1980

LUNDBERG, U.: Verhaltensbiologie. Wissenschaftliche Schriftenreihe der Humboldt-Universität, Berlin 1986

NICKEL; SCHUMMER; SEIFERLE: Lehrbuch der Anatomie der Haustiere III. Paul Parey Verlag, Berlin und Hamburg 1976

PLINIUS SECUNDUS, C.: Historia naturalis Heimeran Verlag, München 1976

RÄBER, H.: Schweizer Hunderassen. 2. Aufl., Rüschlikon, Zürich Stuttgart Wien 1980

RATHS; Biewald: Tiere im Experiment. Urania Verlag, Leipzig Jena Berlin 1976

REMANE; STORCH; WELSCH: Kurzes Lehrbuch der Zoologie. 5. Aufl., VEB Gustav Fischer Verlag, Jena 1985

ROLFS, K.: Der Jagdgebrauchshund. VEB Deutscher Landwirtschaftsverlag, Berlin 1970

ROLFS, K.: Abrichten des Jagdhundes. 3. Aufl., VEB Deutscher Landwirtschaftsverlag, Berlin 1982

SCHIEMANN, R.: Berechnung von Futtermittel. 3. Aufl., VEB Deutscher Landwirtschaftsverlag, Berlin 1976

SCHLETTE, F.: Kelten zwischen Alesia und Pergamon. 2. Aufl., Urania Verlag, Leipzig Jena Berlin 1979

SCHMIDT, HD.: Allgemeine Entwicklungspsychologie. VEB Verlag der Wissenschaften, Berlin 1972

SCHMIDT, G.: Geruch und Fährte. Zuchtbuch für Deutsche Wachtelhunde, Jahrgang 1983, Herausgeber: Zuchtleitung Deutsche Wachtelhunde bei der Zentralen Zuchtbuchstelle Hundesport beim Ministerium für Land-, Forst- und Nahrungsgüterwirtschaft der DDR

SCHMIDT G.: Hinweise zur Haltung, Erziehung und jagdlichen Ausbildung der Deutschen Wachtelhunde. Ausgabe 1983, Herausgeber: Zuchtleitung Deutsche Wachtelhunde bei der Zentralen ZuchtbuchstelleHundesport beim Ministerium für Land-, Forst- und Nahrungsgüterwirtschaft der DDR

SCHUMANN, H.-G.; M. FISCHER: Fährten, Spuren, Geläufe. VEB Deutscher Landwirtschaftsverlag, Berlin 1979

SENF, F.: Schweißarbeit auf künstlicher und natürlicher Rotfährte. Herausgegeben im Auftrag der Bezirksjagdbehörde Erfurt 1978

SENGLAUB, K.: Wildhunde, Haushunde. Urania Verlag, Leipzig Jena Berlin 1978

SINZ, R.: Lernen und Gedächtnis. Volk und Gesundheit, Berlin 1980

STRASSBURG v., G.: Tristan und Isolde. Verlag der Nation, Berlin 1966

STUBBE, H. u. a.: Buch der Hege. VEB Deutscher Landwirtschaftsverlag, Berlin 1980

SWAROVSKY, HJ.: BI-Hunderassen. Bibliographisches Institut, Leipzig 1984

TABEL, C.: Der Gebrauchshund – Jährling. 7. Aufl., BLV Verlagsgesellschaft, München Bern Wien 1984

TABEL, C.: Der Jagdgebrauchshund. 6. Aufl., BLV Verlagsgesellschaft, München Bern Wien 1981

TEMBROCK, G.: Verhalten bei Tieren. 3. Aufl., A. Ziemens Verlag, Wittenberg Lutherstadt 1982

TEMBROCK, G.: Tierstimmenforschung. A. Ziemsens Verlag, Wittenberg Lutherstadt 1982

TEMBROCK, G.: Verhaltensbiologie. VEB Gustav Fischer Verlag, Jena 1987

TEMPEL, M.: Vergleichende anatomische, physiologische Untersuchung über die Drüsen der Zwischenklauenhaut der Paarzeher. Dissertation, Leipzig 1896

WAGENKNECHT, E.: Schalenwild. 5. Aufl., VEB Deutscher Landwirtschaftsverlag, Berlin 1978

WAGENKNECHT, E.: Rotwild. 2.

Aufl., VEB Deutscher Landwirtschaftsverlag, Berlin 1983

WIENRICH, V.: Grundlagen der Vererbung und Züchtung beim
Hund. Herausgeber: VKSK-Zen-
tralvorstand, Berlin 1980

WILLKOMM, H.-D.: Pirschen auf
Schalenwild. VEB Deutscher
Landwirtschaftsverlag, Berlin
1985

WOLF, G.; J. HESS: Seele oder Pro-
gramm. 2. Auflage Urania Verlag Leipzig Jena Berlin 1985

Weiterführende Literatur: Jagdgesetz der Deutschen Demokrati-
schen Republik, Unsere Jagd, H.
7/84

Prüfungsordnung für Jagdhunde in
der DDR und die Ordnung über
die Verleihung des Jagdhunde-
führerabzeichens der DDR, Berlin 1986

Verfügung über die Aufgaben im
Jagdhundewesen der DDR, Unsere Jagd, H. 11/84

Vierte Durchführungsbestimmung
zum Jagdgesetz, Unsere Jagd, H.
8/84

Zuchtordnung für Jagdhunde in
der DDR, Berlin 1986

SACHWORTVERZEICHNIS

Der Verweis auf Abbildungen der
Farbtafeln ist mit * gekennzeichnet.